*Evidence Based*で考える

認知症
リハビリテーション

[編集]

田平隆行
鹿児島大学医学部保健学科作業療法学専攻　教授

田中寛之
大阪府立大学地域保健学域総合リハビリテーション学類作業療法学専攻　講師

医学書院

Evidence Based で考える
認知症リハビリテーション

発　行　2019 年 9 月 1 日　第 1 版第 1 刷Ⓒ
　　　　2022 年 4 月 15 日　第 1 版第 4 刷

編　集　田平隆行・田中寛之
　　　　たびらたかゆき　たなかひろゆき

発行者　株式会社　医学書院
　　　　代表取締役　金原　俊
　　　　〒113-8719　東京都文京区本郷 1-28-23
　　　　電話　03-3817-5600(社内案内)

印刷・製本　永和印刷

本書の複製権・翻訳権・上映権・譲渡権・貸与権・公衆送信権(送信可能化権を含む)は株式会社医学書院が保有します.

ISBN978-4-260-03923-9

本書を無断で複製する行為(複写,スキャン,デジタルデータ化など)は,「私的使用のための複製」など著作権法上の限られた例外を除き禁じられています.大学,病院,診療所,企業などにおいて,業務上使用する目的(診療,研究活動を含む)で上記の行為を行うことは,その使用範囲が内部的であっても,私的使用には該当せず,違法です.また私的使用に該当する場合であっても,代行業者等の第三者に依頼して上記の行為を行うことは違法となります.

JCOPY 〈出版者著作権管理機構　委託出版物〉
本書の無断複製は著作権法上での例外を除き禁じられています.
複製される場合は,そのつど事前に,出版者著作権管理機構
(電話 03-5244-5088, FAX 03-5244-5089, info@jcopy.or.jp)の
許諾を得てください.

執筆者一覧（執筆順）

田中　寛之	大阪府立大学地域保健学域総合リハビリテーション学類作業療法学専攻　講師
田平　隆行	鹿児島大学医学部保健学科作業療法学専攻　教授
牧迫飛雄馬	鹿児島大学医学部保健学科理学療法学専攻　教授
友利幸之介	東京工科大学医療保健学部作業療法学科　准教授
韓　　侊熙	国際医療福祉大学福岡保健医療学部作業療法学科　講師
永田　優馬	大阪大学大学院医学系研究科 精神医学教室　特任研究員（作業療法士） （前 医療法人晴風園 今井病院）
堀田　　牧	大阪大学大学院医学系研究科 精神医学教室　特任研究員（作業療法士） （前 熊本県基幹型認知症疾患医療センター，熊本大学病院精神神経科）
石丸　大貴	大阪大学大学院医学系研究科 精神医学教室　特任研究員（作業療法士） （前 医療法人晴風園 今井病院）
坂井麻里子	医療法人友紘会 友紘会総合病院リハビリテーション科（言語聴覚士）
山口　智晴	群馬医療福祉大学リハビリテーション学部作業療法専攻　教授
丸田　道雄	長崎大学生命医科学域保健学域　助教（作業療法士）
塩田　繁人	広島大学病院診療支援部リハビリテーション部門　（作業療法士）
今岡　真和	大阪河﨑リハビリテーション大学 リハビリテーション学部理学療法学専攻　助教
正木　慶大	公益財団法人 浅香山病院 臨床研究研修センター　副センター長
浅野　雅子	北海道医療大学リハビリテーション科学部作業療法学科　教授
鈴木　　誠	東京家政大学健康科学部リハビリテーション学科作業療法学専攻　教授
奥山　貴幸	医療法人徳洲会 大隅鹿屋病院リハビリテーション科　主任（作業療法士）
藤原　和彦	西九州大学リハビリテーション学部リハビリテーション学科 作業療法学専攻　准教授
吉満　孝二	鹿児島大学医学部保健学科作業療法学専攻　助教
小山　　礼	医療法人晴風園 今井病院リハビリテーション部　（作業療法士）
佐藤　真季	社会医療法人春回会 長崎北病院総合リハビリテーション部　（作業療法士）
長倉　寿子	前 順心リハビリテーション病院 地域リハビリテーションセンター 副センター長（作業療法士）
河合　晶子	三重県医療保健部長寿介護課地域包括ケア推進班　主査（作業療法士）

序

　近年，認知症のリハビリテーションに関連する研究報告は急速に増加しています．そうした新しい知見を臨床現場に伝えたい，そして活用してほしい．そのような純粋な思いから本書を企画しました．

　2015 年に策定された新オレンジプランのなかで，適切な認知症リハビリテーションと称し，「認知症の人に対するリハビリテーションについては，実際に生活する場面を念頭に置きつつ，有する認知機能等の能力をしっかりと見極め，これを最大限に活かしながら，ADL（食事，排泄等）や IADL（掃除，趣味活動，社会参加等）の日常の生活を自立し継続できるよう推進する．このためには認知機能障害を基盤とした生活機能障害を改善するリハビリテーションモデルの開発が必須であり，研究開発を推進する」としています．つまり，リハビリテーションの最大の対象は生活障害なのです．可能な限り本人や家族が望む生活習慣，生活環境，生活行為の実現に向けて介入する必要があるといえるでしょう．そのためには，生活障害の特徴をとらえ，その基盤となる疾患や症候，重症度，認知機能との関連を考察することは不可欠といえます．ほかにも，運動障害，感覚器障害，栄養状態，身体合併症など高齢者特有の複合疾患・機能障害の問題や，家族介護者や居住場所など人的・物理的環境は生活障害に密接に関係しています．

　本書の 1 つ目の特徴は，適切なリハビリテーションを実施するうえで重要な基礎的知見，生活障害に関係する因子を網羅し，先行研究に基づいて解説している点にあります．したがって，本書ではあえて「認知症とは」，「アルツハイマー病とは」，「認知症の人とのかかわりかたとは」などといった定義的なことや，教科書的なことは最小限にしか記載していません．

　2 つ目の特徴として，介入では生活障害，活動，栄養，運動，認知機能，家族支援などこれまで重要とされてきた項目に最新の知見を加えて整理しました．そのうえで「適応と限界」を記載しています．どのような状態（重症度や症候）や環境（病院，自宅など）にある方が適応で，限界はどこなのか，これを理解することが介入選択の判断材料として重要であり，本書はそのことに貢献できると考えています．

　また，認知症の方と出会うさまざまな場所での介入戦略を整理している点も大きな特徴です．時期や場所で認知症の症候や重症度，身体合併症などの特徴に違いがあることから，それぞれの特徴を知り，症例報告によって具体性をもたせることで，臨床での介入戦略に役立てることができると思います．

　一方，エビデンスベースを強調しているため認知症の方に重要であるナラティブな側面や理論的側面については，本書では紙面の都合上あまり触れていない点はご了承ください．

　認知症の非薬物療法やリハビリテーションに関する臨床の知見を研究として蓄積し，研究の知見を臨床に応用することができる「臨床と研究をつなぐ」ための 1 冊として，本書をぜひご活用いただきたいと思っています．そしてわれわれも，読者の皆様に負けないよう，これからもエビデンスを重ね「認知機能障害を基盤とした生活機能障害を改

善するリハビリテーションモデルの開発」に邁進していく決意でいます.

　「認知症のリハビリテーション」とは？　という難題に本書は答えられているでしょうか？　ぜひご一読いただき，感想をお寄せいただければ幸いです.

　本書は，発刊までに多くの方にご尽力いただきました.執筆のみならず校正段階でもわれわれからの無理な注文にも快く応えてくださいました執筆者の諸先生方にまずはお礼を申し上げます.そして企画から発行に至るまで，何度も大阪まで行き来し，われわれの意見を尊重していただいた医学書院の北條立人氏に心より感謝申し上げます.

　2019年8月

田平隆行，田中寛之

目次

chapter 1 | リハビリテーションに役立つ 認知症の基礎知識

1 根拠に基づいた認知症リハビリテーション介入を行うために
田中寛之，田平隆行　2

2 リハビリテーションに役立つ認知症発症の関連因子 …… 牧迫飛雄馬　5

3 認知症の重症度別特徴

軽度認知障害・軽度認知症 ……………………………………… 田平隆行　14

中等度・重度認知症 ……………………………………………… 田中寛之　20

chapter 2 | 根拠に基づいた 認知症の リハビリテーション評価

1 評価・介入の進めかた

認知症における目標設定 ………………………………………… 友利幸之介　28

認知機能，ADL，BPSD および背景要因の関連性の評価 ……………… 田中寛之　35

2 認知機能

軽度認知障害・軽度認知症の認知機能評価 …………………… 韓　侊熙，田平隆行　38

中等度・重度認知症の認知機能評価 …………………………… 田中寛之　44

3 ADL

軽度認知障害・軽度認知症 ……………………………………… 田平隆行　50

中等度・重度認知症 ……………………………………………… 田中寛之　56

4 BPSD

BPSD の出現モデルと評価 ……………………………………… 永田優馬　63

幻覚・妄想 ………………………………………………………… 堀田　牧　69

agitation …………………………………………………………… 石丸大貴　76

vii

睡眠−覚醒 ……………………………………………… 石丸大貴　80

食行動 ……………………………………………………… 坂井麻里子　84

うつ・アパシー ………………………………………… 田中寛之　91

不安 ………………………………………………………… 山口智晴　97

異常行動 ………………………………………………… 丸田道雄　102

5 **身体合併症** ………………………………………… 塩田繁人　107

6 **言語症状** …………………………………………… 坂井麻里子　112

7 **栄養** ……………………………………………………… 今岡真和　118

8 **感覚器** ……………………………………………………… 堀田　牧　125

9 **環境—治療戦略としての物理的環境評価** ……… 永田優馬　130

10 **活動の取り組みかた（engagement）の評価** … 田中寛之　136

11 **QOL（quality of life）** ……………………………… 永田優馬　142

根拠に基づいた
chapter **3** | **認知症の
リハビリテーション介入**

1 **知っておくべき薬物療法のメリット/デメリット** ………… 正木慶大　150

2 **認知症者へのリハビリテーション介入**

認知的介入 ……………………………………………… 丸田道雄　161

ADL 介入　軽度認知障害・軽度認知症 ……… 田平隆行　167

中等度・重度認知症 ……………… 田中寛之　172

作業療法介入 …………………………………………… 塩田繁人　178

音楽介入（Music Therapy）……………………… 浅野雅子　183

Simulated Presence Therapy …………………… 田中寛之　188

生活リズムアプローチ ………………………………… 石丸大貴　193

運動介入 ………………………………………………… 鈴木　誠　197

認知症者とのコミュニケーション ………………… 坂井麻里子　201

栄養介入 ………………………………………………… 今岡真和　207

感覚器障害を併発した例への介入 ………………… 奥山貴幸　212

家族介護者支援 ················· 藤原和彦　217

パーソンセンタードケアの効果とその評価 ················· 田中寛之　223

介護ロボット介入 ················· 吉満孝二　229

chapter 4
根拠に基づいた
症例への評価・介入
—時期別にみられる代表的認知症症例と評価・介入戦略の例

1　急性期病院で出会う認知症症例への評価・介入戦略
—せん妄を合併した認知症の疑いのある症例への包括的介入 ··········· 奥山貴幸　236

2　回復期リハビリテーション病院で出会う認知症症例への評価・介入戦略
—ナースコール利用訓練と物理的環境支援を通して「している」と
　「できる」ADL の乖離軽減に至った一例 ····················· 小山　礼，永田優馬　243

3　医療療養型病院で出会う認知症症例への評価・介入戦略
—病前の生活環境を入院生活に反映できた一例 ················· 石丸大貴　249

4　もの忘れ外来で出会う認知症症例への評価・介入戦略
—バスを利用した外出支援を行った一例 ················· 佐藤真季　254

5　介護老人保健施設で出会う認知症症例への評価・介入戦略
—内科的疾患により入所に至った意欲低下を伴う一例 ················· 長倉寿子　260

6　訪問リハビリテーションで出会う認知症症例への評価・介入戦略
—早期介入事業と訪問でかかわった前頭側頭型認知症者 ················· 長倉寿子　266

7　認知症初期集中支援チームで出会う認知症症例への評価・介入戦略
—初期段階の認知症者に対する地域生活支援 ················· 山口智晴　273

8　精神科外来で出会う認知症症例への評価・介入戦略
—外来通院をする認知症患者へのリハビリテーション介入について ····· 堀田　牧　279

9　精神科急性期病棟で出会う認知症症例への評価・介入戦略
—ICF に基づく評価・介入による退院後の生活再建 ················· 塩田繁人　285

10　精神科認知症治療病棟で出会う認知症症例への評価・介入戦略
—排泄介助の方法提案と活動介入を通して焦燥性興奮を軽減でき，
　退院に向けた流れができた一例 ················· 河合晶子　291

索引 ················· 297

略語一覧

略語	フルスペル	日本語
AD	Alzheimer's disease	アルツハイマー病（アルツハイマー型認知症）
ADL	activities of daily living	日常生活活動
BADL	basic activities of daily living	基本的日常生活活動
BEHAVE-AD	Behavioral Pathology in Alzheimer's Disease	―
BPSD	behavioral and psychological symptoms of dementia	認知症の行動・心理症状
CDR	Clinical Dementia Rating	―
D-QOL	Dementia Quality of Life Instrument	―
DAD	Disability Assessment for Dementia	認知症のための障害評価表
DBD	Dementia Behavior Disturbance Scale	―
DCM	Dementia Care Mapping	認知症ケアマッピング
DLB	dementia with Lewy bodies	レビー小体型認知症
EOD	early-onset dementia	若年性認知症
FTD	frontotemporal dementia	前頭側頭型認知症
FTLD	frontotemporal lobar degeneration	前頭側頭葉変性症
HDS-R	Hasegawa Dementia Scale-Revised	改訂長谷川式簡易知能評価スケール
IADL	instrumental activities of daily living	手段的日常生活活動
MCI	mild cognitive impairment	軽度認知障害
MMSE	Mini-Mental State Examination	―
NPI	Neuropsychiatric Inventory	―
PCC	person-centered care	パーソンセンタードケア
PNFA	progressive non-fluent aphasia	進行性非流暢性失語
PSMS	Physical Self-Maintenance Scale	―
QOL-AD	Quality of Life in Alzheimer's Disease	―
QOL-D	Quality of Life for Dementia	―
SD	semantic dementia	意味性認知症
SVD	subcortical vascular dementia	皮質下血管性認知症
VaD	vascular dementia	脳血管性認知症

chapter 1

リハビリテーションに役立つ

認知症の基礎知識

1 根拠に基づいた認知症リハビリテーション介入を行うために

check
- ☑ 本書は根拠に基づいた評価・介入方法を提示している.
- ☑ 非薬物的介入は薬物治療に比べエビデンスレベルは低いが, 適切なアウトカム指標を用いたリハビリテーションを行うことでさまざまな効果を出すことは可能である.

❶認知症リハビリテーションとは

　　本書は, 認知症のリハビリテーションについて, 薬物治療ではなく主に非薬物的介入を取り上げているが, 本来の認知症リハビリテーションは薬物治療と非薬物的介入を組み合わせた形で実施される. なお, 薬物治療以外は, 非薬物的介入として一括される.

　　認知症リハビリテーションは, 認知機能障害, 行動・心理症状 (behavioral and psychological symptoms of dementia；BPSD), 日常生活活動 (activities of daily living；ADL) などの改善を目指すもので, 認知機能低下に対しては, 薬物治療があり, それに併用する形で適宜認知機能訓練などの非薬物的介入が行われる. BPSD に対しては, まずは非薬物的介入を行うことが原則とされている. 非薬物的介入では, 認知症者に対する介入と介護者に対する介入とに大別されるが, 実際には認知症者と介護者への介入を組み合わせて行っていることがほとんどである.

　　セラピストが行う代表的な非薬物的介入について, 認知症者本人に対しては認知機能訓練, ADL 訓練, 音楽療法, 回想法などがあり, 介護者に対しては, 心理教育や介護技術訓練などがある (表 1-1)[1]. 非薬物的介入は, これまでは認知機能障害や BPSD にのみ焦点が当てられていることが多かったが, そのほかにも認知症者でよくみられる言語障害に起因するコミュニケーション障害に対する介入, 栄養障害に対する介入, あるいは家族介護者に対する介入など多岐にわたる. さらには, 生き甲斐や生活の質 (quality of life；QOL) を維持する介入も含まれる.

❷認知症リハビリテーションは効果があるか──エビデンスの現状

　　認知症リハビリテーションにおいて必ず指摘されるのがエビデンスレベルの低さである. エビデンスレベルが高いほどその研究によって導き出された原因と結果の因果関係が強く, エビデンスレベルが高い研究が多いほど, 臨床における介入方法決定の際の推

【表 1-1】 認知症の非薬物的介入

認知症者への介入	認知機能訓練, 運動療法, 音楽療法, 回想法, ADL 訓練, 光療法, 多感覚刺激療法など
介護者への介入	心理教育, 介護技術訓練, 介護者サポート, 認知行動療法など

〔日本神経学会 (監修), 「認知症疾患診療ガイドライン」作成委員会 (編)：認知症疾患診療ガイドライン 2017. p67, 医学書院, 2017 より一部改変〕

2　chapter 1 ｜ リハビリテーションに役立つ認知症の基礎知識

奨励度が高くなる．現状では，セラピストが行う非薬物的介入は，薬物療法よりもエビデンスレベルは低く，成果はいまだにあまりあがっていない[1]．そのため，臨床における介入の意思決定でも，エビデンスレベルの低い介入方法を組み合わせながらリハビリテーションを進めなければならないのが現状である．

◆介入の対象・特徴とそのアウトカム

上述したように非薬物的介入の対象となる領域は広く，手段も多岐にわたる．具体的には，認知機能や BPSD，ADL に加えて，介護負担，QOL（本人・家族），栄養状態，感覚器，身体機能などである．これらの複数領域から非薬物的介入を行い，適切なアウトカム指標を用いれば，リハビリテーション介入の効果を示すことは十分に可能であると思われる．認知機能が維持・改善されていなくても見当識を支援するような物理的な環境調整を行えば ADL や BPSD の改善が可能であることは，読者も経験していることだろう．また，家族指導やカウンセリングを行った結果，介護負担や家族の QOL が改善することもあるだろうし，それらも認知症リハビリテーションの効果といえるだろう．つまり，認知症リハビリテーションでは，介入の対象が「認知機能障害」なのか「食事行為の障害」なのか，あるいは「介護負担（身体または精神）」なのかなど，現状の生活を評価して優先的に解決すべき問題を具体化し，その問題を改善するための介入を実践することで，アウトカムの改善について見極めることが求められる．セラピストが提供するリハビリテーションではこれらの効果検証手順が必要となる．

行っている介入が何をアウトカムとしているものなのかを知る，つまり介入の特徴を知ることも必要である．認知機能訓練は，基本的には認知機能の改善をアウトカムとするものであり，BPSD の改善がアウトカムになるわけではない．対象者も健常高齢者や軽度認知障害，軽度認知症までであり，重度認知症者に対する認知機能訓練のエビデンスは筆者らの知る限り見当たらない．むしろ，自発性が低下している重度認知症者に認知機能訓練を行えば有害事象（反発や拒否など）を引き起こす可能性も十分に考えられる．このように，さまざまな非薬物的介入においても各々の特徴や適応と限界を明確に理解しておかなければ，根拠に基づいた介入は実施できない．表 1-2[1] に非薬物的介入のアウトカムをまとめたので参考にしていただきたい．

一方で，実際の現場では，たとえば計算課題が得意な対象者であれば，それを行うことで情動の安定化につながり BPSD が一時的に沈静化するということも十分考えられる．したがって，必ずしも介入とアウトカムがすべて一致するわけではないことは周知のとおりである．とはいえ，基本的な介入の特徴とアウトカムとの関連性を意識しておくことはやはり必要だろう．

◆疾患の特徴と介入法

忘れてはならないのは疾患の特徴を知ることである．認知症でもタイプが異なれば症候も異なるため，アプローチ方法は変わるはずである．レビー小体型認知症（dementia with Lewy bodies；DLB）ではアルツハイマー型認知症（Alzheimer's disease；AD）に比べて運動機能障害が早期からみられるので，動作障害に関しては運動療法も積極的

【表1-2】 非薬物的介入のアウトカム

非薬物的介入	アウトカム例	アウトカムメジャー例
認知刺激・認知機能訓練	認知機能改善	MMSE，MoCA など
ADL 介入	ADL 改善	PSMS，HADLS，DAD など
回想法	抑うつ，焦燥性興奮	GDS，SDS，CMAI など
Simulated Presence Therapy	焦燥性興奮	CMAI など
音楽療法	不安，抑うつ	HAM-D など
運動療法	基本動作・ADL 改善，認知機能改善	PSMS，MoCA など
心理教育	介護負担・施設入所	ZBI など
介護技術訓練	認知症に対する知識・態度	ADQ，認知症知識尺度・態度尺度など

MMSE：Mini-Mental State Examination，MoCA：Montreal Cognitive Assessment，PSMS：Physical Self-Maintenance Scale，HADLS：Hyogo Activities of Daily Living Scale，DAD：Disability Assessment for Dementia，GDS：Geriatric Depression Scale，SDS：Self-rating Depression Scale，CMAI：Cohen-Mansfield Agitation Inventory，HAM-D：Hamilton Depression Rating Scale，ZBI：The Zarit Caregiver Burden Interview，ADQ：Approaches to Dementia Questionnaire

〔日本神経学会（監修），「認知症疾患診療ガイドライン」作成委員会（編）：認知症疾患診療ガイドライン 2017．p69．医学書院．2017 より一部改変〕

に取り入れる必要がある．AD では遂行機能障害や記憶障害が初期からみられるので，生活行為を簡素化する工夫が必要であったり，張り紙などのメモリーエイドの活用といった工夫もいるだろう．脳血管性認知症（vascular dementia；VaD）では病巣に応じた高次脳機能の評価とその障害に対する直接的介入も必要かもしれない．前頭側頭葉変性症（frontotemporal lobar degeneration；FTLD）では，意味性認知症（semantic dementia；SD）や進行性非流暢性失語（progressive non-fluent aphasia；PNFA）などの言語症状が目立つタイプに対しては，言語評価に基づいて本人と周囲の介護者とのコミュニケーションを円滑にすることもできる．行動障害型前頭側頭型認知症（behavioral variant frontotemporal dementia；bv-FTD）など行動症状が目立つタイプでもその行動の特徴を評価することでルーチン化療法などが適合するかもしれない．このように疾患の特徴と介入方法を検討することは基本である．

❸おわりに

　本書では疾患の基礎知識の整理はあえて最小限にとどめた．認知症リハビリテーションを進めるうえでは各評価や介入方法の適応と限界，アウトカムとの関連性を理解し，日々のリハビリテーション介入へと活用していかなければならない．そのためにはさまざまな書籍や研究論文を読んで理解を深めなければならないし，可能ならば国際的知見からもどんどん新しいものを吸収したほうがよいだろう．世界中の臨床研究家が認知症リハビリテーションのエビデンスを構築しようとしているが，まだ十分とはいえない．だからこそ，これまで当たり前のように日々の臨床で活用していた評価・介入の適応と限界について本書を通して改めて知ってもらい，臨床の場で活用してほしい．

文献

1）日本神経学会（監修），「認知症疾患診療ガイドライン」作成委員会（編）：認知症疾患診療ガイドライン 2017．医学書院，2017

2 リハビリテーションに役立つ認知症発症の関連因子

check

- ☑ ライフステージを通じて，将来の認知症の発症リスクを高めてしまう「危険因子」と，認知症の発症リスクを低減する「保護因子」の存在が知られている．
- ☑ 特に，生活習慣にかかわる因子は，認知症の発症リスクに影響を及ぼす可能性が高く，認知症の発症を予防するうえで，生活習慣に関する危険因子の制御は重要な予防施策にもつながる．
- ☑ 危険因子を減らしていくこと，保護因子を増やしていくことが，身近に取り組める認知症予防の第一歩になるであろう．

❶危険因子と保護因子

　認知症には，発症リスクを増大させてしまう因子，いわゆる「危険因子 (risk factor)」と，発症リスクを減少させ保護的にはたらく因子である「保護因子 (protective factor)」の存在が報告されている．

　危険因子のなかでも，年齢や遺伝子的な因子のような不可変な因子とは異なり，変化させることが可能な可変因子を同定し，それらの可変因子を改善することで，認知症の発症リスクを低減させることが重要である．特に認知症の発症リスクを増大させる可変因子として，教育歴，聴力低下，高血圧，肥満，喫煙，うつ，身体活動低下，社会的孤立，2型糖尿病の9つの因子の重要性が示唆されており，これらの因子で認知症の35％が説明可能とされている (表1-3)[1]．

　また，各ライフステージにおいて，注意すべき危険因子が報告されており (図1-1)[2]，これらの危険因子を極力低減するようにはたらきかけ，一方で保護因子については日常生活において積極的に取り入れることが，認知症の発症リスクを軽減し，発症の予防な

【表1-3】　認知症の予防可能な9つの危険因子

- ●中等教育の未修了
- ●中年期の聴力低下
- ●高血圧
- ●肥満
- ●喫煙
- ●うつ
- ●身体活動低下
- ●社会的孤立
- ●2型糖尿病

〔Livingston G, Sommerlad A, Orgeta V, et al：Dementia prevention, intervention, and care. *Lancet* 390：2673-2734, 2017 より〕

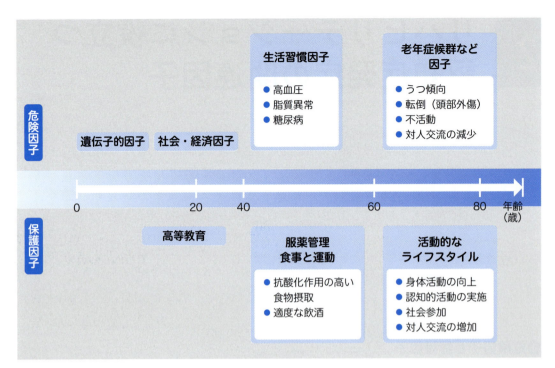

【図 1-1】 ライフステージにおける危険因子と保護因子
〔Fratiglioni L, Paillard-Borg S, Winblad B：An active and socially integrated lifestyle in late life might protect against dementia. Lancet Neurol 3：343-353, 2004 より一部改変〕

らびに遅延を図るうえでの重要な戦略となる．

❷社会経済的因子

　　　認知症の危険因子を厳密にタイプ別に分類することは困難であるが，社会経済的な側面も認知症の発症に影響を及ぼす要因となりうる．たとえば，世帯収入が低いことは認知症の発症リスクを増大させる可能性があることが示唆されている[3]．収入の高低を変化させることは容易ではないが，認知症の発症リスクと関連する社会的な因子として，高齢期における就業の有無や退職年齢の影響が報告されており，継続的な生産活動を促進することは認知症の発症予防に有効な手立てかもしれない．たとえば，フランスにおける退職後の約43万人（退職からの年数は平均12.5年）を調べたところ，約1万1,000人（2.65％）で認知症の診断があり，退職年齢が遅いほど，認知症の発症リスクが低かったことが報告されている[4]．つまり，より高齢まで就業の機会がある人ほど，認知症の発症リスクを回避することができる可能性を示している．就業の継続による，"use it or lose it（使わなければ，損なわれる）"の重要性が示唆されており，就業活動によってもたらされる身体的，認知的，社会的に刺激のある環境は，認知機能の低下に対して保護的な因子になりうるであろう．

　　　また，わが国の地域在住高齢者4,564人を平均3年6か月間追跡した研究では，毎日の会話，自動車の運転，買い物，ガーデニングといった活動を実施している人における認知症の発症リスクが低かったことが報告されている（図1-2）[5]．自動車運転に関し

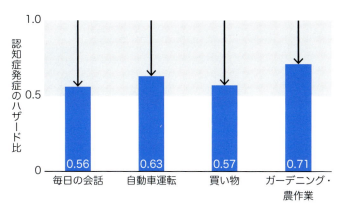

【図 1-2】 認知症の発症リスクの低減と関連した日常での活動
各質問ともに，活動をしていない人のリスクを 1.0 として計算した場合，それぞれの活動をしていた人は認知症の発症リスクが有意に低減している．
〔Shimada H, Makizako H, Lee S, et al：Lifestyle activities and the risk of dementia in older Japanese adults. *Geriatr Gerontol Int* 18：1491-1496, 2018 より改変〕

ては，高齢期における重篤な交通事故のリスク増大の面からは，早期の自動車免許の返納を推奨する声もあるが，地域によっては自動車運転行動の制約によって急激に生活範囲の狭小化や社会との交流の制限が生じることがあり，認知機能をはじめとした心身機能の低下が加速して，認知症の発症リスクを増大させる一つのきっかけとなっている例も少なくないのかもしれない．社会とのつながりが希薄になると認知症の発症リスクは増大することが示されており[6]，日常でのさまざまな活動を通じて，社会との交流やつながりを活性化させておくことは，保護因子として重要であろう．

❸生活習慣因子

表 1-3 に示す認知症の発症リスクに強く関連する 9 つの可変な危険因子のほとんどが，生活習慣にかかわる因子であり，これらを適切に制御・調整することは，認知症の予防を推進するうえでも非常に重要となる．これらの生活習慣にかかわる危険因子のなかでも，身体活動の低下はアルツハイマー病（AD）の発症に関連が深いことが報告されている（図 1-3）[7]．このことは身体活動を向上させて活動的なライフスタイルを確立することが認知症の予防のために重要な要件となりうることを示唆しており，認知症予防のための戦略として最優先すべき事項であろう．特に身体活動量の維持は，身体機能の低下が疑われた時期での必要性がより高いかもしれない．米国シアトルにおける先行研究では，認知機能障害のない高齢者 1,740 人を対象として，少なくとも 15 分以上の運動（ウォーキング，ハイキング，サイクリング，スイミング，水中運動，有酸素運動や柔軟体操，筋力トレーニングやストレッチングなど）を週に何回実施しているかを調査して，平均 6.2 年間の認知症の発症との関連を調べた[8]．その結果，週 3 回以上の運動習慣を有する人では週 3 回未満の人に比べて，認知症を発症するリスクが約 38％ 低かった．さらに，この定期的な運動習慣が認知症の発症に及ぼす影響は，軽度〜中等度の身体機能の低下を認めた高齢者ほど顕著であった（図 1-4）．

また，生活習慣としての余暇活動（leisure activity）の実施頻度が認知症の発症に及

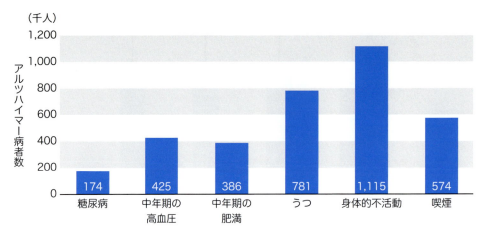

【図 1-3】 アルツハイマー病の危険因子
〔Barnes DE, Yaffe K：The projected effect of risk factor reduction on Alzheimer's disease prevalence. *Lancet Neurol* 10：819-828, 2011 より一部改変〕

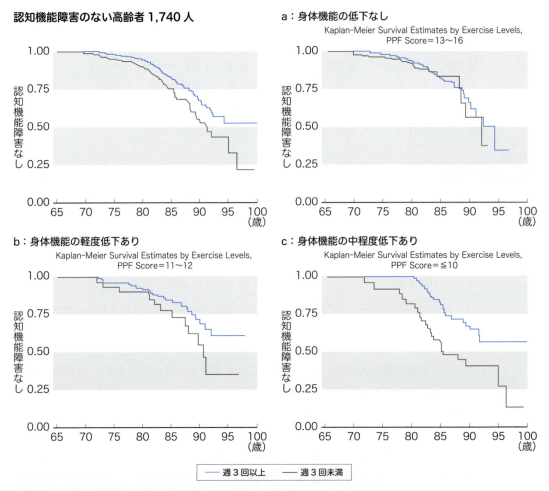

【図 1-4】 習慣的な身体活動（週3回以上）と認知症発症
〔Larson EB, Wang L, Bowen JD, et al：Exercise is associated with reduced risk for incident dementia among persons 65 years of age and older. *Ann Intern Med* 144：73-81, 2006 より一部改変〕

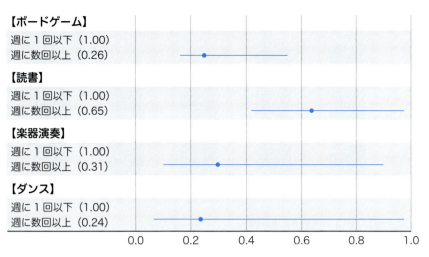

【図1-5】 余暇活動の実施と認知症の発症リスク
〔Verghese J, Lipton RB, Katz MJ, et al：Leisure activities and the risk of dementia in the elderly. N Engl J Med 348：2508-2516, 2003 より改変〕

ぼす影響が報告されている．Verghese らによる余暇活動と認知症発症との関連を報告した論文においては，認知症の発症リスクを低減させる知的活動（cognitive activities）として，ボードゲーム，読書，楽器演奏，クロスワードパズル，書き物，集会（グループディスカッション）への参加が挙げられており，なかでもボードゲーム，読書，楽器演奏の実施頻度が多い人では認知症の発症リスクが少ないことが示されている（図1-5）[9]．このような知的活動の実施は，より軽度の認知機能の衰えを予防するうえでも有効性が示唆されている．約2,000人の70歳以上の認知的に健常な高齢者を平均4年間追跡した縦断研究においては，軽度認知障害（mild cognitive impairment；MCI）の発症を抑制する認知・心理的な刺激のある活動として，読書，ゲーム，手工芸（工作）活動，パソコン利用，社会活動が挙げられており，なかでも手工芸（工作）活動，パソコン利用，社会活動については，さまざまな交絡因子で調整したあとでも有意にMCI発症リスクを軽減することが報告されている（図1-6）[10]．これらの報告をふまえると，日常生活における知的活動の促進は，認知症の発症リスクの低減および認知機能低下の抑制を図るうえで重要であり，さらに知的活動を促進する介入によって認知機能の維持・改善に効果が期待される．

　Sydney Memory and Ageing Study では MCI から正常な認知機能へと改善の認められた高齢者における MCI からの脱却の保護的な因子を報告している[11]．MCI からの脱却を促進する要因として，積極的な知的活動の実施のほか，海馬の容量変化や関節疾患がないこと，認知機能の低下が軽度に抑えられていること，などが挙げられている．海馬の容量は身体活動量と関連している可能性が報告されているため，日々の生活で積極的な身体活動の向上を通じて，脳の器質的な加齢を予防することも大切であろう．

　また，さまざまな疾患のリスクを上昇させてしまう生活習慣の一つとして挙げられる喫煙は，認知症発症のリスクも増大させることが知られている．高齢者の喫煙者と非喫

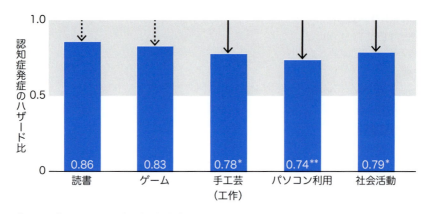

【図1-6】 MCIの発症と知的活動
活動をしていない人のリスクを1.0として計算した場合．＊p＜0.05，＊＊p＜0.01
手工芸（工作），パソコン利用，社会活動を行っている人では，MCIの発症リスクが有意に低かった．
〔Krell-Roesch J, Vemuri P, Pink A, Roberts RO, et al：Association Between Mentally Stimulating Activities in Late Life and the Outcome of Incident Mild Cognitive Impairment, With an Analysis of the APOE epsilon4 Genotype. *JAMA Neurol* 74：332-338, 2017 より改変〕

煙者で，短期作業記憶や注意・遂行機能，情報処理速度などのさまざまな領域の認知機能を比較したところ，これらの認知機能は喫煙者で低下しており[12]，喫煙は認知機能の低下に対する危険因子の一つといえよう．さらに，喫煙の有無のみならず，喫煙の量的な影響度が示されており，その指標として用いられる"pack-years〔（1日の喫煙本数/20）×喫煙年数〕"と認知機能の低下との関連を調べた報告[13]によると，喫煙者のなかでもpack-yearsの値が21以上の人では認知機能の低下が顕著であることが示唆されている．

　アルコール摂取（飲酒）に関しては，認知症の発症に対して危険因子として影響するとの報告と保護因子としての役割を有するとの報告がなされている．Piazza-Gardnerら[14]によるシステマティック・レビューでは，7つの研究で飲酒がADの危険を低減させるとした保護因子としての報告がなされている一方で，3つの研究では飲酒によりADの危険が増大するとした危険因子としての報告がなされている．また，9つの研究においては，飲酒はADの発症とは関連しなかったとの報告がなされており，認知症に対する飲酒の影響は確かな結論には至っていない．その背景には，飲酒の量や種類の影響があるかもしれない．軽度〜中程度のアルコール摂取者（light to moderate drinker）は摂取しない人に比べてADあるいは脳血管性認知症になるリスクが30％程度低いことが報告されている[15]．また，種類に関しては，ビールや白ワインの摂取は認知機能の低下と関連していなかったと報告されているが，赤ワイン摂取は認知機能の低下の抑制に保護的にはたらく可能性が考えられる[16]．これはポリフェノールの抗酸化作用が寄与している可能性が示唆されているが，アルコールの摂取に関しては過剰摂取を避けるべきであろう．英国NHS（National Health Service）では，週にグラスワインで4〜5杯程度，もしくはビールで7パイント（500 mL程度×7杯）程度までが推奨されている．なお，わが国の21世紀における国民健康づくり運動「健康日本21」では，純アルコー

ルで1日平均20g程度の摂取(ビール中瓶500mLで1本,日本酒180mLで1合,ワイン180mLで1杯程度)を適量としている.

以上のように,生活習慣に直結する多くの因子が,認知症の危険因子または保護因子として挙げられており,これらの危険因子をいかに減らし,保護因子を増やした生活習慣を確立するかが,認知症の発症リスクを軽減させるうえで重要な鍵となるであろう.

❹老年症候群等因子

必ずしも疾患に伴うとはいいがたいものの,高齢期においては,治療や介護・ケアが必要となるさまざまな症状や所見を呈することが少なくない.このような加齢に伴う要因によって自覚的あるいは他覚的に高齢者が呈する一連の症状や所見は老年症候群(geriatric syndrome)と呼ばれ,特に移動性の障害(閉じこもり,寝たきり),転倒,失禁,認知機能障害などの症候は,高齢者医療においてより早急に取り組むべき課題として認識されている.これらに対しては,日常生活活動(ADL)能力の維持や生活の質(QOL)の向上の視点からも治療,予防,介護などの支援によるアプローチが必要とされる[17].MCIや認知症は加齢に伴って増大し,老年症候群の一つとしてとらえることもできるが,その他の老年症候群が認知症の発症リスクを増大させる要因ともなりうる.

たとえば,高齢期における転倒によって骨折を発生し,外科的な手術が必要となれば,長期臥床を余儀なくされ,認知機能の低下を惹起したり,せん妄などの精神状態の悪化も相まって,認知症の発症リスクが増大することは容易に想像できよう.また,頭部外傷を伴うと,認知症の発症リスクを増大させる要因にもなる.一方,転倒での外傷が生じなくとも,転倒恐怖感で活動性が低下し,生活空間が狭小化することで脳への刺激が減少して,認知機能の衰えを加速させる要因ともなりうる.閉じこもりがちの高齢者では認知症の発症リスクが増大するため[18],このような状況を引き起こしてしまう背景にある要因は極力除外して,認知症の発症リスク軽減を図ることが望まれる.

また,近年では老年症候群の一つとして,地域高齢者における将来の健康に関連する有害事象の発生リスクの評価として,フレイル(frailty)状態の把握が重要視されている.フレイルは,転倒や日常生活の障害,要介護の発生,死亡のリスクを増大させる要因とされており,その概念は身体的な側面のみならず,認知・精神的,社会的な側面を含め多面的であるとされている[19].身体的なフレイルを有する高齢者では,将来の認知症発症リスクが増大することが報告されており(図1-7)[20],身体的フレイル(ここでの定義は歩行速度の低下,もしくは筋力低下)に軽度の認知機能低下が伴った状態は認知症への移行リスクがさらに高いことが示されている(図1-8)[21].このようなフレイル状態は可逆性を有する,つまり改善が可能な時期とされており,将来的な認知症の発症リスクを低減する意味でも,非常に重要な予防対象と考えられる.

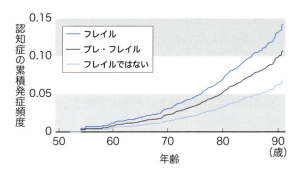

【図 1-7】 身体的フレイルと認知症の発症
(Rogers NT, Steptoe A, Cadar D：Frailty is an independent predictor of incident dementia：Evidence from the English Longitudinal Study of Ageing. *Sci Rep* 7：15746, 2017 より)

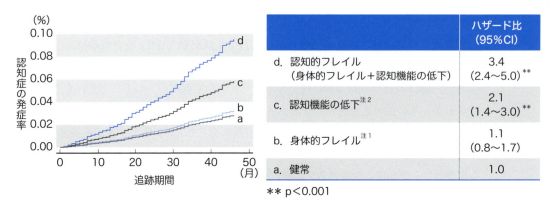

【図 1-8】 認知的フレイルと認知症の発症
注 1) 次のいずれかに該当：歩行速度の低下もしくは筋力の低下
注 2) 次のいずれかで年齢・教育歴を考慮した基準値よりも 1.5×標準偏差以上の低下を認める場合：記憶, 注意, 遂行機能, 情報処理速度
(Shimada H, Doi T, Lee S, et al：Cognitive Frailty Predicts Incident Dementia among Community-Dwelling Older People. *J Clin Med* 7：250, 2018 より)

文 献

1) Livingston G, Sommerlad A, Orgeta V, et al：Dementia prevention, intervention, and care. *Lancet* 390：2673-2734, 2017

2) Fratiglioni L, Paillard-Borg S, Winblad B：An active and socially integrated lifestyle in late life might protect against dementia. *Lancet Neurol* 3：343-353, 2004

3) Yaffe K, Falvey C, Harris TB, et al (Health ABCS)：Effect of socioeconomic disparities on incidence of dementia among biracial older adults：prospective study. *BMJ* 347：f7051, 2013

4) Dufouil C, Pereira E, Chene G, et al：Older age at retirement is associated with decreased risk of dementia. *Eur J Epidemiol* 29：353-361, 2014

5) Shimada H, Makizako H, Lee S, et al：Lifestyle activities and the risk of dementia in older Japanese adults. *Geriatr Gerontol Int* 18：1491-1496, 2018

6) Kuiper JS, Zuidersma M, Oude Voshaar RC, et al：Social relationships and risk of dementia：A systematic review and meta-analysis of longitudinal cohort studies. *Ageing Res Rev* 22：39-57, 2015

7) Barnes DE, Yaffe K：The projected effect of risk factor reduction on Alzheimer's disease prevalence. *Lancet Neurol* 10：819-828, 2011

8) Larson EB, Wang L, Bowen JD, et al：Exercise is associated with reduced risk for incident dementia among persons 65 years of age and older. *Ann Intern Med* 144：73-81, 2006

9) Verghese J, Lipton RB, Katz MJ, et al : Leisure activities and the risk of dementia in the elderly. *N Engl J Med* 348 : 2508-2516, 2003

10) Krell-Roesch J, Vemuri P, Pink A, et al : Association Between Mentally Stimulating Activities in Late Life and the Outcome of Incident Mild Cognitive Impairment, With an Analysis of the APOE epsilon4 Genotype. *JAMA Neurol* 74 : 332-338, 2017

11) Sachdev PS, Lipnicki DM, Crawford J, et al : Factors predicting reversion from mild cognitive impairment to normal cognitive functioning : a population-based study. *PLoS One* 8 : e59649, 2013

12) Sabia S, Elbaz A, Dugravot A, et al : Impact of smoking on cognitive decline in early old age : the Whitehall II cohort study. *Arch Gen Psychiatry* 69 : 627-635, 2012

13) Mons U, Schottker B, Muller H, et al : History of lifetime smoking, smoking cessation and cognitive function in the elderly population. *Eur J Epidemiol* 28 : 823-831, 2013

14) Piazza-Gardner AK, Gaffud TJ, Barry AE : The impact of alcohol on Alzheimer's disease : a systematic review. *Aging Ment Health* 17 : 133-146, 2013

15) Anstey KJ, Mack HA, Cherbuin N : Alcohol consumption as a risk factor for dementia and cognitive decline : meta-analysis of prospective studies. *Am J Geriatr Psychiatry* 17 : 542-555, 2009

16) Nooyens AC, Bueno-de-Mesquita HB, van Gelder BM, et al : Consumption of alcoholic beverages and cognitive decline at middle age : the Doetinchem Cohort Study. *Br J Nutr* 111 : 715-723, 2014

17) 鳥羽研二 : 老年症候群と総合的機能評価. 日内会誌 98 : 101-106, 2009

18) Qiu WQ, Dean M, Liu T, et al : Physical and mental health of homebound older adults : an overlooked population. *J Am Geriatr Soc* 58 : 2423-2428, 2010

19) Fried LP, Tangen CM, Walston J, et al (Cardiovascular Health Study Collaborative Research G) : Frailty in older adults : evidence for a phenotype. *J Gerontol A Biol Sci Med Sci* 56 : M146-156, 2001

20) Rogers NT, Steptoe A, Cadar D : Frailty is an independent predictor of incident dementia : Evidence from the English Longitudinal Study of Ageing. *Sci Rep* 7 : 15746, 2017

21) Shimada H, Doi T, Lee S, et al : Cognitive Frailty Predicts Incident Dementia among Community-Dwelling Older People. *J Clin Med* 7 : 250, 2018

3 認知症の重症度別特徴

軽度認知障害・軽度認知症

check

☑ 軽度認知障害は，これまでの MCI に加え，DSM-5 による mild neurocognitive disorder も同様に訳された．

☑ 軽度認知障害では，認知機能障害のみならずアパシーや抑うつ，不安などを中心とした BPSD も好発している．

☑ 軽度認知障害の認知領域には，記憶障害のみならず，さまざまな認知症疾患を想定して複雑性注意，実行機能，言語，知覚−運動，社会的認知も含まれている．

❶軽度認知障害

　　軽度認知障害（MCI）は，正常老化と認知症との間にある臨床的状態像として 2003 年に Petersen らが定義した．MCI 基準は，①もの忘れの訴えがあり家族からの確認ができる，②年齢に比し記憶力が低下（記憶検査で標準の 1.5 SD 以上の低下），③他の認知機能は正常，④日常生活活動（ADL）は正常，⑤認知症は認めない，である．その後，記憶障害とその他の認知機能（言語，遂行機能，視空間機能）障害の有無によって 4 つのサブタイプに分類された[1]．まず，健忘型 MCI（amnestic MCI）と非健忘型 MCI（non-amnestic MCI）に分けられ，そのうえで，それぞれ他の認知機能（言語，実行機能，視空間認知）が単一の領域か複数の領域かによって single domain，multiple domain に分けられる．これらの分類は MCI の予後がアルツハイマー型認知症（AD），レビー小体型認知症（DLB），脳血管性認知症（VaD），前頭側頭型認知症（FTD）に移行するのを予測するためでもあった．また，MCI は臨床的認知症尺度（Clinical Dementia Rating；CDR）が 0.5 の状態とされ，有病率は 15〜20％，健忘型に限っては 2.4〜28.3％と幅が広い．認知症への移行率は，年間約 12％が AD を発症し，3〜4 年で約半数がなんらかの認知症へ移行すると報告されている[2]が，Mitchell らの報告[3]では，認知症への移行は年間 5〜10％にとどまっている．サブタイプによる移行率については，健忘型が AD へ高率に移行することは共通しているが，非健忘型でもしばしば AD に移行することや，VaD や DLB の前駆状態も非健忘型とは限らないことが指摘されていることから，MCI のサブタイプと各種の認知症の初期をとらえることは難しいとの意見もある[4]．

❷ DSM-5 における軽度認知障害

DSM (Diagnostic and Statistical Manual of Mental Disorders)-5 が 2013 年に発表され, 認知症 (major neurocognitive disorder) に対し認知機能障害が軽度である mild neurocognitive disorder (mild NCD) は軽度認知障害と訳された[5]. 診断基準は, ① 1 つ以上の神経認知領域で以前の水準から有意な認知低下の証拠, ②毎日の活動で認知低下が自立を阻害しない〔書類や服薬管理, 複雑な手段的日常生活活動 (instrumental ADL；IADL) は保たれるが, 以前より大きな努力や代償的方略, 工夫が必要〕, ③せん妄や④精神疾患でないもの, である (表 1-4)[5]. この神経認知領域は, 複雑性注意, 実行機能, 学習および記憶, 言語, 知覚-運動, 社会的認知であり, 記憶障害が必須ではなくなったことは意義が大きい. このことは軽度認知障害がさまざまな認知症疾患へ移行する可能性があることを想定している.

しかし, 基礎的な NCD (neurocognitive disorders) の診断基準を満たして各認知症疾患の診断基準になるが, 記憶障害は, mild NCD のなかで「疑いのある」AD の必須項目として挙げられており, 健忘型 MCI が AD への移行率が高い[2,6]ことを反映している.

リハビリテーションとして注目すべきは, mild NCD の診断基準で「毎日の活動で認知低下が自立を阻害しない」としたうえで, 書類管理や服薬管理などの複雑な IADL においては「以前より大きな努力や代償的方略, 工夫が必要」と明示されている点である. 加齢によっても複雑な IADL は低下してくるが, AD では初期から服薬管理や金銭管理の能力が低下することが明らかになっている[7]ことから, リハビリテーション介入によって効果的な代償的方略や工夫を提案すべきことを示唆している. MCI および軽度 AD の ADL については chapter 2 で紹介するが (➡ 50 頁), ADL を詳細に評価し, 本人と家族の訴えを傾聴し, どのような心理状態や社会生活の状態で, ADL 障害と残存能力があるのかをとらえ, 認知機能との関連を考察する必要がある.

【表 1-4】 DSM-5 による mild neurocognitive disorder の診断基準

❶ 1 つ以上の認知領域 (複雑性注意. 実行機能. 学習および記憶. 言語. 知覚-運動. 社会的認知) において, 以前の行為水準から軽度な認知機能の低下があるという証拠が以下に基づいている.

　　1) 本人, 本人をよく知る情報提供者. または臨床家による. 軽度の認知機能の低下があったという概念.

　　および

　　2) 可能であれば標準化された神経心理学的検査に記録された, それがなければ他の定量化された臨床的評価によって実証された認知行為の軽度の障害.

❷毎日の活動において. 認知機能欠損が自立を阻害しない (すなわち, 請求書を支払う, 内服薬を管理するなどの複雑な手段的日常生活動作は保たれるが, 以前より大きな努力, 代償的方略, または工夫が必要であるかもしれない).

❸その認知欠損は, せん妄の状況でのみ起こるものではない.

❹その認知欠損は, 他の精神疾患によって説明されない (例：うつ病, 統合失調症).

〔American Psychiatric Association：Diagnostic and Statistical Manual of Mental Disorders, 5th ed, 2013/日本精神神経学会 (日本語版用語監修), 髙橋三郎, 大野　裕 (監訳)：DSM-5 精神疾患の診断・統計マニュアル. 医学書院, 2014 より一部抜粋〕

❸軽度認知症

認知症の重症度における「軽度」の判定を行う際に，最も代表的なものはCDRである．記憶，見当識，判断力と問題解決，社会適応，家庭状況および趣味・関心，介護状況の6項目の得点からSum of Boxにて判定されたCDR 1が該当する[8,9]．MMSE (Mini-Mental State Examination) については，CDRとの関連で算出した研究から21〜25点を軽度としている[10]．その他，ADの生活行為障害の程度によって重症度分類しているFunctional Assessment Staging (FAST) においては，Stage 4 (中等度の認知機能低下) が臨床診断として軽度ADに該当する．特徴としては，夕食に客を招く段取り，家計管理，買い物などの生活行為についても支障をきたす[11]．

❹軽度認知障害と行動・心理症状

MCIは主として認知機能障害とADLが判定の軸であるが，この段階においても行動・心理症状 (behavioral and psychological symptoms of dementia；BPSD) がみられることが明らかになっている．Hwangら[12]は，MCI者には不機嫌 (39%)，アパシー (39%)，易怒性 (29%)，および不安 (25%)，焦燥 (21%) の症状が最も出現したとしている．Palmerら[13]は，抑うつ (36.2%)，アパシー (36.2%)，不安 (46.8%) が高頻度でみられ，特に不安を有しているMCI者は5年後には83.3%が認知症に移行すると予測しており，抑うつや不安を中心とする心理症状をAD初期の対応すべき症状として，その重要性を指摘している．Monasteroら[14]のレビューでは，精神神経症状 (neuropsychiatric symptoms；NPS) の有病率は35〜85%とされ，共通した症状としては，抑うつ，不安，易怒性であり，抑うつがADへの移行予測因子として最も高かったとしている．最近では，MCI者とCDR 0.5のAD，DLB患者のBPSDの有病率を比較した報告[15]があり，MCI者はNPI (neuropsychiatric inventory) のほとんどの項目で症状が認められ，その程度はCDR 0.5のAD患者とほぼ同等であり，睡眠障害において程度は重かったとしている (図1-9)．しかし，CDR 0.5のDLB患者よりは軽度であったとしている．

Mild NCDの診断基準においてもDLB，FTDでは，中核的および示唆的な診断特徴として各疾患の特徴的BPSDが組み込まれている[5]．たとえば，DLBでは，共通の軽度認知障害の基準を満たしたうえで，「繰り返し出現する幻視」が中核的特徴として挙げられている．FTDでは同様に，共通の軽度認知障害の基準を満たしたうえで，行動障害型のなかに「行動の脱抑制」や「アパシーまたは無気力」「保続的，常同的または強迫的/儀式的行動」などが含まれている．

❺軽度認知障害と認知機能

NCDの神経認知領域は，複雑性注意 (持続性注意，分配性注意，選択性注意，処理速度)，実行機能 (計画性，意思決定，作業記憶，フィードバック/エラーの訂正応答，習慣無視/抑制，心的柔軟性)，学習および記憶 (即時記憶，近時記憶，長期記憶，潜在学習)，言語 (表出性言語，受容性言語)，知覚-運動 (視知覚，視覚構成，知覚-運動，実行，認知を含む)，社会的認知 (情動認知と心の理論) の6つがある．複雑性注意は選択性注意や分配性注意を含み作業記憶との関係が深いことから，実行機能に影響を及

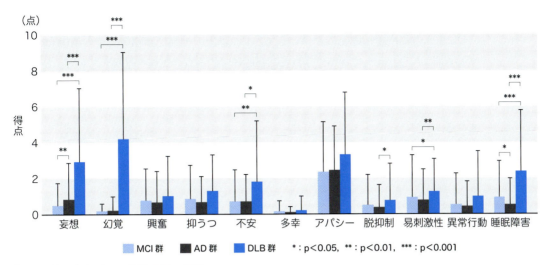

【図1-9】 疾患別NPI下位項目の相違
〔吉山顕次：軽度認知障害（MCI）のBPSDとその対応．老年精神医学雑誌 26：1207-1212，2015より一部抜粋〕

ぼしている．DSM-5日本語版による症状や所見の軽度例においても，複雑性注意の低下では通常作業に時間を要したり誤りが見つかるようになるのに対し，実行機能の低下では複数の処理を同時にするような仕事が困難になる，とされる．これらはIADL遂行に大きく影響を及ぼす機能であり，高次な認知機能である．MCI者は，選択性注意とされるTrail Making Test（TMT）Part Aや，分配性注意や作業記憶の課題であるストループ（Stroop）課題やTMT Part Bにおいて健康老人に比し有意に時間を要し，エラーも多かったが，AD患者に比べ良好であることが示されている[16-18]．また，実行機能評価として頻繁に使用される遂行機能障害症候群の行動評価（Behavioural Assessment of the Dysexecutive Syndrome；BADS）やウィスコンシンカード分類検査（Wisconsin Card Sorting Test；WCST）においてAD患者よりも好成績であるが健康老人よりも不良であったとされ[19,20]，実行機能は，高次な認知機能であるため低下しやすい領域であるといえる．学習と記憶の軽症例では，最近のエピソード記憶の低下や請求書の支払いの記憶の低下があるという．ウェクスラー記憶検査法論理的記憶（Wechsler Memory Scale-Revised, Logical Memory；WMS-R LM）では遅延再生の感度が高い[21]ことから，健忘型MCIの場合，改訂長谷川式簡易知能評価スケール（Hasegawa's Dementia Scale-Revised；HDS-R），MMSEにおいて遅延再生が初期に低下することがうかがえる．言語においては，軽度例では喚語困難が提示されており，名詞に頻発するため「あれ」「それ」など一般的な代名詞を好むところが特徴的といえる．社会的認知は，共感や情動認知など対人関係を中心とする円滑な社会生活を送るうえでの基本かつ高次な概念であり，最近報告が増加している．表情認識課題やReading the Mind in Eyes Test（RME）[22]，落とし穴課題[23]，Penn Emotion Recognition Test[24]などによってFTD患者のみならず，ADやMCIでも社会的認知障害が報告されている．最近のメタアナリシス[25]ではMCI者は，心の理論（d：効果量＝0.63），表情認識（d＝0.58）の中等度の効果値で顕著に社会的認知障害を示しており，特に恐怖と悲しみの認識は低下しやす

く，非健忘型 MCI で顕著[19]であったとしている．

　DSM-5 の軽度認知障害の基準として，1 つ以上の神経認知領域低下の根拠を「可能であれば」としたうえで標準化された神経心理学的検査の実施を推奨している．しかし，6 領域の詳細な神経心理学的検査を実施するのは時間を要するだけでなく，本人の負担も大きい．スクリーニングテストで確認したうえで特定領域の詳細な検査を行うことが望まれる．

文献

1) Petersan RC, Morris JC：Mild cognitive impairment as a clinical entity and treatment target. *Arch Neurol* 62：1160-1163, 2005

2) Petersan RC, Roberts RO, Knopman DS, et al：Mild cognitive impairment；Ten years letter. *Ach Neurol* 66：1447-1455, 2009

3) Mitchell AJ, Shiri-Feshki M：Rate of progression of mild cognitive impairment to dementia--meta-analysis of 41 robust inception cohort studies. *Acta Psychiatr Scand* 119：252-265, 2009

4) 朝田　隆：MCI 有病率と認知症への移行率．鈴木隆雄（監修），島田裕之（編）：基礎からわかる軽度認知障害（MCI）―効果的な認知症予防を目指して．pp27-32．医学書院，2015

5) American Psychiatric Association：Diagnostic and Statistical Manual of Mental Disorders, 5th ed, 2013/日本精神神経学会（日本語版用語監修），髙橋三郎，大野　裕（監訳）：DSM-5 精神疾患の診断・統計マニュアル．医学書院，2014

6) Luck T, Luppa M, Briel S, et al：Incidence of mild cognitive impairment：a systematic review. *Dement Geriatr Cogn Disord* 29：164-175, 2010

7) 堀田　牧，田平隆行，石川智久，他：アルツハイマー病患者の ADL 障害．老年精神医学雑誌 28：984-988．2017

8) 音山若穂，新名理恵，本間　昭，他：Clinical Dementia Rating（CDR）日本語版の評価者間信頼性の検討．老年精神医学雑誌 11：521-527．2000

9) 目黒謙一：認知症早期発見のための CDR 判定ハンドブック．pp1-89．医学書院，2008

10) Perneczky R, Wagenpfeil S, Komossa K, et al：Mapping scores onto stages：mini-mental state examination and clinical dementia rating. *Am J Geriatr Psychiatry* 14：139-144, 2006

11) Reisberg B, Ferris SH, Anand R, et al：Functional staging of dementia of the Alzheimer's type. *Ann NY Scad Sci* 485：481-483, 1984

12) Hwang TJ, Roberts RO, Knopman DS, et al：Mild cognitive impairment is associated with characteristic neuropsychiatric symptoms. *Alzheimer Dis Assoc Disord* 18：17-21, 2004

13) Palmer K, Berger AK, Monastero R, et al：Predictors of progression from mild cognitive impairment to Alzheimer disease. *Neurology* 68：1596-1602, 2007

14) Monastero R, Mangialasche F, Camarda C, et al：A systematic review of neuropsychiatric symptoms in mild cognitive impairment. *J Alzheimers Dis* 18：11-30, 2009

15) 吉山顕次：軽度認知障害（MCI）の BPSD とその対応．老年精神医学雑誌 26：1207-1212．2015

16) Ashendorf L, Jefferson AL, O'Connor MK, et al：Trail Making Test errors in normal aging, mild cognitive impairment, and dementia. *Arch Clin Neuropsychol* 23：129-137, 2008

17) Steenland K, Macneil J, Bartell S, et al：Analyses of diagnostic patterns at 30 Alzheimer's disease centers in the US. *Neuroepidemiology* 35：19-27, 2010

18) Li C, Zheng J, Wang J, et al：An fMRI stroop task study of prefrontal cortical function in normal aging, mild cognitive impairment, and Alzheimer's disease. *Curr Alzheimer Res* 6：525-530, 2009

19) da Costa Armentano CG, Porto CS, Nitrini R, et al：Ecological evaluation of executive functions in mild cognitive impairment and Alzheimer disease. *Alzheimer Dis Assoc Disord* 27：95-101, 2013

20) Nagahama Y, Okina T, Suzuki N, et al：Factor structure of a modified version of the wisconsin card sorting test：an analysis of executive deficit in Alzheimer's disease and mild cognitive impairment. *Dement Geriatr Cogn Disord* 16：103-112, 2003

21) Guo Q, Zhao Q, Chen M, et al : A comparison study of mild cognitive impairment with 3 memory tests among Chinese individuals. *Alzheimer Dis Assoc Disord* 23 : 253-259, 2009

22) Baglio F, Castelli I, Alberoni M, et al : Theory of mind in amnestic mild cognitive impairment : an FMRI study. *J Alzheimers Dis* 29 : 25-37, 2012

23) Yamaguchi T, Maki Y, Yamaguchi H : Pitfall Intention Explanation Task with Clue Questions（Pitfall task）: assessment of comprehending other people's behavioral intentions in Alzheimer's disease. *Int Psychogeriatr* 24 : 1919-1926, 2012

24) Weiss EM, Kohler CG, Vonbank J, et al : Impairment in emotion recognition abilities in patients with mild cognitive impairment, early and moderate Alzheimer disease compared with healthy comparison subjects. *Am J Geriatr Psychiatry* 16 : 974-980, 2008

25) Bora E, Yener GG : Meta-analysis of social cognition in mild cognitive impairment. *J Geriatr Psychiatry Neurol* 30 : 206-213, 2017

中等度・重度認知症

check

- ☑ 中等度認知症は基本的 ADL が障害され始め BPSD が最も増悪する.
- ☑ 重度認知症に対して, 残存する能力を日々の生活に活かせるように支援することが重要である.
- ☑ 最重度認知症には, 死亡のリスクをも見据えた支援も必要となる.

❶中等度認知症と重度認知症

認知症は死に至る病である. この表現はいささか誤解を生むかもしれないが, 現在の医療において, アルツハイマー病など進行性の変性疾患に罹患すれば, その根治は難しい. 米国ホスピス・緩和ケア協会 (National Hospice and Palliative Care Organization ; NHPCO) によるホスピスの定義では, Functional Assessment Staging (FAST) の 7-C 段階の日常生活活動 (ADL) 全介助で, 歩行不能状態でかつ, 直近 12 か月以内に肺炎や尿路感染などが起きていれば, 認知症疾患でも, がんやパーキンソン病などその他の難病と同様にホスピスの対象であるといわれている[1].

誤解しないでいただきたいのは, 認知症が中等度, 重度に至れば, 終末期医療のことのみを考えればよいということではない. もちろん重度認知症＝残された期間を見守ればよい, というわけでもない. 認知症になり, 残された期間を, 対象者が自分らしくあり続けるために, われわれ医療・介護従事者は対象者の残された能力をどうすれば自分らしく使ってもらえて, 家族と本人がどのように生活すれば幸せなのかについて, 現状を評価し, これまでの知見をもとに根拠に基づいたリハビリテーション介入を行うことが必要である. ここでいう根拠とは, 数値のみで示されたものではなく, その対象者のナラティブに基づく根拠ももちろん含まれる. 量的・質的な両側面の根拠がこの時期にも必要である.

本項では, 中等度と重度認知症の基本的な特徴を中心に述べる. 多くの成書にも掲載されている内容にも触れるため, すでに基本的な認知症の特徴を理解している読者は chapter 2 から読み進めてもらってもよいだろう.

◆中等度認知症

認知症の重症度分類である Clinical Dementia Rating (CDR) によると, 中等度認知症の状態というのは, 記憶面では, すでに重度の記憶障害と記されており, 新しいことは急速に記憶から消失され, 特に記銘力の障害が著しいが, 十分に学習されていることは保持されていることが多い. 見当識面では, 時間的前後関係の理解が困難となり, 地理的な見当識も障害されている. これらの認知機能障害の特徴と行動・心理症状 (BPSD) の特徴を照らし合わせてみると, 時間の見当識が障害されていれば, 介護者にとって重い負担である睡眠障害など昼夜逆転もおこるだろうし, 記銘力が障害されていれば, 買い物のために外出してもその目的を忘れたり, 地理的な見当識が障害されていれば, そ

の外出の帰りに道に迷うこともある．それが夜間におこれば他者からは「夜間に徘徊している」と誤解されることもあるだろう．

軽度段階では，自分の尊厳を守るために取り繕い反応によってなんとか自身の症状を目立たないように本人が努力できるかもしれない．しかしながら，中等度に至れば，それらの症状は他者からみれば明らかに通常とは異なると感じられ，本人の自覚も薄れつつある段階である．

この段階の最も大きな特徴としては，BPSDが最も重症化する時期である．

BPSDは，その人の生活歴やそのときにおかれている環境によって多彩に出現する．国際老年精神医学会によるBPSDの分類では，厄介で対処が難しいものとして，不眠，徘徊が挙げられている．徘徊という言葉が適切かどうかはさておき，この中等度の段階で，記憶・見当識の問題から出現しうるBPSDが介護者にとっては最も対処が難しい．このことは，われわれ医療・介護従事者にとっては必ず理解しておくべき事項の一つである．

また，日常生活の障害としては，季節感が失われ，季節を間違えた衣服を着たり，立体認知障害，物品の使用障害が出始めうまく脱ぎ着できないこともあるなど，基本的ADLまで障害が及ぶ．ADLについての詳細は，他項で述べているので参照してほしい（➡ 56頁）．

◆重度認知症

中等度からさらに進行すると重度に至る．時折，重度を高度と記した報告もあるが，高度とは本来，認知機能障害が重度に障害された場合のみを指している．英語表記ではどちらも severe と記載されるためだが，本項での表記は重度に統一する．CDRによる重度認知症とは，記憶面では断片的なエピソード記憶のみで，見当識面では自分の名前など自分自身のことや親しい家族の顔の認知のみが保たれている状態である．この時期には自発性も極度に低下し，自分から行動することが少なくなり寝たきりになっていることも多い．しかしながら，快不快などの情緒面の能力は残っており，対象者からの表出は快不快の表現であることが多い．われわれはその情動表出を見逃してはいけない．この時期に出現するBPSDも，対象者の快不快の表現の一部としても解釈できよう．軽度や中等度では認知機能障害に起因する妄想や抑うつなどが多かったが，重度に至れば発動性の著明な低下や興奮，易刺激性なども多く出現する[2]．これらの重度認知症のBPSDの出現契機は，環境によって誘発されることが多く，介護者との日常ケアの際に出現することも報告されている[3]．つまり，重度認知症のBPSDを改善するためには，人的環境の改善が有効であることを意味するとも考えられる[4]．

重度段階におけるADL障害の特徴としては，身の回りのほとんどに対し身体介助も含めた多くの介助が必要となる．一方，食事・摂食能力や移乗動作など基本動作は比較的最後まで残存する．

この時期は，全般的にほとんどの能力が著しく障害されているので，障害されている能力を評価するだけではなく，どのような能力が残存しているのかという点を中心に考え，何をどのようにしたら残存能力が発揮できるのかということを考える必要がある．

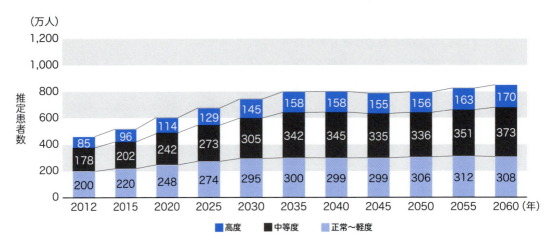

【図1-10】 バーセルインデックス (Barthel Index) によるADLレベル別にみた認知症患者数の将来推計
正常〜軽度を95〜100点，中等度を25〜90点，高度を0〜20点として分類している．重症度別各年齢層の認知症有病率が2012年以降一定と仮定した場合において，軽度の段階に比べて，中等度と高度認知症の割合が高いことがわかる．
〔二宮利治，清原 裕，小原知之，他：日本における高齢者人口の将来推計に関する研究．厚生労働科学研究費補助金厚生労働科学特別研究事業　平成26年度総括・分担研究報告書（平成27年3月），2015より〕

❷ ADLレベル別にみた重症度別認知症者数

　　　　認知症の重症度別患者数をADLレベル別にみると，現在のところ，ADLが軽度に障害されている認知症者が多いが，2030年にはADLが中等度に障害されている者の数が多くなることが予想されている（図1-10）[5]．近年，認知症の早期発見・予防の重要性が叫ばれ，ADLの障害が軽度な軽度認知障害（MCI）への対策が急速に進められているが，ADLレベル別に見ると，中等度と重度を足した数は，いずれの年においても軽度よりも多いことがわかる．このことから改めて，ADL障害の変化に応じたリハビリテーション・ケアを提供することが重要であるといえるだろう．

❸ 重度認知症者の死亡率と予後予測

　　　　冒頭でも述べたが，認知症は死に至る病である．Mitchellら[6]は，重度認知症者の死亡率と合併症の罹患率を前向きに調査した結果，重度認知症者のうち約半数はおよそ1年半〜2年間のうちに死亡し，85%の対象者が食事の困難さを認めるようにもなったと報告した（図1-11）．また，彼らは2010年にAdvanced Dementia Prognostic Tool（ADEPT）という，6か月，12か月生存率を算出できるツールを開発している（表1-5）[7]．このチェックリストは，年齢や性別，ADL状態など，対象者に当てはまる項目をチェックすると，リスクスコアが加算され，その合計点によって死亡率の予測が可能となるというものである（表1-6）[7]．たとえば，最近介護施設に入った（3.3点），85歳（5点）男性（3.3点）で，この30日以内で体重減少が著しく（1.6点），経口摂取が不良（2.0点）となった人では，リスクスコアの合計は15.2点となり，6か月以内の死亡率が46%，12か月以内では62%と予測できる．

　　　　このツールを活用することで，予後予測の指標になり，リハビリテーション計画立案

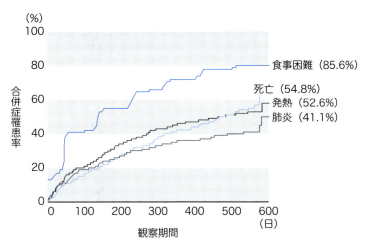

【図 1-11】 重度認知症者の死亡率・合併症罹患率
重度認知症者のうちの約半数は，およそ 1 年半〜2 年間で死亡などに至る場合も多く，食事困難，発熱，肺炎などを呈す割合も非常に高くなる．

〔Mitchell SL, Teno JM, Kiely JK, et al：The clinical course of advanced dementia. *N Engl J Med* 361：1529-1538, 2009 より改変〕

【表 1-5】 Advanced Dementia Prognostic Tool（ADEPT）

ADEPT チェックリスト	調整ハザード比	リスクスコア
最近の介護施設入居（90 日以内）	1.72（1.69〜1.75）	3.3 点
年齢 65〜100 歳以上（5 歳ごとに 8 分類）	1.18（1.17〜1.18）	1〜8 点
男性	1.71（1.68〜1.74）	3.3 点
呼吸の短さ（shortness of breath）	1.57（1.53〜1.61）	2.7 点
ステージ 2 以上の褥瘡（pressure ulcer）が 1 つ以上	1.44（1.41〜1.46）	2.2 点
ADL スコア＝28（Katz）	1.42（1.40〜1.44）	2.1 点
寝たきり（bedfast most of day）	1.42（1.40〜1.44）	2.1 点
経口摂取不良（insufficient oral intake）	NA	2.0 点
便失禁（bowel incontinence）	1.42（1.40〜1.44）	1.9 点
BMI＜18.5	1.35（1.32〜1.37）	1.8 点
最近の体重減少（30 日以内で 5％以上，180 日以内で 10％以上）	1.35（1.32〜1.37）	1.6 点
うっ血性心不全（congestive heart failure）	1.35（1.32〜1.37）	1.5 点

ADEPT は，重度認知症者の死亡率を予測するツールとして活用されている．リスクスコアの合計によって，その対象者の 6 か月後，12 か月後の死亡率の予測ができる．

〔Mitchell SL, Miller SC, Teno JM, et al：The Advanced Dementia Prognostic Tool（ADEPT）：a risk score to estimate survival in nursing home residents with advanced dementia. *J Pain Symptom Manage* 40：639-651, 2010 より改変〕

【表1-6】 ADEPTから予測される死亡率

ADEPTスコア	被験者数（%）	6か月死亡率	12か月死亡率
1	84 (0.04)	1%	6%
1〜2	236 (0.11)	4%	8%
2〜3	1,232 (0.56)	5%	11%
3〜4	2,609 (1.20)	6%	13%
4〜5	5,859 (2.69)	6%	15%
6〜7	14,700 (6.74)	10%	23%
7〜8	18,439 (8.45)	12%	26%
8〜9	21,634 (9.92)	15%	30%
9〜10	23,036 (10.56)	17%	33%
10〜11	22,509 (10.32)	21%	37%
11〜12	20,938 (9.60)	25%	42%
12〜13	18,632 (8.54)	29%	47%
13〜14	15,038 (6.90)	34%	52%
14〜15	111,691 (5.36)	40%	57%
15〜16	9,512 (4.36)	46%	62%
16〜17	6,721 (3.08)	52%	67%
17〜18	4,955 (2.27)	57%	71%
18〜19	3,585 (1.64)	64%	76%
19〜20	2,547 (1.17)	67%	79%
20〜21	1,777 (0.81)	73%	84%
21〜22	1,154 (0.53)	77%	87%
22〜23	648 (0.30)	83%	90%
23〜24	385 (0.18)	83%	91%
24〜25	188 (0.09)	88%	94%
25〜26	99 (0.05)	88%	96%
26〜27	58 (0.03)	83%	90%
27〜28	21 (0.01)	95%	100%
28〜32	17 (<0.01)	100%	100%

表1-5のADEPTチェックリストのリスクスコアの合計点をこの表左の点数に適合させ死亡率を算出する.

〔Mitchell SL, Miller SC, Teno JM, et al：The Advanced Dementia Prognostic Tool（ADEPT）：a risk score to estimate survival in nursing home residents with advanced dementia. *J Pain Symptom Manage* 40：639-651, 2010 より改変〕

の参考にもなりうる．もちろん，データのもとになった対象者の人種などにも影響されるため，この指標がわが国の対象者に必ず当てはまるとは限らないが，認知症が現状，死に至る病であるなかで終末期を見据えた支援を行うために参考にしてよい指標とも思われる.

❹認知症末期医療について

　本書では詳述しないが，最重度の認知症者に対して，抗菌薬治療や胃瘻などの積極的治療は生存日数を有意に延長しなかったと報告する研究も多い．しかも，認知症者はがん患者と異なり，終末期の始まりが判然としないため，セラピスト・家族にとっての心の準備や治療・ケア計画の立案の難しさを指摘しているものもある[8]．

　図1-11でも示しているように，食事困難や肺炎，発熱，その他重度認知症者の死亡を予測する因子であるagitationの存在[9]といった症候は終末期を考慮してもよい特徴でもあると思われ，これらの症候が確認できれば，本人の現在の生活の質（QOL）をいかに最大限に高めるかなど，終末期に対するリハビリテーション方針を改めて検討してもよいと思われる．

　近年，認知症者の終末期の課題として胃瘻の是非を問うことばかりに注目が集まっているが，これらの知識があればリハビリテーションに携わる職種として，もう少し幅広い視点からこの時期の認知症者に介入することも可能だろう．

文献

1) Jayes RL, Arnold RM, Fromme EK : Does this dementia patient meet the prognosis eligibility requirements for hospice enrollment? *J Pain Symptom Manage* 44 : 750-756, 2012

2) Kazui H, Yoshiyama K, Kanemoto H, et al : Differences of behavioral and psychological symptoms of dementia in disease severity in four major dementias. *PLoS One* 11 : e0161092, 2016

3) 田中寛之，植松正保，小城遼太，他：認知症患者における認知機能，ADL，BPSDの関連性：重度認知症患者に着目して．老年精神医学雑誌 25 : 316-323, 2014

4) Volicer L : Management of severe Alzheimer's disease and endo of life issues. *Clin Geriatr Med* 17 : 377-391, 2001

5) 二宮利治，清原　裕，小原知之，他：日本における高齢者人口の将来推計に関する研究．厚生労働科学研究費補助金厚生労働科学特別研究事業　平成26年度総括・分担研究報告書（平成27年3月）．2015

6) Mitchell SL, Teno JM, Kiely JK, et al : The clinical course of advanced dementia. *N Engl J Med* 361 : 1529-1538, 2009

7) Mitchell SL, Miller SC, Teno JM, et al : The Advanced Dementia Prognostic Tool（ADEPT）: a risk score to estimate survival in nursing home residents with advanced dementia. *J Pain Symptom Manage* 40 : 639-651, 2010

8) 飯島　節：がんと認知症の終末期医療．老年精神医学雑誌 25 : 135-143, 2014

9) Peters ME, Schwartz S, Han D, et al : Neuropsychiatric symptoms as predictors of progression to severe Alzheimer's dementia and death : the Cache Country Dementia Progression Study. *Am J Psychiatry* 172 : 460-465, 2015

chapter **2**

根拠に基づいた

認知症の
リハビリテーション評価

1 評価・介入の進めかた

check

☑ 認知症者を目標設定に参加させることは容易ではないが，認知症者本人と家族はできるだけ参加することを望んでいる．

☑ イラストを選択しながら目標設定を行う作業選択意思決定支援ソフト（ADOC）は，認知症者の目標設定への参加を促進する可能性がある．

認知症における目標設定

目標とは，「成し遂げようとして設けた目当て，目印」と定義されている．われわれセラピストの場合，目標とはリハビリテーションゴールであり，「クライエントがリハビリテーションの結果として達成する将来の状態」[1]といえる．また，理想的な目標とは，「適度な困難度があり，具体的に表記され，本人にとって重要で自己決定がなされたもの」とされている．しかし認知症者の目標設定は複雑で，このような理想的な目標設定から程遠いものになることをしばしば経験する．日々のケアに精一杯で，目標は現状を維持すること，ましてや目標など立てられない，ということもあるだろう．しかし Hirschman ら[2]によれば，軽度〜中等度のアルツハイマー型認知症者の92%が治療の意思決定への参加を希望し，その家族の71%も，できるだけ本人を参加させたいと回答したと報告している．そういったなか，認知症者に対して現実的にどう目標を設定すればよいだろうか．

❶目標の有無は認知症発症に関連する

Boyle ら[3]は，951人の高齢者に対して人生の目的の有無（Ryff の幸福心理尺度）を尋ね，7年後までフォローした．その結果，Ryff の尺度で高い点数だった高齢者は，低かった高齢者と比べて，アルツハイマー病の発症リスクが半減（48%）したと報告している．同様に，軽度認知障害（mild cognitive impairment；MCI）や認知機能の低下のリスクも軽減している．これは軽度例，重度例とサブ解析を行っても同様の結果であった[4]．ここでいわれる人生の目的とは，Ryff の尺度項目において，将来的な目標や方向性，現在や過去の人生の意味，目的に対する肯定感などの条件が整っていることと定義される（表2-1）[5]．目標のある生活は，認知症発症を予防することが示唆される．

【表2-1】 人生の目的を測定する10項目

❶私は私が何をしてきて，これから何をしたいのかを考えるとき，気分がよい．

❷私は1日1日を生きており，将来について考えていない．

❸将来はほとんど問題を引き起こすので，私はいまに集中する傾向にある．

❹私は人生の目的や方向性を実感している．

❺私の日々の活動は，しばしば平凡で重要でないように思う．

❻私はいつも自分で目標を決めるが，いまは時間の無駄だと思える．

❼私は将来のプランをつくり，実際それについて実行していることを楽しんでいる．

❽私は自分で決めたプランを実行する活動的な人間である．

❾人生であてもなくさまよう人もいるが，私はそうではない．

❿私はときどき人生でやることの多くを果たしてしまったように感じることがある．

〔Boyle PA, Barnes LL, Buchman AS, et al：Purpose in life is associated with mortality among community-dwelling older persons. *Psychosom Med* 71：574-579, 2009 より筆者訳〕

【表2-2】 目標設定の有無による効果

成果	研究論文数	対象者数	効果量（信頼区間）
①健康関連 QOL	8	446	0.53（0.17〜0.88）
②活動（能力）	4	223	0.04（−0.22〜0.31）
③リハビリテーションへの参加	9	369	0.30（−0.07〜0.66）
④自己効力感	3	108	1.07（0.64〜1.49）

〔Levack WM, Weatherall M, Hay-Smith EJ, et al：Goal setting and strategies to enhance goal pursuit for adults with acquired disability participating in rehabilitation. *Cochrane Database Syst Rev* 7：CD009727, 2015 より〕

❷目標設定の効果

　　Levack ら[1]は，リハビリテーションにおける目標設定の効果についてメタアナリシスを実施している．これによると，目標設定を行った群は，行っていない群に比べて，①健康関連 QOL や，④自己効力感が有意に高くなり，②活動（能力）や③リハビリテーションへの参加度には変化は認められなかった（**表2-2**）．このことから，目標設定の効果としては，現在のところ，活動（能力）よりも生活の質（quality of life；QOL）など本人の主観的側面での効果が大きいと結論づけている．

❸作業選択意思決定支援ソフト（ADOC）

　　筆者らは，目標設定のための iPad アプリである作業選択意思決定支援ソフト（Aid for Decision-making in Occupation Choice；ADOC）を開発した[6]（**図2-1**）．ADOC では，国際生活機能分類（International Classification of Functioning, Disability and Health；ICF）の「活動と参加」の項目をベースに作成されたイラスト95項目のなかから，クライエントにとって意味のある作業を，クライエントとセラピストがそれぞれ選択・共有しながら目標設定を行う．特に認知症者のように，自分にとって意味のある作業の想起・表明が難しいクライエントが，主体的に目標設定における意思決定へ参加することを促進する効果が期待できる．ADOC に特異的な手順を図2-1に色つきで示した．特に，クライエントもセラピストも活動を選択し，両者で決めるという点は，

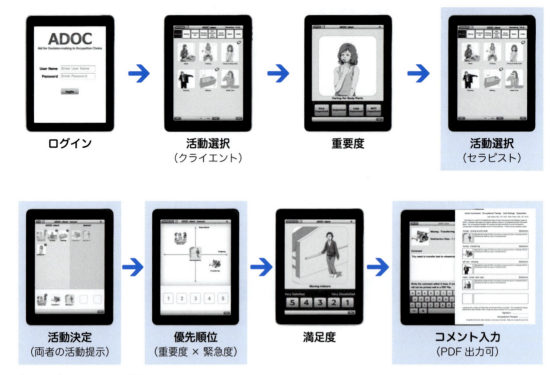

【図2-1】 ADOCの手順

他のツールにないADOCの特徴である．目標設定を支援するツールはいくつか存在するが，今回はADOCを中心に認知症者の目標設定について述べる．なお，体験版である「Paper版ADOC」版は無料でダウンロード可能である．

❹認知症者との目標設定

◆目標は本人の意思を最大限に尊重しつつ関係者全員で立案する

クライエントがリハビリテーションを主体的に進めていくためにも，目標設定への参加は欠かせない．しかし前述のとおり，認知症者は意思決定に参加したくとも，それがかなわない状況にあることが多い．

ADOCを「大切な作業を1つ選ぶ」という限定した使いかたで用いた場合，不可/使用可のカットオフはMMSE (Mini-Mental State Examination) で7/8点だったことから[7]，中等度〜重度認知症にも適用可能である．ただ8点はあくまで目安であり，8点以上で不可の場合も，8点未満で可能な場合もある．また，クライエントの担当外のセラピストがADOCを使って作業を1つ聞き出したにもかかわらず，担当のセラピストがその作業を知らなかった割合が58%であった[7]．Allyら[8]も，アルツハイマー型認知症者や中等度認知症者を対象とした記憶再生課題において，文字刺激に比して画像刺激の正答率が高かったことを報告しており，これらを概観するに，ADOCは，作業に関するより多くの情報を認知症者から引き出すことができると示唆される．

このように，ADOCはクライエントの意見を引き出すツールであるが，基本的には

shared decision-making の意思決定モデルを採用している[6,7]．Shared decision-making においては，クライエントの意見は最大限に尊重しつつ，専門家としてエビデンスに基づき必要と思われる作業はセラピストからも提案し，両者で最適な目標を決める．たとえば，認知機能障害によってクライエントの意思決定が不安定な場合にはセラピストが必要と思われる作業を提案し，逆に認知機能が保たれているようならセラピストの意見を抑えクライエントの意見を尊重することもできる．また，クライエントと主介護者とで意見の相違があるケースにおいても，セラピストが提案する場面で主介護者に選んでもらい，クライエントと主介護者の選んだ活動を並べて優先順位を決めるといった使いかたも可能である．このように ADOC は，クライエントの状態に合わせて柔軟に適用することができるため，認知症者への目標設定と相性がよいと考えられる．

◆「活動と参加」の目標を立てる

リハビリテーションの「最終目標」は，「活動と参加」における行動変容である．近年，生活行為向上マネジメントやリハビリテーション実施計画書においても，「活動と参加」での目標設定がなされるよう明記されており，認知症者に対しても，意味のある活動へ焦点を当てることが重視されるようになってきた[9]．クライエントのリハビリテーションに対するイメージが機能訓練であることが多く，「活動と参加」での目標設定は決して容易ではない．

ADOC の 95 項目は，ICF の「活動と参加」のみであり，項目を選んでいくことによって，自動的に「活動と参加」の目標設定を行うことができる．95 項目のなかにクライエントにとって重要な活動がない場合は，「その他」の項目を追加することができる．われわれの先行研究では，100 例の ADOC の目標設定において，95 項目以外の「その他」を選択した割合は 1% であったことから[6]，ADOC の「活動と参加」の項目は，クライエントのニーズをおおむねカバーしていると推察される．さらに，116 人の対象者 (MMSE 16.6±8.8 点) が選択した大切な作業は，余暇活動が 59%，対人交流が 10%，手段的日常生活活動 (instrumental activities of daily living；IADL) が 9% だった[7]．認知症者へのリハビリテーションにおいては，本人の興味関心が高い，なじみのある活動を導入することが望ましい．Nagayama ら[10] は，介護老人保健施設の入所者 54 人 (MMSE 22.0±4.2) に対して，12 施設が参加したクラスター型ランダム化比較試験によって，「活動と参加」に焦点を当てた目標設定のためのツールである ADOC を用いた群 28 人と，通常の目標設定を行った群 26 人を比較したところ，ADOC を用いた群がバーセルインデックス (Barthel Index) で改善するグループが有意に多かったと述べている (図 2-2)．この背景には，本人にとって重要な活動を施設生活に組み込むことで，日中の活動度が向上したためと考えられている．

◆目標を 5W1H で具体化する

本人の意見を尊重し，「活動と参加」の目標を共有できたら，次は目標を 5W1H (Who；誰が，Why；なぜ，What；何を，When；いつまで，Where；どこで，How；どのように) で具体化する．たとえば，よく目にする「トイレ動作自立」といった目標の場合，

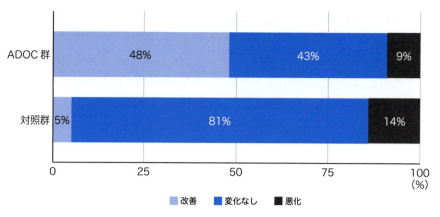

【図 2-2】 バーセルインデックスの改善度
〔Nagayama H, Tomori K, Ohno K, et al：Effectiveness and Cost-Effectiveness of Occupation-Based Occupational Therapy Using the Aid for Decision Making in Occupation Choice (ADOC) for Older Residents：Pilot Cluster Randomized Controlled Trial. *PLoS One* 11：e0150374, 2016 より〕

5W1H	説　明
Who	誰がクライエントか？　本人か主介護者か？
Why	何のために？
Where	どこで？
How	どのように実施するか？
What	介入後，何の活動ができるようになるのか？
When	いつ目標を達成するのか？

Who　　　　　Why　　　　　　　　Where
Aさんは　家族に迷惑をかけないように　自宅で

6か月後までに　一人で　トイレができるようになる
　　When　　　How　　　　What

【図 2-3】 5W1H をもとにした目標設定の例

「Aさんは，家族に迷惑をかけないように，自宅で，6か月後までに，一人で，トイレができるようになる」といった具合である（図 2-3）．

　この 5W1H はすべて重要だが，なかでも Why（なぜ）を目標に加えることを意識したい．Why は，活動を行う意味，目的，価値を指す．人によって活動を行う意味や目的が異なるため，クライエントの個別性を尊重するうえで，それらを知ることが重要である．特に認知症者においては，行動の背景にある文脈を理解し，それを Why として目標に明記しておくと，何のためにこの目標を設定するのかチームの理解が促進される．
　たとえば，上記のトイレ動作自立目標の場合，「家族に迷惑をかけないように」が Why である．よって目標は単にトイレ動作が自立すればよいわけではなく，迷惑をかけたくないといった本人なりの思いを叶える手段がトイレ動作の自立であり，その Why を叶えることが目標の本質になる．たとえトイレ動作が自立したとしても，家族に迷惑をかけていないと本人が実感できないことには，真の目標を達成したことになら

ない．したがって，ADOC で作業選択を行う際にも，機械的に目標を選択するだけでなく，選択された目標の背景にあるクライアントの思いをくみとることが重要である．「どうしてトイレができるようになりたいんですか？」と理由を聞いたり，選ばれた作業から本人の思いをくみとることが目標設定においては重要である．

❺症例紹介

◆基本情報

患者：A さん，80 歳，女性．娘と二人暮らし．

現病歴：10 年前に脳出血の既往があるが，身体症状は特になかった．数年前より，転倒や火の不始末などが目立つようになり，見守りが欠かせなくなった．転倒の回数が著しく増加し，脳梗塞発症で入院となる．家族からの情報では，長い間コーラスグループに所属し，練習や発表会，慰問なども行っていた．手芸や太極拳など，多趣味であった．

◆初期評価

　初期評価では，明らかな運動麻痺は認められなかったが，歩行時に軽度のふらつきが認められた．機能的自立度評価法 (Functional Independence Measure ; FIM) は 114/126 点．認知機能面として，MMSE 13 点，日常会話はなんとか可能だが，喚語や話題の切り替えが困難な場面が目立った．また，簡単な質問にも，「私，何もわからないんです」と会話を遮断する対応があった．また，病棟で，「私はなぜここにいるんですか」と不安そうな様子が観察された．

　作業療法士は，A さんがコーラスグループに所属していたことは把握していたが，中等度の認知症を呈している A さんの混乱を招いたり，遮断的な会話を助長してしまうことも考慮し，ここで「あえて」面接を行うこととした．認知症がある A さんには ADOC を採用した．A さんは，カラオケのイラストに目を留めて「子どものころから歌うことが大好きだったんです」と幼少のころから母親の影響で歌を好きになったエピソードを語りだした．その他，手芸や太極拳についても語ってくれたが，A さんの認知機能を考慮して，歌うという作業 1 つに絞って，作業療法のなかで行うことを決定したところ，とても喜んだ．ADOC の目標設定説明シートに今回の結果を入力し，A さんに説明して，作業療法で歌の練習をすることへの了承を得た．家族にコーラスグループ所属時に使用していた楽譜を用意してもらい，そのなかから歌を選択した．実際に歌い始めると，A さんは音程がうまくとれないばかりか，歌詞も読めないことが多かった．そこで動画サイトを利用して，音に合わせて一緒に歌うようにした結果，スムーズに歌えるようになり，「あの部屋 (作業療法室) に行きたい」と作業療法に対して主体的になった．3 か月の介入後，不穏や行動・心理症状 (behavioral and psychological symptoms of dementia ; BPSD) などは観察されず，「私はあの部屋があったからここで生活することができました」と語った．

◆考察・まとめ

　作業療法士は，Ａさんの大切な作業が歌であることを家族からの情報で把握していたが，あえてＡさんに自己決定してもらう機会を設けることとした．クライエントの内発的動機づけを高めるためには，本人の自立性を尊重することが重要で，そのためにはその人が目標設定にかかわる機会をちゃんとつくることが主要な条件である．特に自我がゆらぎ始める認知症者においては，自ら大切な作業を語ることによって，その価値を再認識してもらい，これから始まる作業療法の目的と意味を共有する機会を積極的につくる必要がある（なお本症例は文献 11 を要約した）．

❻まとめ

　本項では，目標設定の概要と，認知症者への具体的戦略として ADOC と事例を紹介した．目標は，リハビリテーションチーム全体の日々の活動を編成する．クライエントを中心に置き，常に振り返り，アップデートしていくことが望まれる．

文献

1) Levack WM, Weatherall M, Hay-Smith EJ, et al：Goal setting and strategies to enhance goal pursuit for adults with acquired disability participating in rehabilitation. *Cochrane Database Syst Rev* 7：CD009727, 2015

2) Hirschman KB, Joyce CM, James BD, et al：Do Alzheimer's disease patients want to participate in a treatment decision, and would their caregivers let them? *Gerontologist* 45：381-388, 2015

3) Boyle PA, Buchman AS, Barnes LL, et al：Effect of a purpose in life on risk of incident Alzheimer disease and mild cognitive impairment in community-dwelling older persons. *Arch Gen Psychiatry* 67：304-310, 2010

4) Boyle PA, Buchman AS, Wilson RS, Yu L, et al：Effect of purpose in life on the relation between Alzheimer disease pathologic changes on cognitive function in advanced age. *Arch Gen Psychiatry* 69：499-505, 2012

5) Boyle PA, Barnes LL, Buchman AS, et al：Purpose in life is associated with mortality among community-dwelling older persons. *Psychosom Med* 71：574-579, 2009

6) Tomori K, Uezu S, Kinjo S, et al：Utilization of the iPad application：aid for decision-making in occupation choice. *Occup Ther Int* 19：88-97, 2012

7) Tomori K, Nagayama H, Saito Y, et al：Examination of a cut-off score to express the meaningful activity of people with dementia using iPad application (ADOC). *Disabil Rehabil Assist Technol* 10：126-131, 2015

8) Ally BA, Gold CA, Budson AE：The picture superiority effect in patients with Alzheimer's disease and mild cognitive impairment. *Neuropsychologia* 47：595-598, 2009

9) Du Toit SHJ, Shen X, McGrath M：Meaningful engagement and person-centered residential dementia care：A critical interpretive synthesis. *Scandi J Occup Ther* 26：343-355, 2019

10) Nagayama H, Tomori K, Ohno K, et al：Effectiveness and Cost-Effectiveness of Occupation-Based Occupational Therapy Using the Aid for Decision Making in Occupation Choice (ADOC) for Older Residents：Pilot Cluster Randomized Controlled Trial. *PLoS One* 11：e0150374, 2016

11) 齋藤佑樹，友利幸之介，東　登志夫：作業選択意思決定支援ソフト（ADOC）を用いた認知症クライエントと作業療法士の意思決定の共有と協働．作業療法 32：55-63, 2013

認知機能，ADL，BPSD および
背景要因の関連性の評価

check

- ☑ 認知症リハビリテーションの進めかたは，課題解決型のアプローチと目標指向型アプローチの双方から実施する．
- ☑ 目の前の課題（症候）に対して，認知機能，ADL，BPSD とその背景要因の関連性を解釈し，解決しうる要因を見出す．

❶認知機能，ADL，BPSD および背景要因の関連性の評価

◆目標指向型と課題解決型の評価・アプローチについて

前項（➡ 28 頁）にて，認知症における目標設定の重要性について述べた．認知症だけでなく，リハビリテーションにおいては目標設定が必要である．しかし，認知症者においては，行動・心理症状（BPSD）などで急激に日々の状態が増悪し，新しく解決しなければならない課題が出現すると，いったん立てた目標を時と場合に応じて変更・修正していく必要がある．これは，臨床場面ではよくあることだろう．

これらの認知症者特有の問題を解決するためのアプローチの基本軸として，目標指向型アプローチと課題解決型アプローチの2つがある[1]．目標指向型とは前項で述べたとおり，「（"活動と参加"で立案した）目標を達成するために行うアプローチ」である．しかし，目標を達成するために解決しなければならない日々の課題として，BPSD などがあり，これらの課題を解決することで，目標達成をできるかぎりスムーズに導く必要がある．この課題に対するアプローチを課題解決型アプローチと呼ぶ．

また，課題解決型アプローチで扱う課題は，大きく2種類に分けられる．まずは認知障害系の課題であり，具体例として，トイレの場所がわからずに失禁するといったさまざまな BPSD などがある．2つ目は，身体障害系の課題である．これは，骨折などで歩くことができない，脳卒中のために麻痺が残存している，などである（図 2-4）．

もう少し課題解決型の考えかたについて，図 2-4 を例に説明する．たとえば，大腿骨骨折後のリハビリテーション目的で，回復期リハビリテーション病床に入院している認知症者に対して，リハビリテーションゴールとして「自宅復帰し，家族の野菜づくりを手伝う」と目標設定したとする．この目標を達成するために，歩行能力や立位バランスを改善する必要がある（身体障害系の課題解決型アプローチ）．また，認知機能障害の影響により，トイレの場所がわからずに失禁してしまったり，廊下に放尿するなどの BPSD があればそれも改善する必要がある（認知障害系の課題解決型アプローチ）．

この歩行障害や BPSD は，日々の解決しなければならない課題として考えるべきであり，これらの課題を解決するためのアプローチが課題解決型アプローチである．基本的には，認知症リハビリテーションはこの2軸で進めたほうがよい．文献1にこれらのアプローチ方法を図解付きでわかりやすく解説しているので参考にしてほしい．

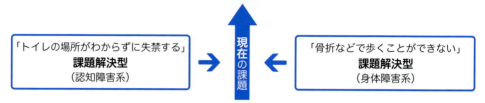

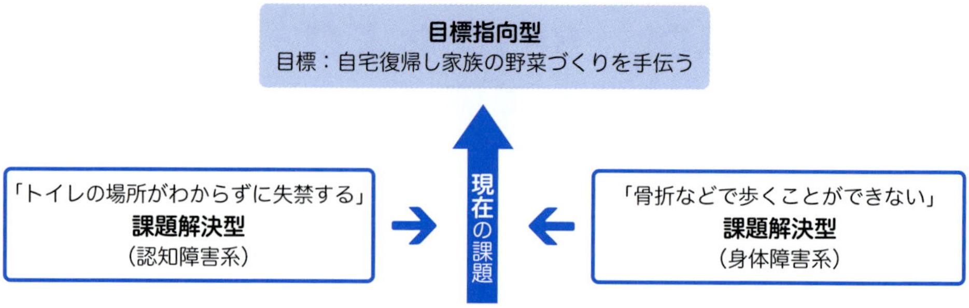

【図 2-4】 目標指向型・課題解決型の考えかた
認知症者へのリハビリテーションには，目標指向型・課題解決型の双方からのアプローチが必要となる．目標を達成するためにも，その阻害要因となる日々の課題を解決しなければならない．課題を大別すると，「トイレの場所がわからずに失禁する」など認知障害系の課題と「骨折などで歩くことができない」などの身体障害系の課題に分けられる．

◆認知機能，ADL，BPSD および背景要因の関連性を評価する
―課題解決型アプローチ・評価のために

　目標設定および目標指向型アプローチの効果については前項（→ 28 頁）で述べられているため，本項では課題解決型アプローチについて述べる．

　課題解決型アプローチは，その課題の背景要因を明らかにし，それを改善する必要がある．しかし，そのための特別な評価尺度などがあるわけではなく，あくまでこの過程は臨床推論を重要視するところである．認知症者の課題となる言動については，従来からその課題となる言動ごとに，認知機能障害，BPSD，日常生活活動（activities of daily living；ADL）の 3 つの関連性を見極めて，それぞれの領域の関連性と背景要因を検討し，課題となっている言動にどのような出現経緯があるのか，おおまかに理解・解釈する方法がとられてきた．

　筆者は，対象者の言動理解・解釈のために，自作したモデルを用いている（図 2-5）．図の中心に描かれた円にそれぞれ，認知機能障害（左上），BPSD（右上），ADL（下）を配置し，さらに認知機能障害の背景として，アルツハイマー型認知症（AD）など変性疾患によるものや脳卒中などによる病巣特異的な認知機能障害などを想定している．また，BPSD の背景には，さまざまな人的・物理的環境や個人の性格，生活歴などを，そして，ADL の背景には，加齢や医学的な併存疾患による身体機能障害などを想定している．

　図 2-5b の具体例では，AD 者において，その疾患による記銘力障害・見当識障害がある場合，施設という見知らぬ環境ではトイレの場所を覚えることができずに，廊下で放尿してしまい，それがトイレでの排泄困難という生活の課題となっている．

　トイレで排泄できない原因は，施設という見知らぬ環境に置かれたためにトイレの場所がわからないことなど環境の問題と本人の記銘力の低下が考えられる．この課題解釈から導き出されるアプローチ方法としては，まずは，本人の記銘力・見当識障害の代償手段としてトイレの看板を設置したり，矢印でトイレに誘導するなど環境調整を行うことが考えられるだろう．

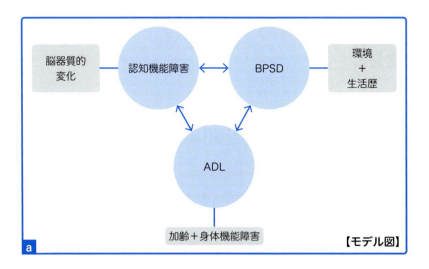

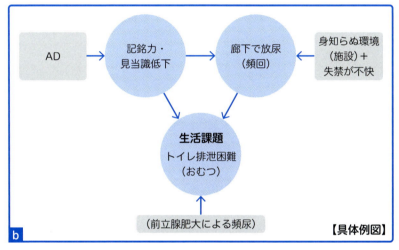

【図 2-5】 認知機能障害, BPSD, ADL 障害の関連性
a：認知症者のさまざまな課題は，認知機能障害，BPSD，ADL の関連性とその背景因子を考えて課題の原因を推測する．
b：記銘力障害・見当識障害がある症例にとって，見知らぬ環境ではトイレの場所を覚えることができずに，廊下で放尿し，トイレでの排泄困難に至る（生活課題）．

❷臨床現場で活かすために

　　認知症の課題は，認知機能・身体機能障害と，環境のバランスの不適合が生じた際に浮上することが多い．そして，日々の課題は 1 つだけではなく，複数が同時多発的におこることもある．この場合は，達成すべき目標によってアプローチする優先度を決める必要がある．
　　本項では，あくまで認知症者の課題となる言動が「意味不明」ではなく，「了解可能」となるような一つの解釈モデルを提案した．日々の対象者の言動について，このモデルを使い課題の背景要因を考える癖をつけると，対象者の言動に対する理解が深まり，解決すべき問題点がみえてくることにつながると思われる．

文献

1) 妹尾弘幸：見てわかるシリーズ⑧　実践認知症ケア 1　第 2 版. pp22-23, QOL サービス, 2012

2 認知機能

軽度認知障害・軽度認知症の認知機能評価

check

- ☑ 国際的には MMSE が最も使用されているが，MCI や軽度認知症では，MoCA-J や ACE-R，ADAS-J cog が推奨されている.
- ☑ スクリーニング検査は，カットオフ値や総合点のみに注目するのではなく，項目（認知領域）の特徴をとらえることで，疾患特性や生活行為障害との関連を考察しやすい.
- ☑ 検査結果は，教育歴や職業歴，体調や緊張状態，日内変動など影響因子を確認したうえで判断すべきである.

❶軽度認知障害（MCI）・軽度認知症の主な認知機能評価

　軽度認知障害（mild cognitive impairment；MCI）・軽度認知症における認知機能検査の目的は，認知機能障害の検出，認知機能障害のパターンの評価，認知機能障害の進行度の把握である．さらにそのパターンや進行度により生活行為障害を予測する，または生活行為障害との関連性を考察することにある.

　『認知症疾患診療ガイドライン 2017』[1] では，認知機能障害尺度について Mini-Mental State Examination（MMSE）が国際的に最も広く使用されているとして推奨している．しかし，MCI や軽度認知症の場合，Montreal Cognitive Assessment–Japanese version（MoCA-J）や日本語版 Addenbrooke's Cognitive Examination–Revised（ACE-R）が使用され，さらに神経心理学的検査を加えることを推奨している．また，アルツハイマー病評価尺度日本語版（Alzheimer's Disease Assessment Scale cognitive subscale Japanese Version；ADAS-J cog）はアルツハイマー病（AD）の特徴をとらえているため，AD の症状推移を評価するのに使用されるとしている.

　これらの評価尺度は，それぞれ鑑別のためカットオフ値が設定されているが，あくまで目安となる．そのため各評価法のカットオフ値だけで認知機能障害の有無を判断してはならない．検査結果は，被検者の生活環境，教育歴，職業歴などが影響しやすいことは知られている．そして，検査を受ける当日の被検者の気分や体調，周囲の状況，緊張状態によっても，検査結果に差が生じる可能性がある．特にレビー小体型認知症（dementia with Lewy bodies；DLB）は，病初期から認知機能の動揺（fluctuation）がみられる．AD でも「良い日，悪い日」のように認知機能の変動はみられるが，DLB では，短い時間間隔で注意や覚醒レベルが低下する．そのため，認知機能検査を行う際は，被検者が検査室に入ってすぐに検査を始めるのではなく，認知機能の動揺や被検者の緊張状態などを考慮して，会話などで場を和ませながら，被検者の注意や意識状態を観察したうえで検

【表 2-3】 四大認知症疾患の初期にみられる認知機能障害

	AD	VaD	DLB	FTD
認知機能障害	即時記憶はある程度残る 見当識の障害，顕著な遅延再生の障害，図形模写の障害	軽度の見当識障害，注意・遂行機能障害，思考緩慢など（脳血管障害の部位によって内容は異なる）	見当識障害，軽度の遅延再生障害，図形模写で検出される顕著な視空間認知・構成障害	軽度の見当識障害，初期の記憶障害や視空間認知障害はみられず，当意即答，提示物品の使用行動がみられる

AD：アルツハイマー病，VaD：脳血管性認知症，DLB：レビー小体型認知症，FTD：前頭側頭型認知症

査を実施することが望ましい．また，認知機能障害のスクリーニング検査には練習効果があることも念頭に置く必要がある[2]．認知機能障害の検査において，練習効果が明記されているものは筆者の知る限り存在しないが，特に，軽度の認知機能障害の被検者であれば，テストを反復することにより，得点が上がることは当然の結果として予想される．以上のような認知機能評価の「限界」を十分認識したうえで検査を実施しなければ，適切ではない認知機能障害の評価につながる可能性がある[3,4]．

◆ Mini-Mental State Examination (MMSE)

MMSE は，ホプキンズ大学の Folstein 夫妻によって開発され，認知機能障害のスクリーニングとしては，臨床現場や研究分野において世界的に最も広く用いられている．MMSE の平均施行時間は 6〜10 分である．MMSE の満点は 30 点であり，23 点以下が認知症疑いである（感度 81％，特異度 89％）[4,5]．また，27 点以下は MCI が疑われるが，感度 45〜60％，特異度 65〜90％ であり[6,7]，MCI を検出するには，感度および特異度がやや不十分である[8]．そのため，MCI の鑑別率を上げるには，いくつかの認知機能検査を追加して実施するとよい[9]．MMSE の設問は，「時間の見当識」「場所の見当識」「記銘（3 つの単語の即時再生）」「Serial-7（100 から 7 ずつ引く）」「復唱」「三段階命令」「読字」「想起（3 つの単語の遅延再生）」「命名」「書字」であり，基本的に言語機能を要する課題（29 点）と，視空間認知能力を要する「構成（図形の模写）」課題（1 点）からなっている[10]．これらのことから，MMSE は被検者が MCI であるが病前の知的能力が高く，視空間認知障害が主な症状である場合には感度が低い[8]．一方，実際の認知症の症状は MCI であっても，主に言語障害がある被検者の場合は低得点となる傾向がある．そのため，カットオフ値のみならず，各項目（認知領域）に注目する必要がある[11]．たとえば，「時間の見当識」の場合，AD の初期から失点する傾向がある[12]．また，DLB に比べて，AD の時間見当識の得点は有意に低下する[13]．そして，時間・場所の見当識の障害を認める AD・DLB に比べ，前頭側頭型認知症（frontotemporal dementia；FTD）や，脳血管性認知症（vascular dementia；VaD）では，見当識障害が軽度である[14]（表 2-3）．一方「記銘（即時再生）」の場合，AD の初期には即時記憶はある程度保たれるため，即時記憶の能力が問われる「記銘」での失点は少ない．「Serial-7」は 5 点満点であり，ワーキングメモリ，計算力，注意機能などが評価される．複数の機能が評価されるため，どの機能が低下により減点したのか鑑別がしにくいという欠点がある．そのため，減点したところから改めて音声提示（例：86 引く 7 は？），文字提示，筆算式の提示による筆

記回答を（MMSE の点数には反映されないが）順次追加することで，より的確な評価が可能となる[15]．参考として AD の多数例の検討では，5〜3 点の範囲は分配性注意障害によって失点する傾向があり，2〜0 点は持続性注意や数字概念および計算の障害が多く影響していると報告されている[16]．「想起（遅延再生）」の場合，近時記憶が評価される．AD の場合，初期には即時記憶は障害されないことが多いが，近時記憶は障害されやすいので，遅延再生の点数が低くなる．それに対して，DLB は AD に比べ「想起」の得点が有意に高い傾向がある[17]．一方「想起」の得点は高いが，Serial-7 の得点が低い場合は，VaD やうつ病，突発性水頭症などの可能性がある．ただし，「想起」は床効果があり近時記憶障害の重症度を的確に評価するには不十分である．特に AD の場合，実際の日常生活では記憶障害が軽度であっても，7 割以上は 1 単語も答えられないことが指摘されている[18]．そのため，MMSE の総合点数には加えずに，自由再生を 3 点，自由再生が不可能だった単語の上位カテゴリを提示して行う補助再生を 2 点，3 択による再認再生 1 点として実施すると近時再生の重症度評価の参考となる値が得られる[18,19]．「構成（図形模写）」は，AD の初期から失点する傾向がある．DLB の場合，顕著な視空間認知・構成障害を示すことが多いため，AD よりも障害の度合いが強くみられる[14]．MMSE の原版の「構成」の課題は[9]，重なっている 2 つのペンタゴンを書く課題であるが，正否の判断が困難な場合があり，妥当性の問題が指摘されている[20]．また，構成障害の有無の検出には立方体透視図（Necker cube）の模写課題のほうが有用であるとの報告もある[21]．そのため，MMSE を実施したのち，Necker cube の模写課題を追加実施することで，視空間認知障害がより詳しく評価できると思われる．

◆ Addenbrooke's Cognitive Examination III（ACE-III）日本語版

Addenbrooke's Cognitive Examination は，2000 年に John Hodges の研究グループが開発した簡易認知機能検査である．2006 年にはその改訂版（ACE Revised，ACE-R）が発表され，2012 年には ACE-III が，2014 年には日本語版 ACE-III が作成されている．検査内容としては，MMSE（30 点）に前向性/逆向性記憶，語想起，視知覚，立方体透視図，再認課題など（70 点）が加わったもので，総得点は 100 点となり，得点が高ければより良好な認知機能を示す．施行時間は平均して 15 分程度である．ACE-R はカットオフ値 82/100 点（感度 84％，特異度 100％）で，ACE-III 日本語版は 75/76 点（感度 84％，特異度 90％）でそれぞれ認知症が検出される[22,23]．ACE-R の重要な留意点としては，国別のカットオフ値の変動と病前の教育歴の影響である．それぞれの国が独自の集団を用いて ACE を検証しているため，それに応じてカットオフ値が変動する．また，インドで大規模で行われた ACE についての研究では，教育レベルごとに著しい得点差が示唆された[24]．そして，ACE の重大な欠点としては，地域住民における検討がなされていないことである[25]．現在までの ACE および ACE-R の研究のほとんどは，専門センターなど認知症の有病率が高い環境で実施されている．そのため，ACE を地域住民に使用する際には，専門センターに比べて低い有病率であることに留意する必要がある[26]．

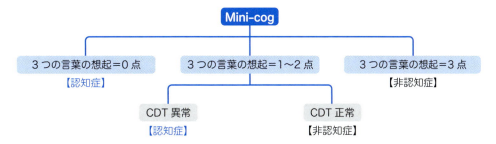

【図2-6】 Mini-cogのアルゴリズム

〔Borson S, Scanlan JM, Chen P, et al：The Mini-Cog as a screen for dementia：validation in a population-based sample. J Am Geriatr Soc 51：1451-1454, 2003；Borson S, Scanlan JM, Brush M et al：The Mini-Cog：A cognitive 'vital signs' measure for dementia screening in multi-lingual elderly. Int J Geriatr Psychiatry 15：1021-1027, 2000より改変〕

◆ Montreal Cognitive Assessment-Japanese version (MoCA-J)

MoCA-Jは，MMSEより記憶課題の負荷が高く，また前頭葉機能のスクリーニングも含まれているため，MCIのスクリーニング検査として用いられている[27,28]．施行時間はおよそ10分程度である．設問の内容は，視空間・遂行機能，命名，記憶，注意力，復唱，語想起，抽象概念，遅延再生，見当識で構成されている．MoCA-Jは30点満点で，25点以下からMCIが疑われ，英語版で感度95％，特異度50％であり，日本語版では感度93％，特異度87％である[28,29]．遂行機能障害を中核とする初期VaDにおいても，MMSEよりMoCA-Jのほうが鋭敏であることも報告されている[30]．

◆ 時計描画検査（CDT）

時計描画検査（Clock Drawing Test；CDT）は視空間認知と構成能力を評価できる簡易な検査である．CDTは，ADやDLBで失点が多くみられ，その有用性が多くの研究で報告されている．しかし，MCIの検出（感度58.2％，特異度57.3％）においては不十分であるとの報告もある[31]．基本的な方法としては，時計の文字盤を描き，そこに文字と指定時間の長針および短針を描くという簡単な検査である．しかし，施行法や採点法はさまざまである．白紙に時計の円から描画してもらう方法と，時計の円が描かれた紙を用いる版があり，またそれぞれの教示，指定する時間，採点方法などにもさまざまな版が存在する[32-35]．

◆ Mini-cog

Mini-cogは3つの単語の即時再生および遅延再生課題と，時計描画検査（CDT）を組み合わせた簡易検査である．施行時間はおよそ2分程度であり，十分な質問時間がとれない場合に適している．Mini-cogは2点以下が認知症疑いであり，感度76〜99％，特異度83〜93％である（図2-6）[36,37]．

◆ Alzheimer's Disease Assessment Scale cognitive subscale の認知機能下位検査日本語版（ADAS-J cog）

　ADAS-cog は，1983 年に Mohs らによって開発された認知機能検査である．ADAS-cog は原則として AD を対象とした抗認知症薬の効果を評価することを目的としているため，治療効果の評価に適していると考える．また，施行時間はおよそ 40 分ほどかかるため，スクリーニング検査としては不向きである．ADAS-cog は全問正解で 0 点，全問不正解で 70 点の検査となっており，高得点になるほど認知機能障害が重度である．ADAS-cog の日本語版（ADAS-J cog）は 1992 年，本間らにより作成された．項目の内容は，記憶，言語，行為・構成の 3 領域に関する 11 の下位項目からなるが，記憶の評価の割合が大きいのが特徴である[38]．また，ADAS-J cog の得点は年齢，教育歴とは有意な相関を示さず，MMSE，ウェクスラー成人知能検査改訂版（Wechsler Adult Intelligence Scale–Revised；WAIS–R）の知能指数と有意な相関があり，9/10 点をカットオフ値とすることにより，認知機能障害を高い感度（98.1%）と特異度（95.1%）で鑑別できることが報告されている[39]．

❷入手方法

- Addenbrooke's Cognitive Examination Ⅲ（ACE–Ⅲ）日本語版：
  岡山大学大学院精神神経病態学教室老年精神疾患研究グループ　ホームページ
  https://sites.google.com/site/okayamaneuropsy5/ace-iii
- MoCA–J（Japanese version of MoCA）：文献 30 を参照．
- 時計描画検査（Clock Drawing Test：CDT）：文献 35 を参照．
- Mini–cog：文献 36，37 を参照．
- ADAS–J cog：文献 38 を参照．

文 献

1) 日本神経学会（監修），「認知症疾患診療ガイドライン」作成合同委員会（編）：認知症疾患診療ガイドライン 2017．pp25-27．医学書院．2017

2) Tsoi KK, Chan JY, Hirai HW, et al：Cognitive Tests to Detect Dementia：A Systematic Review and Meta-analysis. *JAMA Intern Med* 175：1450-1458, 2015

3) 上田　訓：認知症の診断（評価尺度）．中島健二，天野直二，下濱　俊，他（編）：認知症ハンドブック．pp116-117．医学書院．2013

4) 岩田　誠：神経心理学からみたデメンチア．辻　省次，河村　満（編）：認知症神経心理学的アプローチ，アクチュアル脳・神経疾患の臨床．pp5-6．中山書店．2012

5) Tariq SH, Tumosa N, Chibnall JT, et al：Comparison of the Saint Louis University Mental Status Examination and the Mini-Mental State Examination for detecting dementia and mild neurocognitive disorder：A pilot study. *Am J Geriatr Psychiatry* 14：900-910, 2006

6) Saxton J, Morrow L, Eschman A, et al：Computer Assessment of Mild Cognitive Impairment. *Postgrad Med* 121：177-185, 2009

7) Kaufer DI, Williams CS, Braaten AJ, et al：Cognitive screening for dementia and mild cognitive impairment in assisted living：comparison of 3 tests. *J Am Med Dir Assoc* 9 586–593, 2008

8) Velayudhan L, Ryu SH, Raczek M, et al：Review of brief cognitive tests for patients with suspected dementia. *Int Psychogeriatr* 26：1247-1262, 2014

9) Wouters H, Appels B, van der Flier WM, et al：Improving the accuracy and precision of cognitive testing in mild dementia. *J Int Neuropsychol Soc* 18：314-322, 2012

10) Folstein MF, Folstein SE, McHugh PR："Mini-mental state". A practical method for grading the cognitive state of patients for the clinician. *J Psychiatr Res* 12：189-198, 1975

11) 布村明彦：認知症の診断（精神医学的診察）．中島健二，天野直二，下濱　俊，他（編）：認知症ハンドブック．p137，医学書院，2013

12) 森屋匡士，小海宏之，朝比奈恭子，他：痴呆のケアにおけるアプローチに関する一考察．精神機能検査の下位検査項目通過率について．心身医学 44：33-40，2004

13) 山口裕美子，合馬慎二，坪井義夫：認知症鑑別の精度向上に向けた試み―MMSE の下位項目および Ala スコアの有用性．臨床と研究 92：1231-1232，2015

14) 数井裕光，武田雅俊：認知症はどのようにして診断されるか．日認知症ケア会誌 10：114-121，2011

15) 今村　徹：アルツハイマー病，MCI．辻　省次，河村　満（編）：認知症神経心理学的アプローチ，アクチュアル脳・神経疾患の臨床．pp207-208，中山書店，2012

16) 工藤由理，佐藤　厚，今村　徹：アルツハイマー病患者の注意障害―Mini-Mental State Examination（MMSE）の Serial 7's に影響を与える要因の検討．老年精神医学雑誌 22：1055-1061，2011

17) 嶋田史子，井手芳彦，吉田真奈美，他：アルツハイマー型認知症とレビー小体型認知症の早期鑑別．MMSE における 3 単語遅延再生と五角形描画の乖離．長崎作業療法 8：9-15，2013

18) 本田智子，伊藤直亮，佐藤　厚，他：MMSE の 3 単語再生課題への補助再生と再認再生の導入の試み―健常高齢者と軽度の近時記憶障害を呈するアルツハイマー病患者における検討．神経心理学 22：233-239，2006

19) 伊藤直亮，佐藤　厚，今村　徹：MMSE の 3 単語再生課題への補助再生と再認再生の導入の試み―近時記憶障害の重症度評価としての可能性の検討．神経心理学 21：252-258，2005

20) Shulman KI, Feinstein A：Quick Cognitive Screening for Clinicians. Martin Dunitz, 2003

21) 渡部宏幸，佐藤卓也，佐藤　厚，他：アルツハイマー病患者の構成障害―立方体透視図と平面図形の模写課題における教育年数の影響と天井効果，床効果についての検討．老年精神医学雑誌 24：179-188，2013

22) Crawford S, Whitnall L, Robertson J, et al：A systematic review of the accuracy and clinical utility of the Addenbrooke's cognitive examination and the Addenbrooke's cognitive examination-Revised in the diagnosis of dementia. *Int J Geriatr Psychiatry* 27：659-669, 2012

23) Takenoshita S, Terada S, Yoshida H, et al：Validation of Addenbrooke's cognitive examination III for detecting mild cognitive impairment and dementia in Japan. *BMC Geriatr* 19：123, 2019

24) Mathuranath PS, Cherian JP, Mathew R, et al：Mini mental state examination and the Addenbrooke's cognitive examination：effect of education and norms for a multicultural population. *Neurol India* 55：106-110, 2007

25) Cullen B, O'Neill B, Evans JJ, et al：A review of screening tests for cognitive impairment. *J Neurol Neurosurg Psychiatry* 78：790-799, 2007

26) 吉田英統，寺田整司：日本語版 Addenbrooke's Cognitive Examination Revised（ACE-R）施行および採点の手引き．2011（http://www.ftdrg.org/wp-content/uploads/ACE-RJ_Manual.pdf）

27) Nasreddine ZS, Phillips NA, Bédirian V, et al：The Montreal Cognitive Assessment, MoCA：a brief screening tool for mild cognitive impairment. *J Am Geriatr Soc* 53：695-699, 2005

28) Smith T, Gildeh N, Holmes C：The Montreal Cognitive Assessment；validity and utility in a memory clinic setting. *Can J Psychiatry* 52：329-332, 2007

29) Fujiwara Y, Suzuki H, Yasunaga M, et al：Brief screening tool for mild cognitive impairment in older Japanese：Validation of the Japanese version of the Montreal Cognitive Assessment. *Geriatr Gerontol Int* 10：225-232, 2010

30) 鈴木宏幸，藤原佳典：Montreal Cognitive Assessment（MoCA）の日本語版作成とその有効性について．老年精神医学雑誌 21：198-202，2010

31) Ehreke L, Luppa M, Luck T, et al：Is the clock drawing test appropriate for screening for mild cognitive impairment？―Results of the German study on Ageing, Cognition and Dementia in Primary Care Patients（AgeCoDe）. *Dement Geriatr Cogn Disord* 28：365-372, 2009

32) Agrell B, Dehlin O：The clock-drawing test. *Age Ageing* 27：399-403, 1998

33) Royall DR, Cordes JA, Polk M：CLOX an executive clock drawing task. *J Neurol Neurosurg Psychiatry* 64：588-594, 1998

34) Royall DR, Mulroy AR, Chiodo LK, et al：Clock drawing is sensitive to executive control a comparison of six methods. *J Gerontol B Psychol Sci Soc Sci* 54：328-333, 1999

35) 吉村貴子，前島伸一郎，大沢愛子，他：Clock Drawing Test（CDT）の評価法に関する臨床的検討．高次脳機能研 28：11-22，2008

36) Borson S, Scanlan JM, Chen P, et al：The Mini-Cog as a screen for dementia：validation in a population-based sample. *J Am Geriatr Soc* 51：1451-1454, 2003

37) Borson S, Scanlan JM, Brush M, et al：The Mini-Cog：A cognitive 'vital signs' measure for dementia screening in multi-lingual elderly. *Int J Geriatr Psychiatry* 15：1021-1027, 2000

38) 本間　昭：Alzheimer's Disease Assessment Scale（ADAS-J cog）日本語版の作成．老年精神医学雑誌 3：647-655，1992

39) 山下　光：Alzheimer's Disease Assessment Scale 日本語版（ADAS-J cog）の有用性の検討．老年精神医学雑誌 9：187-194，1998

中等度・重度認知症の認知機能評価

check

☑ 重度認知症にはMMSEやHDS-Rなど既存の認知機能検査は適切ではない場合がある.

☑ 中等度・重度認知症においてもADL観察ではなく実際のパフォーマンスに基づく認知機能評価が重要である.

☑ 国内で利用可能な中等度から最重度まで対応できる認知機能検査としてSIB, SCIRS, CTSDなどがある.

❶重度認知症において認知機能を評価する目的—これまでの検査の限界点

　認知症者における認知機能評価の意義は, 対象者の認知障害を客観的に把握すること, 能力障害を推測してADL上の問題点を推測することなどが挙げられる. そして, それらの結果によって, その障害に対する治療法や対応法を吟味し介入を行う. 全般的な認知機能を評価するために使用されている認知機能検査は, 認知障害の検出や認知症診断のための補助を目的として活用するものも多い[1,2]. しかしながら, ほとんどの認知領域において障害が認められる中等度の後期以降, 特に重度の認知症においては, 認知機能を評価する目的が, 軽度認知症とは異なる.

　たとえば, 重度認知症者に対して改訂長谷川式簡易知能評価スケール (Hasegawa's Dementia Scale-Revised ; HDS-R) を実施し, 復唱の項目のみ正答してそれ以外の領域がすべて正答できなければ, その結果からどのような介入を実施すればよいのかの解釈は難しい. そもそも重度認知症者にとって, 既存の検査では難易度が高く「床効果を呈する」「集中力が続かない」「教示が複雑である」などの問題点があり[3-5], 認知機能検査を用いて残存する能力を評価することが困難であることも指摘されている[6]. このような既存の検査の限界から, 重度の認知症者においても作業活動の観察によって残存する能力を見出す試みも多くなされてきている[7,8]. しかし, これらの評価には, 統計学的検討が十分とはいえないもの, 評価の基準が独自の判断に基づいているもの, 1つの作業のみを評価し幅広い認知領域を測定できないものなど, やはり認知機能評価としては限界が指摘できる.

　認知症者の認知機能を評価することの意義は, 個別の能力を重要視したパーソンセンタードケアに基づく生活の質 (quality of life ; QOL) の観点からも重要であるが, これまで述べた方法では中等度や重度認知症者の残存する認知機能を客観的に幅広く詳細に評価するには問題が残されている[9,10].

❷中等度から重度認知症における認知機能の評価様式について
—評価を行ううえで知っておくべきこと

　認知機能を評価する手段として, 認知機能検査のほかにClinical Dementia Rating (CDR) など行動観察式もあるが, 行動観察式ではおおまかな重症度を把握するまでにとどまり, 残存する能力を詳細に評価するうえでは適切ではない. Saxtonら[11]や,

Ericssonn ら[12] も，認知症が重度に至った段階においても，認知機能評価を行ううえでは，対象者の能力を引き出す実際の反応に基づき患者の最良の反応を評価するパフォーマンスベースの評価が重要であることを強調している．

認知機能を測定するための検査としては，アルツハイマー病評価尺度（Alzheimer's Disease Assessment Scale；ADAS），Mini-Mental State Examination（MMSE）など多数の検査があるが，これらのほとんどがパフォーマンスベースの評価である．さらに，中等度の後期以降ではこれらの検査は適切ではない．

このような問題点から，重度の認知症でも非言語的コミュニケーションや色の識別などの基礎的な認知機能は保たれていることに多くの研究者が着目し，残存する能力を詳細に評価できる重度認知症者専用の検査が開発されてきた．これらの研究に共通する目的は，進行した認知症者の認知・行動特性を考慮に入れ，残存する認知機能を幅広く評価することである．それぞれの報告では，既存の検査では残存する認知機能を十分に測定できないという問題点を解決して，重度の認知機能障害におけるより細かな段階指標を提供するとともに，下位項目に注目することによって残存する認知機能の性質を詳細に把握することが示され，信頼性・妥当性などの検討も十分に行われている．

❸中等度−重度認知症者を対象とした認知機能検査

―押さえておくべき検査（SIB，SCIRS，CTSD）

2017年の『認知症疾患診療ガイドライン』[13] にも，重度認知症者向けの検査として日本語版の Severe Impairment Battery（SIB）[11] および Severe Cognitive Impairment Rating Scale（SCIRS）[3] が記載されている．

SIB は Saxton らによって開発され，重度認知症者でも各種の治療やリハビリテーションの効果を敏感に示すことが可能である．現在では，フランスやイタリアなどいくつかの国でも翻訳・標準化され，最も代表的な重度認知症者用の認知機能検査であるといえる．わが国においても，新名ら[14] により信頼性，妥当性が検証され臨床的有用性が確認されている．質問は40項目で構成されており，注意，見当識，記憶，言語，視空間，構成，行為，名前への反応，社会交流の9つの領域を評価している．実施時間は約30分程度である．さらに，より短時間で評価するために Saxton ら[15] は SIB-short version（SIB-S）を新たに開発した．SIB-S で評価できる領域は SIB と変わらないが，質問項目は26項目，実施時間はおおよそ10〜15分程度となった．

続いて，Choe ら[3] は SCIRS を2008年に開発し，筆者らが SCIRS の日本語版の信頼性，妥当性を検証して，臨床的有用性を確認した[16]．この検査は11の質問項目から構成され，主な認知領域として，昼か夜かなどを答えさせる見当識課題，検査導入時に復唱させた検査者の名前を想起させる記憶課題，時計や検査者の鼻・親指，色の名を呼称させる言語課題，clock reading など視空間認知課題，刺激カードを掲示し円の個数を答えさせる前頭葉機能課題などが含まれている．実施時間は10分程度，点数は30点満点である．

SIB や SCIRS は特別な物品が必要であり，最重度認知症には床効果を示してしまうことから，近年，筆者らはより簡便に行うことができ，かつ最重度認知症者の認知機能

【表 2-4】 Cognitive Test for Severe Dementia (CTSD)

		配点
1	対象者に近づいて「おはようございます．(もしくは) こんにちは」	0 1 2 3
2	「私の名前は A です．あなたの名前はなんですか」	0 1 2 3
	検査の意図を説明する．(例：B さんのことを少し教えてほしいのでいくつか質問させてください．よろしくお願いします.)	
3	「誕生日はいつですか？」(「何年生まれですか？　何月何日生まれですか？」)	0 1 2
4	「いまから 3 つの言葉を言いますので繰り返して言ってください．桜・猫・電車」	0 1 2 3
5	ⅰ　(鉛筆を見せて)「これはなんですか」	0 1
	ⅱ　(時計を見せて)「これはなんですか」	0 1
6	(鉛筆，時計，コップを机の上に置き)「ここに，鉛筆，時計，コップがあります．いまからこの 3 つのものを覚えてください」(3 つのものを隠して)「ではいまここに何がありましたか？」	0 1 2 3
7	(3 時に合わせた時計を見せて)「いま何時ですか？」	0 1
8	ⅰ　(くしを掲示して)「これを使ってください」(できなかったら)「では,髪の毛をといてください」)	0 1 2
	ⅱ　(歯ブラシを掲示して)「これを使ってください」(できなかったら)「では歯を磨いてください」)	0 1 2
9	(折り紙など赤色の紙を見せて)「これは何色ですか？」	0 1
10	「B さんが知っている野菜の名前をできるかぎり多く言ってください (1 分以内)」	0 1 2 3
11	ⅰ　「私の言うとおりにしてください．目を閉じてください」	0 1
	ⅱ　「私の言うとおりにしてください．鼻を触ってください」	0 1
12	(A4 用紙の上半分に一辺 5 cm の正方形を描いたものを見せて)「これと同じ形をここに描いてください」	0 1
13	(白い紙を置き，鉛筆を渡して)「ここに名前を描いてください」	0 1

各設問合計は 30 点．設問内の「A」は検査者，「B」は被検者.

〔Tanaka H, Nagata Y, Uematsu M, et al：Development of the Cognitive Test for Severe Dementia. *Dement Geriatr Cogn Disord* 40：94-104, 2015 より〕

まで評価できる検査として，Cognitive Test for Severe Dementia (CTSD) を開発した (表 2-4)[17]．CTSD は，尺度開発の国際基準である COSMIN (COnsensus-based Standards for the selection of health status Measurement INstruments) チェックリスト[18] に沿ってその臨床的有用性を証明した検査である．この検査は，13 項目で記憶，見当識，言語，視空間認知，行為，前頭葉機能，社会交流の 7 領域を評価できる．総得点は 30 点で，各設問の質問に対して被検者から反応が得られなければ最大 3 回まで質問を繰り返す．実施時間は 10 分程度である．CTSD はくしや鉛筆などの日常生活で使用する物品を活用して行うため，どの環境でも容易に実施可能である．CTSD を認知症者 123 人に実施したところ，MMSE で低得点領域に偏りがみられた対象者において，CTSD では各得点領域に幅広く分布した (図 2-7)．つまり，CTSD では最重度の認知症まで床効果を呈さずに幅広く残存する認知機能を測定することができる．逆に，MMSE が 10 点以上になればほとんどの対象者が満点となり天井効果を示した．

　なお，重度・最重度認知症者を対象とした場合の CTSD の最小可検変化量 (minimal

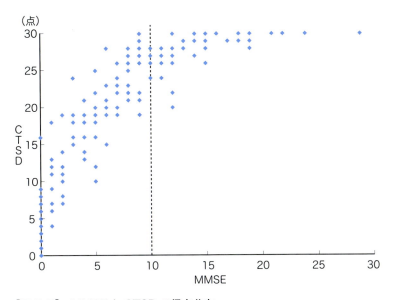

【図 2-7】 MMSE と CTSD の得点分布
MMSE で低得点領域に偏りがみられた対象者において CTSD では各得点領域に分散して幅広く分布している．

detectable change；MDC）スコア[19]は 4 点である．同一対象者での評価前後における 4 点以上の変化は意味のある変化と判断可能であり，CTSD は重度・最重度認知症者の個別介入の効果を判定するためにも活用できることが示唆される．なお，MMSE の MDC は 3 点であることが報告されている[20]．

❹実施と結果の解釈についての注意点—認知機能評価を行ううえでのルール

　軽度の場合にも該当するが，認知機能を評価するとは，認知機能検査を行う，という意味ではない．この点は強調しておきたいが，認知機能検査は認知機能評価の一部でしかない．また，結果の解釈に際しては，数量化された検査成績の判断において，その点数の意味を考慮しておかなければならない．検査結果とそれに関連すると思われる生活上での行為によって必ずしも同じ結果が得られるわけではないし，検査中の回答様式の観察を怠り検査得点のみをより重要視することも誤りである．検査に対してどのように取り組んだのか，検査結果から判断できた残存能力は日常生活で活かされているのかなど，検査と日常生活観察の評価は互いに相補的なものであることを忘れてはならない．

❺重度認知症向けの認知機能検査における今後の方向性
　—エビデンスの構築に向けて

　重度認知症者に対してリハビリテーションを実施し，セラピストによる主観的な感覚で認知機能が改善しているのではないかと判断される症例は稀に経験される．われわれは，抗認知症薬投与など特別な治療を行っていない療養型病院で長期療養中の重度認知症者 161 人に対して 1 年間，6 か月ごとに MMSE と CTSD を行い，継時的変化を調査した．結果，CTSD では 1 年後に評価が実施できた 40 人のうちの 4 人が MDC 4 点を

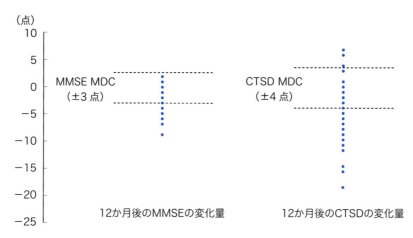

【図 2-8】 MMSE と CTSD の 12 か月後の変化量
CTSD では MDC（4 点）を超える臨床的に意味のある改善が 4 例で認められ，MMSE では MDC（3 点）を超える改善が認められた例はなかった．

超える得点の改善が認められた（図 2-8）．MMSE では MDC 3 点を超える改善が認められた例はなかった．この結果は，CTSD が MMSE よりも鋭敏に認知機能の変化をとらえる手段であることを示すと同時に，MMSE では発見できなかった客観的な認知機能改善を見出す新しい知見で，つまり，重度認知症においても機能改善の可能性があることを示唆するものであった．

すでに海外では，実際に SIB を用いて中等度〜重度認知症者に対してさまざまな臨床試験が実施されている[21]．重度認知症を対象とした介入研究は，軽度と比べるとその数は少なく，その理由の一つとしてはアウトカム指標として適切な検査や尺度が少ないことも挙げられている[9,10]．今後これらの検査を使った介入研究の数が増えることで，重度認知症者のリハビリテーションにおける新たなエビデンスの構築が期待できるだろう．

❻入手方法

- CTSD：大阪府立大学大学院総合リハビリテーション学研究科（田中寛之）
- その他，各文献も参照のこと．

文献

1) Mohs RC, Rosen WG, Davis KL：The Alzheimer's Disease Assessment Scale；an instrument for assessing treatment efficacy. *Psycho Pharmacol Bull* 19：448-450, 1983

2) Nasreddine ZS, Phillips NA, Bedirian V, et al：The Montreal Cognitive Assesment. MoCA；A brief screening tool for mild cognitive impairment. *J Am Geriatr Soc* 53：695-699, 2005

3) Choe JY, Youn JC, Park JH, et al：The Severe Cognitive Impairment Rating Scale-an instrument for the Assessment of cognition in Moderate to Severe Dementia Patients. *Dement Geriatr Cognit Disord* 25：321-328, 2008

4) Albert M, Cohen C : The test for severe impairment : an instrument for the assessment of patients with severe cognitive dysfunction. *J Am Geriatr Soc* 40 : 449-453, 1992

5) Harrell LE, Marson D, Anjan JA, et al : The Severe Mini-Mental State Examination : a new neuropsychologic instrument for the bedside assessment of severely impaired patients with Alzheimer disease. *Alzheimer Dis Assoc Disord* 14 : 168-175, 2000

6) Vellas B, Gauthier S, Allain H, et al : Consensus statement on dementia of Alzheimer type in the severe stage. *J Nutr Health Aging* 9 : 330–338, 2005

7) 守口恭子, 飯田房枝, 飯島 節：三つ編みの研究（第2報）―痴呆性老人の評価尺度としての検討. 作業療法 20 (suppl)：337, 2001

8) 中村伸子, 栗原トヨ子：ぬりえを認知症スクリーニング評価に応用する可能性に関する探索的研究―介護老人保健施設女性入所者の作品分析から. 作業療法 26：22-31, 2007

9) Feldman HH, Woodward M : The staging and assessment of moderate to severe Alzheimer disease. *Neurology* 6 : 10-17, 2005

10) Herrmann N, Gauthier S, Lysy PG : Clinical practice guidelines for severe Alzheimer's disease. *Alzheimer Dement* 3 : 385-397, 2007

11) Saxton J, McGoingle-Gibson K, Swihart A : Assessment of the severely impaired patient : description and validation of a new neuropsychological test battery. *Psychol Assess* 2 : 298-303, 1990

12) Ericsson I, Malmberg B, Langworth S, et al : KUD-a scale for clinical evaluation of moderate-to-severe dementia. *J Clin Nurs* 20 : 1542-1552, 2011

13) 日本神経学会（監修）, 「認知症疾患診療ガイドライン」作成委員会（編）：認知症疾患診療ガイドライン. pp25-27, 医学書院, 2017

14) 新名理恵, 本間 昭, 須貝佑一, 他：SIB 日本語版および改訂 ADCS-ADL 日本語版の信頼性・妥当性・臨床的有用性の検討. 老年精神医学雑誌 16：683-691, 2005

15) Saxton J, Kastango K, hugonot-Diener L, et al : Development of a short form of the Severe Impairment Battery. *Am J Geriatr Psychiatry* 13 : 999-1005, 2005

16) 田中寛之, 植松正保, 永田優馬, 他：重度認知症者のための認知機能検査― 'Severe Cognitive Impairment Rating Scale' 日本語版の臨床的有用性の検討. 老年精神医学雑誌 24：1037-1046, 2013

17) Tanaka H, Nagata Y, Uematsu M, et al : Development of the Cognitive Test for Severe Dementia. *Dement Geriatr Cogn Disord* 40 : 94-104, 2015

18) Mokkik L, Terwee C, Knol D, et al : The COSMIN check list for evaluating the methodological quality of studies on measurement of properties : a clarification of its content. *BMC Med Res Methodol* 10 : 22, 2010

19) Terwee CB, Bot SA, de Boer MR, et al : Quality criteria were proposed for measurement properties of health status questionnaires. *J Clin Epidemiol* 60 : 34-42, 2007

20) Feeney J, Savva GM, O'Regan C, et al : Measurement error, reliability, and minimum detectable change in the Mini-Mental State Examination, Montreal Cognitive Assessment, and color trails test among community living middle-aged and older adults. *J Alzheimers Dis* 31 : 1107-1114, 2016

21) Ballard C, Margallo-Lana M, Juszczak E, et al : Quetiapine and rivastigmine and cognitive decline in Alzheimer's disease : randomised double blind placebo controlled trial. *BMJ* 330 : 874, 2005

3 ADL

軽度認知障害・軽度認知症

check

- ☑ 認知機能の低下や加齢に配慮した IADL 評価の選定が必要である.
- ☑ 服薬管理や金銭管理など複雑な IADL から低下するが, 洗濯は最も低下が遅い.
- ☑ 高度な認知機能を要する工程が障害されやすく, 習慣的な手続き記憶を活用しやすい工程は残存しやすい傾向にある.

　新オレンジプランでは適切な認知症リハビリテーションの推進を揚げており,「認知症の人に対するリハビリテーションについては, 実際に生活する場面を念頭に置きつつ, 有する認知機能等の能力をしっかりと見極め, これを最大限に活かしながら, ADL (食事, 排泄等) や IADL (掃除, 趣味活動, 社会参加等) の日常の生活を自立し継続できるよう推進する. このためには認知機能障害を基盤とした生活機能障害を改善するリハビリテーションモデルの開発が必須であり, 研究開発を推進する」としている[1]. このようにリハビリテーションにおいては認知機能の低下と生活障害の関係を分析することが必要であり, そのための日常生活活動 (ADL) 評価であることをまずもって意識することが重要である.

❶認知機能低下に伴う ADL 評価

　DSM (Diagnostic and Statistical Manual of Mental Disorders)-5 における診断基準の一つとして, 軽度認知障害 (MCI) では書類や服薬管理, 複雑な手段的 ADL (IADL) は以前より大きな努力や代償的方略, 工夫が必要とされている[2]. また, 軽度認知症は, 臨床認知症尺度 (Clinical Dementia Rating; CDR) の 1 や Functional Assessment Staging Test (FAST) of Alzheimer's Disease の Stage 4 に相当することから, 軽度の家庭生活の障害や複雑な家事が障害される段階である[3,4]. このように認知機能の低下に伴ってまず IADL が障害され, その後, 基本的 ADL (basic ADL; BADL) が障害されることが知られているため, 軽度の状態では特に IADL に着目した評価が重要となる.

　『認知症疾患診療ガイドライン 2017』においては, IADL では Lawton スケール, BADL では PSMS (Physical Self-Maintenance Scale) が推奨されている[5]. Lawton スケールは, 電話の使いかた, 買い物, 食事の支度, 家事 (買い物・洗濯以外), 洗濯, 移動・外出, 服薬管理, 金銭管理から構成され, 認知症のみならず高齢者全般において活用されている最もポピュラーな評価の一つである. IADL は特に高齢者では性差が指摘されているため, 男性は食事の支度, 家事, 洗濯は得点対象とはしない[6]. 8 点満点であり, 各項目 5 項目であるにもかかわらず各項目が 1 点満点であるため, 総合点では介入前

【表 2-5】 MCI や軽度認知症における ADL や活動能力の評価表

	評価名	測定範囲	評価方法	項目数
1	Lawton IADL	IADL	観察・聴取	8
2	DAD	BADL/IADL	観察・聴取	40
3	ADL-PI	IADL・移動	聴取	20
4	Bristol ADL	BADL/IADL	聴取	20
5	CSADL	BADL/IADL	聴取	47
6	HADLS	BADL/IADL	観察・聴取	18
7	FAI	IADL・余暇	聴取・自己評価	15
8	老研式活動能力指標	IADL, 知的能動性, 社会的役割	聴取・自己評価	13
9	JST 版活動能力指標	新機器利用, 情報収集, 生活マネジメント, 社会参加	聴取・自己評価	16

DAD；Disability Assessment for Dementia, ADL-PI；Activities of Daily Living Prevention Instrument, Bristol ADL；Bristol Activities of Daily Living Scale, CSADL；Cleveland Scale for Activities of Daily Living, HADLS：兵庫脳研版日常生活活動評価尺度, FAI；Frenchay Activities Index.

後のアウトカムとしては変化をとらえにくいことも考えられる．実際，各項目の3～5段階の最高段階を完全自立として解析している報告もある[7]．認知症のための障害評価表 (Disability Assessment for Dementia；DAD) は，衛生，着衣，排泄，摂食，食事の用意，電話の使用，外出，金銭管理，服薬，余暇と家事の 10 項目から構成され，ADL 全般をとらえることができる[8]．そのほか，国際的には，Bristol Activities of Daily Living Scale (Bristol ADL)[9]，Cleveland Scale for Activities of Daily Living (CSADL)[10]，Activities of Daily living Prevention Instrument (ADL-PI) などが評価を受けている[11] ものの，わが国では普及しているとはいえない．国内では，詳細な項目と段階づけがある兵庫脳研版日常生活活動評価尺度 (Hyogo ADL Scale；HADLS)[12] や，N 式老年者用日常生活動作能力評価尺度 (N-ADL)[13] などの活用報告が多い (**表 2-5**)．さらに軽度な状態では社会生活活動まで含めた活動能力を評価する場合があり，Frenchay Activities Index (FAI) のほか，IADL，知的能動性，社会的役割から構成される老研式活動能力指標[14] や現代の生活様式に応じた社会活動能力をとらえる JST 版活動能力指標 (新機器利用，情報収集，生活マネジメント，社会参加について評価)[15] がある．健常から軽度認知障害への移行には感度の高い IADL スケールが求められることから，今後はこのような社会生活も含めた活動指標も考慮すべきである．

　リハビリテーション分野では，機能的自立度評価法 (FIM) が最も使用頻度が高く[16]，診療報酬上も回復期リハビリテーション病棟において FIM 利得が設けられるなどメインアウトカムとなっている．しかし，IADL に関しては認知項目に一部関係する項目があるが，十分とはいえない．回復期病棟においても認知症を合併している場合には，認知機能に即した IADL，BADL 評価を併用していくことが望まれる．

❷ IADL 自立度の低下様式

Jekel ら[17]は，MCI 者の IADL 障害のシステマティック・レビューを行った結果，35 論文が抽出され，金銭管理，服薬管理，電話の使用，予定把握などの IADL 障害が認められたが，最も共通しているものは金銭管理の自立度の低下であったとしている．Pérès ら[18]は，MCI 対象者 285 人に対して Lawton スケールの 4 項目（電話，外出，服薬管理，金銭管理）について 2 年間追跡調査した結果，IADL 制限がある MCI 者は認知症への移行率が 34.3％であり，制限がない MCI 者 7.8％に比し移行率が有意に高いことを示した．Ogama ら[19]は，女性アルツハイマー型認知症（AD）者 227 人と MCI 者 44 人の IADL 自立度を比較し，AD の初期段階では，買い物，食事の準備，外出，服薬管理，金銭管理が有意に低下したとしている．植田ら[20]は，もの忘れ外来問診票から高齢者の日常生活上の特徴を健康，MCI，ごく軽度 AD，AD に分け調査している．その結果，ごく軽度 AD 群は，公共交通機関利用，銀行・郵便局での金銭管理，品目の多い買い物の自立度が不十分となり，軽度 AD 群ではそれらに加え掃除・洗濯の実施回数，一人での買い物が不十分となり，中等度 AD 群では戸締りやガス管理なども問題を生じたとしている．筆者ら[21]は，MMSE 24 点以上のごく軽度 AD 者と地域在住健康高齢者の加齢による IADL 障害の比較を行い，健康高齢者は 78 歳前後で外出の自立度が急激に低下しているのに対し，ごく軽度 AD 者では 60 歳台より服薬管理，金銭管理の自立度は顕著に障害されている，と低下様式の違いを報告した．一方，洗濯は最も維持されやすい生活行為であることも明らかにした．したがって，MCI や軽度 AD においては，服薬管理や金銭管理などの中・長期的なマネジメントを要する高度な IADL が早期に障害されることは共通しており，遂行機能や短期記憶との関連が強いことも示唆されている．

レビー小体型認知症（dementia with Lewy bodies；DLB）は，認知機能障害が同程度の AD と比較すると ADL 障害が強いとされている[22]．DLB は，認知機能障害のほか，認知機能の変動，パーキンソニズム[23]，自律神経障害，異常行動や興奮などの精神症状などが ADL 自立度低下の要因として考えられている．低下様式は AD と大差ないが，MMSE 20 点後半であっても洗濯を除く IADL はすべて自立度が 50〜60％であり，ごく軽度であっても IADL が顕著に障害されるとしている[24]．

前頭側頭葉変性症（frontotemporal lobar degeneration；FTLD）の ADL 低下に関しては，認知機能低下との関係は認められず[25]，情動や被影響性，常同行動などの社会行動機能の変容が影響している可能性が指摘されている[26]．したがって，ADL 障害をとらえるためには，まず ADL 場面で遭遇する事例に特徴的な行動・心理症状（BPSD）を観察することが重要となろう．

❸ 生活行為工程分析表（PADA-D）

前述のとおり，認知機能に伴って障害される生活行為は特徴づけられてきているが，ADL へのリハビリテーション介入を実施するには，生活行為を工程分析し，工程レベルの障害と残存を評価する必要がある．筆者らは，PSMS や IADL を参考にして認知機能に関連した行為障害を具体的に提示可能な生活行為工程分析表（Process Analysis of Daily Activity for Dementia；PADA-D）を開発した[27,28]．本分析表は，AD モデルで

作成しているため AD-ADL 評価表とも呼んでいる．特徴は，認知的視点から生活行為を工程分析し，生活行為のどの工程の低下が大きく，どの工程が残存しやすいかを明らかにし，リハビリテーション介入ポイントを探ることができる点にある．BADL として起居・移動，入浴，更衣，整容，食事，排泄の 6 行為と，IADL として調理，家事（掃除など），買い物，電話，洗濯，外出，服薬管理，金銭管理の 8 行為の全 14 行為から構成されている．1 つの生活行為につき 5 工程に分けられ，さらに 1 つの工程につき 3 項目で構成されており，各工程について機能的解釈を記している（表 2-6）．重症度ごとに各 IADL 分析を行うと低下しやすい項目と比較的残存しやすい工程を見える化できる（図 2-9）．たとえば，他の工程と比較して調理の「食材加工」や「配膳」，家事の「食事の後片づけ」や「掃除」，洗濯の「洗濯物を干す」，服薬管理の「服用する」などは自立度が高い傾向にあった．重度群でも「選択」や「管理」などの高度な認知機能を必要とせず，習慣的な手続き記憶要素で遂行可能である工程は比較的残存している可能性があった．

❹適応と限界

　MCI や軽度認知症の評価にあたっては，BADL に比し IADL が主たる介入行為となるため，認知機能の影響に配慮した ADL 評価法の使用が望ましい．また，物理的，人的環境が遂行度に影響することは明らかであるため，可能なかぎり在宅など日ごろ実施している環境で観察し，不十分な点は信頼ある家族介護者からの聴取で補うと客観性を担保できると考えられる．

文献

1) 厚生労働省：認知症施策推進総合戦略（新オレンジプラン）
https://www.mhlw.go.jp/file/06-Seisakujouhou-12300000-Roukenkyoku/nop1-2_3.pdf

2) American Psychiatric Association（原著），日本精神神経学会（日本語版用語監修）：DSM-5 精神疾患の診断・統計マニュアル．医学書院，2014

3) Morris JC：The Clinical Dementia Rating (CDR)：current version and scoring rules. *Neurology* 43：2412-2414,1993

4) Connolly D, Pedlar D, MacKnight C, et al：Guidelines for stage-based supports in Alzheimer's care：the FAST-ACT. Functional Assessment Staging Tool-Action Checklist. *J Gerontol Nurs* 26：34-45, 2000

5) 日本神経学会（監修），「認知症疾患診療ガイドライン」作成委員会（編）：認知症疾患診療ガイドライン 2017．pp28-30．医学書院，2017

6) Lawton MP, Brody EM：Assessment of older people：self maintaining and instrumental activities of daily living. *Gerontologist* 9：179-168, 1969

7) 池田　学：厚生労働科学研究費長寿科学総合研究事業「生活行為障害の分析に基づく認知症リハビリテーションの標準化に関する研究」平成 27 年度総括・分担報告書．pp1-3，2016

8) Gelinas I, Gauthier L, McIntyre M, et al：Development of a functional measure for persons with Alzheimer's disease：the disability assessment for dementia. *Am J Occup Ther* 53：471-481, 1999

9) Byrne LM, Wilson PM, Bucks RS, et al：The sensitivity to change over time of the Bristol Activities of Daily Living Scale in Alzheimer's disease. *Int J Geriatr Psychiatry* 15：656-661, 2000

10) Mack JL, Patterson MB：An empirical basis for domains in the analysis of dependency in the activities of daily living (ADL)：results of a confirmatory factor analysis of the Cleveland Scale for Activities of Daily Living (CSADL). *Clin Neuropsychol* 20：662-677, 2006

11) Sikkes SA, de Lange-de Klerk ES, Pijnenburg YA, et al：A systematic review of Instrumental Activities of Daily Living scales in dementia：room for improvement. *J Neurol Neurosurg Psychiatry* 80：7-12, 2009

【表2-6】 生活行為工程分析表（PADA-D）の一例

入店するところから店を出るまで（対面式の店で目的の品物を現金で購入する）

評価	買い物の工程	下位項目	チェック		備考
	1. 店内に入る	①入店する	はい	いいえ	
		②買い物かご・カートを取る	はい	いいえ	
		③目的の売り場を確認する	はい	いいえ	
	2. 目的の売り場に行く	①売り場の方向に行く	はい	いいえ	
		②人や陳列台をよけて行く	はい	いいえ	
		③目的の商品売り場に着く	はい	いいえ	
	3. 商品を選ぶ	①目的の商品を探し出す	はい	いいえ	
		②値段・ラベル表示を確認する	はい	いいえ	
		③商品を必要数かごに入れる	はい	いいえ	
	4. 商品の代金を支払う	①レジに並ぶ	はい	いいえ	
		②提示額に見合った現金を出す	はい	いいえ	
		③お釣りの有無を確認する	はい	いいえ	
	5. 商品を持ち帰る	①商品を受け取る	はい	いいえ	
		②袋に入れる	はい	いいえ	
		③出口に向う	はい	いいえ	

1-① 店の種類の理解，購入したい商品の理解，入店する店の認識と遂行
1-② かご，カートの意味や用途の理解，使いかたの理解と遂行
1-③ 購入したい物の理解，売り場のオリエンテーション表示の意味や用途，指示の理解と遂行

2-① 売り場の方向の認識と遂行，地誌的見当識の維持
2-② 進行に対する障害物や危険物の認識，注意の配分，判断と遂行
2-③ 売り場の認識と遂行

3-① 購入したい商品の認識（形状・色・大きさなどのデザイン，メーカー）と遂行
3-② 購入可能な商品の認識（価格，消費期限，賞味期限），判断と遂行
3-③ 必要とする購入数や量の認識と遂行

4-① レジ，列の意味の理解，遂行（並んで順番を待つ）
4-② 提示額の理解，紙幣と硬貨の意味，用途の理解，起算機能，お釣りが出る紙幣と硬貨の出しかたの理解と遂行
4-③ お釣りが出ることの理解，もしくは，お釣りがないことの理解

5-① 支払い済みの商品であることの認識と遂行
5-② 購入物の確認と遂行
5-③ 出口の認識，買い忘れがないことの認識と遂行

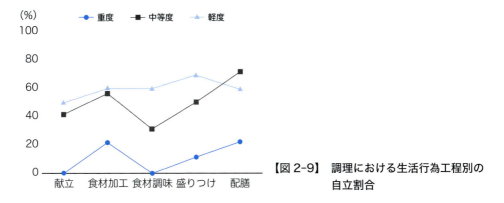

【図2-9】 調理における生活行為工程別の自立割合

12) 博野信次, 森 悦朗, 山下 光, 他：アルツハイマー病患者における日常生活活動の総合的評価尺度（HADOLS）の作成. 神経心理学 13：260-269, 1997

13) 小林敏子, 播口之朗, 西村 健, 他：行動観察による痴呆患者の精神状態評価尺度（NMスケール）および日常生活動作能力評価尺度（N-ADL）の作成. 臨精医 17：1653-1668, 1988

14) 小谷野 亘, 柴田 博, 中里克治, 他：地域老人における活動能力の測定：老研式活動能力指標の開発. 日公衛誌 34：109-114, 1987

15) Iwasa H, Masui Y, Inagaki H, et al：Development of the Japan Science and Technology Agency Index of Competence to Assess Functional Capacity in Older Adults：Conceptual Definitions and Preliminary Items. *Gerontol Geriatr Med* 1：2333721415609490, 2015

16) 北村 立：ADL評価尺度について. 老年精神医学雑誌 28：969-977, 2017

17) Jekel K, Damian M, Wattmo C, et al：Mild cognitive impairment and deficits in instrumental activities of daily living：a systematic review. *Alzheimers Res Ther* 7：17, 2015

18) Pérès K, Chrysostome V, Fabrigoule C, et al：Restriction in complex activities of daily living in MCI：impact on outcome. *Neurology* 67：461-466, 2006

19) Ogama N, Sakurai T, Nakai T, et al：Impact of frontal white matter hyperintensity on instrumental activities of daily living in elderly women with Alzheimer disease and amnestic mild cognitive impairment. *PLoS One* 12：e0172484, 2017

20) 植田 恵, 高山 豊, 小山美恵, 他：ごく軽度アルツハイマー病および軽度認知障害（MCI）における記憶障害と手段的日常生活活動低下の特徴—もの忘れ外来問診表への回答の分析. 老年社会科学 29：506-515, 2008

21) 田平隆行：加齢によるAD患者のADL/IADL自立度低下に関する研究. 厚生労働科学研究費長寿科学総合研究事業「生活行為障害の分析に基づく認知症リハビリテーションの標準化に関する研究」平成28年度総括・分担報告書. pp44-49, 2017

22) Ricci M, Guidoni S, Sepe-Monti M, et al：Clinical findings, functional abilities and caregiver distress in the early stage of dementia with Lewy bodies（DLB）and Alzheimer's disease（AD）. *Arch Gerontol Geriatr* 49：e101-104, 2009

23) Hamilton J, Salmon D, Raman R, et al：Accounting for functional loss in Alzheimer's disease and dementia with Lewy bodies：beyond cognition. *Alzheimers Dement* 10：171-178, 2014

24) 田中 響：レビー小体型認知症患者のMMSE得点とADL/IADL自立度の関連についての検討. 厚生労働科学研究費長寿科学総合研究事業「生活行為障害の分析に基づく認知症リハビリテーションの標準化に関する研究」平成27年度総括・分担報告書. pp11-13, 2016

25) 石川智久：前頭側頭葉変性症患者のMMSE得点とADL/IADL自立度の関連についての検討. 厚生労働科学研究費長寿科学総合研究事業「生活行為障害の分析に基づく認知症リハビリテーションの標準化に関する研究」平成27年度総括・分担報告書. pp7-10, 2016

26) Kipps C, Mioshi E, Hodges J：Emotion, social functioning and activities of daily living in frontotemporal dementia. *Neurocase* 15：182-189, 2009

27) 田平隆行：生活行為工程分析表（Process Analysis of Daily Life Performance for Dementia；PADLP-D）による地域在住AD患者の生活行為工程障害と残存の特徴. 厚生労働科学研究費長寿科学総合研究事業「生活行為障害の分析に基づく認知症リハビリテーションの標準化に関する研究」平成29年度総括・分担報告書. 2018

28) 田平隆行, 堀田 牧, 小川敬之, 他：地域在住認知症患者に対する生活行為工程分析表（PADA-D）の開発. 老年精神医学雑誌 30（in press）

中等度・重度認知症

check

- ☑ 中等度・重度認知症者の ADL 評価は，残存する能力を評価することが重要である．
- ☑ 重度認知症者では，わずかに発揮できる協力動作やその能力発揮の一貫性までをも評価することが重要である．
- ☑ 併存疾患や栄養障害など ADL 障害の関連要因まで目を向けておくべきである．

❶中等度・重度認知症の ADL

◆認知症者における日常生活の障害

　認知症者に適切な対応・ケア，ADL 支援を行うには，それぞれの病状を認知症の重症度ごとに認知機能検査や ADL 尺度を用いて正しく評価することが重要と考えられている[1,2]．本項では主に，中等度・重度認知症者の ADL についてその特徴と評価法について解説する．

　認知症の ADL 障害は生活機能の障害ともいえ，朝田[3] は生活機能障害を次のように定義している．「認知症者にみられる日常生活の障害であり，明らかな運動障害や感覚障害を伴わないことが一般的である．従来，失行失認などと呼ばれた固有の局所病変に呼応する症候も含まれている．原因は主に局在性の脳障害にあると示唆されるが，脳内の広汎な病変や複数の障害器官が関与してもよい」．つまり，この定義から，認知症の ADL 障害は，単なる動作障害ではなく，多要因から影響を受ける生活全体の障害としてとらえるべきであるということである．

◆中等度・重度認知症者の ADL の特徴

　認知症疾患における病状経過の特徴から，中等度から重度にかけてのリハビリテーションを行ううえで評価・介入すべき対象となるのは，基本的 ADL (BADL) が中心になる．中等度以降になれば BADL の障害がみられ始め，行動・心理症状 (BPSD) の著明な増悪が加わることで ADL 障害が一気に加速する．そして，重度から最重度にかけて，BPSD が少しずつ沈静化するに伴い，ADL 障害の進行は再び緩やかになる．その間に排泄，更衣，清潔に関する ADL 障害が著明になり，そして移動，移乗動作，ベッド上の動作，食事動作の能力が失われ，本人の能力が発揮される各 ADL はごくわずかとなる[4]．

　在宅の認知症者を対象とした堀田ら[5] の報告では，BADL のなかで比較的早期の段階から障害され始める項目として，移動能力や着替えの動作が挙げられている．食事の能力は最も遅い時期に障害され始める．一方，筆者ら[6] の研究や Morris ら[4] の研究において，重度認知症者の最後まで保持される能力を調査したところ，残存能力として，移動・移乗動作などの基本動作や，食事に関連する動作が挙げられた．ほかにも，男性は女性と比べて，更衣が障害される時期が早いなど，性別によって BADL の障害される順序も異なることが指摘されている[7]．手段的 ADL (IADL) の料理などにおいても同様なことが指摘されているため，男女による差については，各国の文化的背景やその時代

56　chapter 2 ┃ 根拠に基づいた認知症のリハビリテーション評価

に応じて変わることが考えられる.

❷中等度・重度認知症者の ADL の評価について

◆ ADL の評価様式について

認知症者の ADL は認知機能障害との関連性が強く，認知機能障害が増悪するにつれ ADL も障害される[8-10]．ADL の問題は本人の生活の質 (QOL)[11] だけでなく，介護者負担[12] や社会的費用の増加にも影響するため，ADL の評価を正確に行うことは重要である．認知症者における ADL 評価は，認知機能障害により種々の ADL 項目で安全確保のための監視や激励・指示・指導が必要となるため，障害特性を反映した認知症特異的な尺度の使用が望まれる．認知症が重度に至れば，認知機能も ADL もごくわずかしか残されておらず，その評価領域の境界は曖昧になるかもしれない.

認知症者の ADL の評価方法は，情報提供者との面接によって実行状況を評価するものと直接観察によるものに分けられる．面接評価の利点は，実際の場面や状況で認知症者の行っている ADL を評価できることである．問題点は，情報提供者との関係や観察力の相違により評価結果が影響を受けるという点がある．一方，直接観察による評価の利点は，実際の能力を直接観察することから高い信頼性を有し，障害の有無とその質的な内容も評価できる点である．しかし，直接観察法では，多数の ADL 項目を評価するのに，時間的・人的・費用的なコストがかかるという問題点もある.

これらのこともふまえ，認知症者の ADL の現状や実態を正確に評価するためには，まずは家族や介護者などの信頼できる情報提供者との面接を実施し評価する．そして，より詳細に評価する必要がある ADL については，直接観察を用いて質的な障害の内容を評価することが望ましいとされている.

◆ ADL の評価尺度

これまでのところ，さまざまな評価尺度の内容は，障害され始めた時点，つまりなんらかの見守りや支援が必要となった時点で，生活行為の障害と判定される．しかしながら，このような視点ではほとんどの能力が障害されている重度認知症者の残存能力を評価するという点においてうまく活用できないことも筆者らは懸念している．実際，筆者らは 5 つの ADL 尺度を用いて重度・最重度認知症者群を評価した研究において，食事や移動以外の項目は床効果を呈し残存する能力の測定が困難であることを報告した[6].

これまで ADL の実行状況を評価するために，臨床上よく活用されてきた認知症特異的な尺度としては，N 式老年者用日常生活動作能力評価尺度 (N-ADL)[13]，Disability Assessment for Dementia (DAD)[14]，兵庫脳研版日常生活活動評価尺度 (HADLS)[15]，Physical Self-Maintenance Scale (PSMS)[16] などがある．これらの ADL 尺度では，健常者〜重度認知症者まで幅広い層を対象としており，現在の ADL の介助量を知るうえでは非常に有用である．しかし，重度認知症者のみに注目すれば，おおまかな介助量のみに着目しているために対象者の発揮する協力動作や，残存する能力の変化を敏感に評価できないものなどが多く，重度認知症者が行う ADL の問題点の抽出には不向きなことも指摘されている[6,17].

手洗い	自立	言語的手がかり	非言語的手がかり	身体ガイド	身体介助軽・中・重	全介助協力動作	
						有	無
水を出す			○				
手を洗う	○						
水を止める			○				
手を拭く	○						

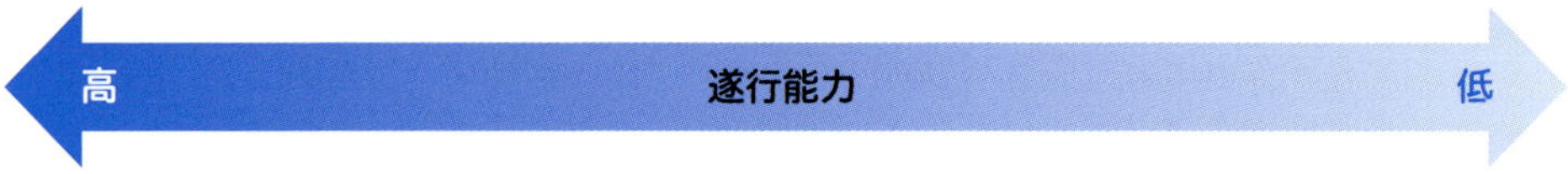

高　　　　　　　　　　　　　　　　　遂行能力　　　　　　　　　　　　　　　　　低

【図 2-10】 Refined-ADL Assessment Scale における ADL の工程分析評価表

対象者が行う生活行為を各工程ごとに分けて，その工程ごとに自立度・介助量を評価する．こうすれば，いずれの工程でどのような介助が必要なのかが評価できる．言語的手がかりは，声かけなど具体的な言語命令を指す．非言語的手がかりは，指差しなど視覚的な誘導を指す．身体ガイドは対象者に軽く触れる程度の行為を誘導する介助である．全介助での協力動作は，当該 ADL 行為自体は全介助であっても，介助者の指示に従える場合である．一方，介助者が介助しようとする際に対象者がその意図を理解できずに拒否していれば，協力動作なしと判定する．図のケースでは，手洗いにおいて，水を出す工程，水を止める工程で，指差しなどの手がかりが必要であったということである．

〔Tappen M：Development of the refined ADL Assessment Scale for patients with Alzheimer's and related disorders. *J Gerontol Nurs* 20：36-42, 1994 より改変〕

　　重度認知症者用の ADL 尺度として，面接形式の Alzheimer's Disease Cooperative Study Activity of Daily Living Scale for severe impairment (改訂 ADCS-ADL sev)[17]，直接観察式の Refined-ADL Assessment Scale などがある[18]．

　　改訂 ADCS-ADL sev については日本語版[19]も検討されている．しかし，この尺度は在宅での患者を主な対象とし，重度認知症者に残されている ADL に特化した評価を試みてはいるが，項目内の評点はおおまかな介助量のみに着目しているため，やはり対象者本人がもっているわずかな能力や病院・施設の介助量を評価するには不十分であると思われる．直接観察法による Refined-ADL Assessment Scale は，ADL 行為を工程ごとに分け，それぞれの自立度・介助量を評価する手法を用いており，残存する能力を詳細に評価するうえでは非常に有用である (図 2-10)[18]．田平[19]も認知症者の ADL 障害の内容を評価するうえでは，ADL 行為を工程ごとに分ける評価方法を推奨している．この工程ごとに分けて生活行為を評価する方法は，各重症度とも共通である．

　　しかし，これらの生活工程分析における評価も，どのような理由でその生活行為が障害されているのか，手順の障害なのか，保続なのか，道具の使いかたの誤りなのか，といった質的な障害の特徴までは区別できないので，評価者による観察が重要となることは忘れてはならない．

◆重度認知症でみられる ADL の特徴―変動性の評価について

　　これまで，中等度・重度認知症者に活用できる ADL 評価尺度について解説し，特に，生活工程の分析を行うことが，この時期の残存する ADL を評価するために有用であることを述べた．

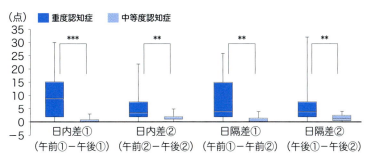

【図2-11】 重度認知症者と中等度認知症者におけるADLの変動性の差

ADL（整容，洗顔，起居，移乗）の4つの行為について，各対象者に週に2日，1日2回の合計4回（午前①②，午後①②）の評価を実施した．評価には，物理的・人的環境が影響しないように各対象者には同じ介助者が同じ環境条件と介助方法で同じ工程の動作を行い，それを点数化し変動係数を重度認知症者と中等度認知症者で比較検討した．結果，重度認知症者は中等度認知症者に比べてADLパフォーマンスの変動が有意に大きかった．

〔石丸大貴，田中寛之，永田優馬，他：重度認知症におけるADLの変動性．老年精神医学雑誌 28：1025-1030, 2017 より改変〕

　しかしながら，この生活工程分析のみでADLの評価を終結させてはならない．重度認知症者のADLの質的な特徴として，同じ実施環境であっても，「ある場面ではできるが，他の場面ではできない」という，対象者自身の能力発揮の「変動性」があることを筆者らグループの研究が示している（図2-11）[20]．つまり，重度認知症者の残存するADLを評価するためには，各ADL項目で評価できた残存能力に加えて，それらの変動性（再現性）を評価することも必要である．

　たとえば，毎回必ず食事の際に覚醒して摂食できているのか，排泄動作の際にも毎回必ず同じ介助量でできているのか，場所などの環境や時間の変化によって再現性が欠けないか，などの視点をもって評価することが必要となる．

　ここで，読者のなかには，重度認知症者における認知機能検査について言及した前項（→45頁）の，CTSD（Cognitive Test for Severe Dementia）などにおいて再現性（変動性がない，あるいは少ない）が確認されているという説明と，重度認知症者のADLの特徴である再現性が乏しい（変動性がある）こととは矛盾しているのではないか，という疑問をもつ方もいるかもしれない．しかし，そもそも認知機能検査は対象者の最大限のパフォーマンスを測定するものであり，一方ADLは毎日繰り返し行われる生活の行為である．ADLの評価は最大限の能力だけでなく，日々の実行状況まで評価する必要がある点からも，やはり認知機能とADLの評価様式は区別することが望ましく，この評価すべき視点の違いから，ADLは日々の一貫性，つまり変動性まで評価すべきである，といえる．

◆ ADL障害に影響を与える要因

　認知症のADL障害の最も大きな要因は，認知機能障害である．認知症，特にアルツハイマー型認知症においては，病初期から近時記憶の障害を呈し，その後，視覚構成障

【表 2-7】　重度認知症者における ADL 障害（PSMS 得点）の要因について

	β	P Value
CTSD	0.563***	0.000
PAIN-AD	−0.054	0.516
CIRS	−0.135	0.112
CCI	−0.234**	0.004
MNA-SF	0.247**	0.002
NPI-NH	0.084	0.308
CSDD	−0.202*	0.011
Adjusted R^2	0.424***	

重回帰分析（n＝106）***p＜0.001, **p＜0.01, *p＜0.05

PSMS：Physical Self Maintenance Scale, CTSD：Cognitive Test for Severe Dementia, PAIN-AD：Pain Assessment in Advanced Dementia Scale, CIRS：Cumulative Illness Rating Scale, CCI：Charlson Comorbidity Index, MNA-SF：Mini-Nutritional Assessment-Short Form, NPI-NH：Neuropsychiatric Inventory-Nursing Home Version, CSDD：Cornell Scale for Depression in Dementia

重度認知症者群において，PSMS 得点は CTSD，CCI，MNA-SF，CSDD が有意に関連していた．つまり，ADL 障害は認知機能障害，栄養障害，併存疾患の重症度，agitation が影響している．

害，計算障害などの認知機能障害が加わる．特に中等度の段階では，視覚構成障害が強くなり，「袖に腕を通す」などの自分を中心とした物の位置関係を測る能力が低下することで，着衣障害に発展する．また，アパシー（apathy，無気力）によって日々の生活行為への関心が低下し，失禁の回数が増えるなど排泄障害を引き起こす場合もある．

　そのほかにも，ADL 障害を引き起こす要因としては，併存する身体疾患や栄養障害なども挙げられる．認知症者は健常者と比べて併存疾患の保有率が高く[21]，低栄養を合併している割合も高い[22]．それらが ADL 障害の要因にもなりうることが報告されている．つまり，認知症者の ADL を考慮するうえでは，認知機能障害や BPSD のみを評価するだけではなく，それ以外の ADL に与える関連要因を評価しておくことも重要である．

　軽度の段階における ADL 障害の主な要因は認知機能障害であることが多いが，認知症が進行すれば，BPSD，栄養障害，併存疾患なども ADL 障害に与える影響が強くなることは予測できる．筆者らは，重度認知症者における ADL 障害の原因をさまざまな観点から評価し，その要因として，認知機能障害，agitation（焦燥感や興奮），併存疾患の重症度，栄養障害が主に影響を及ぼしていることを明らかにした（表2-7）．この検討で興味深かったのは，NPI-NH（Neuropsychiatric Inventory-Nursing Home Version）で評価される全般的な BPSD の重症度よりも，CSDD（Cornell Scale for Depression in Dementia）で評価される agitation や，認知機能障害，栄養障害，さらには併存疾患の個数ではなく重症度が ADL 障害に影響を与えていたことである．

　従来，認知症者の ADL 障害の要因として認知機能障害と BPSD が中心に取り上げられてきたが，認知症者は高齢者がほとんどであることから併存疾患の影響や栄養状態，

環境面など，多要因からADLを検討する必要があり，また，それらの各要因も重症度によって影響する程度が異なることを予測し，時期や状態像に応じたADLの評価・介入を行うことが必要となる．われわれの検討結果は，これらの重要性を改めて報告できるものであった．

本書では，これらの背景もふまえて，身体合併症（➡107頁），栄養（➡118頁），感覚器（➡125頁），環境（➡130頁）などに関する項目も設けているので参照してほしい．

❸中等度・重度認知症向けのADL評価における今後の方向性
─エビデンスの構築に向けて

中等度〜重度認知症者のADLは，薬物療法に対するセカンドアウトカムとして採用されるなど，必要不可欠な評価領域である．しかし，この時期のADL障害は，既存の尺度の床効果や，変動性を考慮する尺度がないなど，いくつかの問題が残されているため，今後は，重症度に応じて残存するADLを詳細に評価できる尺度が必要であると考える．

これまで述べたように，ADL障害は，単純に認知機能障害，BPSDだけの問題ではなく，その他の関連要因も強くかかわることから，ADLを評価するうえではその他の関連要因も同時に評価して，何がADL障害の要因で，何が改善可能な要因なのかを明らかにしておく必要がある．実際，ナーシングホームの中等度〜重度認知症者の1/3は，入所後半年後には理由は不明であるが，ADLの改善を認めており，中等度〜重度認知症者のADL障害の改善に注目している報告もある[23]．

この時期の認知症者に対するADLの評価・介入に関しては発展途上段階であるため，今後ますます多くの臨床研究報告が望まれる．

文献

1) Fairbum CG, Hope RA：Chages in behavior in dementia：a neglected research area. *Br J Psychiatry* 152：406-407, 1988

2) Boller F, Vemy M, Hugonot-Diener L, et al：Clinical features and assessment of severe dementia. A review. *Euro J Neurol* 9：125-136, 2002

3) 朝田　隆：認知症の生活機能障害とは. *Cognition Dementia* 10：299-304, 2011

4) Morris JN, Fries BE, Morris SA：Scaling ADLs whithin the MDS. *J Gerontol A Biol Sci Med Sci* 54：546-553, 1999

5) 堀田　牧，田平隆行，石川智久，他：アルツハイマー病患者のADL障害. 老年精神医学雑誌 28：984-988, 2017

6) 田中寛之，永田優馬，石丸大貴，他：重度認知症患者の残存するADL評価における既存の尺度の限界. 作業療法 36：105-108, 2017

7) Lechowski L, Van Pradelles S, Le Crane M, et al：Patterns of loss of basic activities of daily living in Alzheimer patients：A cross-sectional study of the French Real Cohort. *Dement Geriatr Cogn Disord* 29：46-54, 2010

8) 田中寛之，植松正保，小城遼太，他：認知症患者における認知機能，ADL，BPSDの関連性─重度認知症患者に着目して. 老年精神医学雑誌 25：316-323, 2014

9) 寺西美佳，栗田征武，西野　敏，他：認知症患者の中核症状，周辺症状および日常生活動作能力の関係について. 老年精神医学雑誌 22：185-193, 2011

10) Andersen CK, Wittrup-Jensen KU, Lolk A, et al：Ability to perform activities of daily living is the main factor

affecting quality of life in patients with dementia. *Health Qual Life Outcomes* 2：52, 2004

11）Miyamoto Y, Tachimori H, Ito H：Formal caregiver burden in dementia：impact of behavioral and psychological symptoms of dementia and activities of daily living. *Geriatr Nurs* 31：246-253, 2010

12）河野禎之：アルツハイマー型認知症の本人とその家族が経験する経済的な機会損失に関する研究．老年精神医学雑誌 21：1237-1251, 2010

13）小林敏子，播口之朗，西村　健，他：行動観察による痴呆患者の精神状態評価尺度（NM スケール）および日常生活動作能力（N-ADL）の作成．臨精医 17：1653-1668, 1988

14）Gelinas I, Gauthier L, McIntyre M,et al：Development of a functional measure for persons with Alzheimer's disease：the Disability Assessment for Dementia. *Am J Occup Ther* 53：471-481, 1999

15）博野信次，森　悦郎，山下　光，他：アルツハイマー病患者における日常生活動作の総合的障害尺度（HADLS）の作成．神心理 13：260-269, 1997

16）Lawton MP，Brody EM：Assessment of older people；self-maintaining and instrumental activities of daily living. *Gerontolgist* 9：179-186, 1969

17）Galasko DR, Schmitt FA, Thomas S, et al：Detailed assessment of activities of daily living in moderate to severe Alzheimer's disease. *J Int Neuropsychol Soc* 11：446-453, 2005

18）Tappen RM：Development of the Refined ADL assessment scale for patients with Alzheimer's and related disorders. *J Gerontol Nurs* 20：36-42, 1994

19）田平隆行：疾患別認知機能と ADL・IADL 自立度との関係及び生活行為チェックリストの作成．平成 27 年度厚生労働省科学研究費補助金長寿科学総合研究事業「生活行為障害に基づく認知症リハビリテーションの標準化に関する研究」分担研究報告書，2015

20）石丸大貴，田中寛之，永田優馬，他：重度認知症における ADL の変動性．老年精神医学雑誌 28：1025-1030, 2017

21）Haaksma ML, Viela LR, Marengoni A, et al：Comorbidity and progression of late onset Alzheimer's disease：A systematic review. *PLoS One* 12：e0177044, 2017

22）Malara A, Sgro G, Caruso C, et al：Relationship between cognitive impairment and nutritional assessment of functional status in Calabrian long-term-care. *Clin Interv Aging* 9：105-110, 2014

23）Carpenter GI, Hastie CL, Morris JN, et al：Measuring change in activities of daily living in nursing home residents with moderate to severe cognitive impairment. *BMC Geriatr* 3：6：7, 2006

4 BPSD

BPSD の出現モデルと評価

check
- ☑ BPSD の発症には，個人因子・介護者因子・環境因子が寄与する．
- ☑ 定量的分析だけでなく，背景要因の定性的な分析の重要性を理解する．

　行動・心理症状（BPSD）は，認知症において臨床的課題となる症候である．BPSD は行動と情動に関与している脳部位の変性を原因として，その症状が直接的に引き起こされている可能性がある．いくつかの研究では，症状に対応する神経基盤の検討も行われている．たとえば，前頭側頭型認知症の行動障害と前頭葉機能との関連[1]，レビー小体型認知症（DLB）の幻視と前頭葉や後頭葉機能との関連[2]が挙げられる．このように，認知症の原因疾患ごとに特徴的な BPSD が多数検討されている．

　しかし，認知機能障害のみですべての BPSD を一概には説明できないため，介護者など環境の影響によっても BPSD が生じると考えられている．たとえば，アルツハイマー型認知症（AD）を呈するすべての人がもの盗られ妄想を示すわけではない[3]．そこで，BPSD の出現には本人以外の影響が想定される．Kales ら[4]は認知症者に関連する因子，介護者因子，環境因子が BPSD の発症に寄与しているとして図 2-12 のようなモデル図を示した．

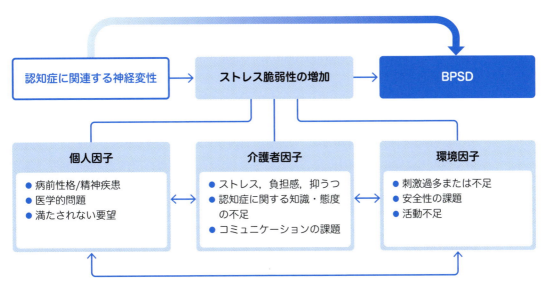

【図 2-12】 BPSD の出現モデル
〔Kales HC, Gitlin LN, Lyketsos CG：Assessment and management of behavioral and psychological symptoms of dementia. BMJ 350：h369, 2015 より改変〕

❶ BPSD の理解を促すモデル

　BPSD に対する非薬物療法を行っていくうえでは，症状の原因や成り立ちを理解し，介入に反映させることが必要である．すなわち，個々の患者の行動がなぜ生じたのかを本人の視点に即して考えなければならない．BPSD を理解するための理論的モデルとして BPSD 教育パックでは 3 つのモデルが紹介されている[5]．1 つ目は学習理論である．学習理論では，BPSD は環境とのかかわりによって学習された＝条件づけられた行動であると考える立場である．そのため，介護環境を操作することで BPSD が軽減されることを想定している．2 つ目はアンメットニーズ (unmet needs) 理論である．いわゆる行動上の問題は，有意義な活動，情緒的な共感，あるいは社会的交流に対する人間の正常な欲求が満たされないため生じると考える立場である[6]．認知症が進行した人は，欲求を言語化したりそのための行動をとったりすることができるとは限らない．そのため，言動の細部にまで着目し，満たされない欲求をどのように理解するのかについての重要性を示す理論である．3 つ目は Progressively Lowered Stress Threshold 理論である．認知症という状態が，ストレスに対処する対処能力を低下させ，その結果，内的および外的ストレスが過剰な場合に，不適切な行動が生じると考えられているものである．このように，BPSD の成り立ちをとらえる際には，認知症という病的な側面だけでなく本人なりのとらえかたや対処にも注目する必要がある．

❷ BPSD の種類と評価尺度

　国際老年精神医学会 (International Psychogeriatric Association；IPA) の分類によると，BPSD は行動症状と心理症状の 2 種類に大別される．行動症状には，身体的攻撃性，徘徊，不穏，焦燥，非常識な行動と脱抑制，放浪，金切り声などが，心理症状には，妄想，睡眠障害，幻覚，不安，抑うつ，誤認などが含まれる (表 2-8)．

　BPSD の評価方法はおおまかに分類すると，全般的な症状を評価するものと，症状ごとに個別に評価する尺度がある．本項では，国内・国外で使用され，コンセンサスを得ている全般的な BPSD 評価尺度である BEHAVE-AD (Behavioral Pathology in Alzheimer's Disease)[7] と NPI (Neuropsychiatric Inventory)[8] を紹介し，評価尺度の目的・適応と限界について整理する．

　BEHAVE-AD は，認知症者における BPSD を対象とした，薬物療法における効果を評価する目的で開発された尺度である．この尺度は介護者とのインタビューで評価され，妄想観念，幻覚，行動異常，攻撃性，日内リズム障害，感情障害，不安および恐怖の 7 つの下位尺度 (25 項目) と，それらを総合した全般評価の項目で構成される．各項目は 0 (なし)〜3 (最重度) の 4 段階で評価される．BEHAVE-AD[7,9] 作成の目的は，元来薬物療法の治療効果判定である．

　NPI の日本語版は 1997 年に博野ら[10] によって作成された．オリジナルの NPI の評価対象は妄想，幻覚，興奮，うつ，不安，多幸，無為，脱抑制，易刺激性，異常行動である．これらの評価対象に睡眠障害と食行動異常の 2 つを加えた 12 項目版がある．1998 年には Kaufer ら[11] が，NPI に介護者負担の程度を加えた (NPI-Caregiver Distress Scale；NPI-D)．NPI-D は上記の 10 項目のみから構成され，日本語版は松本ら[12] によっ

【表2-8】 NPI-NH と BEHAVE-AD の主な評価対象

	IPA 提唱の BPSD	NPI-NH	BEHAVE-AD
心理症状	幻覚	幻覚	幻覚
	妄想	妄想	妄想観念
	抑うつ気分	うつ	感情障害
	睡眠障害	睡眠障害	日内リズム障害
	不安	不安	不安および恐怖
	誤認	—	—
	—	多幸	—
行動症状	身体的攻撃性		
	不穏		攻撃性
	暴言		
	焦燥	興奮	—
	金切り声		—
	泣き叫び		—
	つきまとい		—
	放浪		
	繰り返し質問	異常行動	
	徘徊		行動異常
	脱抑制	脱抑制	
	意欲低下	無為・無関心	—
	—	食行動異常	—
	—	易刺激性	—

て作成された．さらに2000年にKaufer ら[13]がNPI-Brief Questionnaire Form (NPI-Q)を発表した．これは重症度と負担度のみを問うもので，実施時間が約5分間と簡便な仕様である．これらのNPIバージョンの面接対象者は家族介護者であるが，施設の看護・介護職員を対象として面接を行い評価するNPI Nursing Home Version (NPI-NH)をWoodらが2000年に発表した[14]．NPI-NHは下位項目が10のものと12のものがある．NPIの適応としては多くの非薬物療法のアウトカムとして用いられている．

しかし，これらの尺度の限界はいくつかの研究で述べられているように，症状の有無を抽出することには適しているが，その評価結果から非薬物療法につなげていくのは難しい[4,15]．そこで，BPSD の評価と同様にマネジメントも包含したアプローチについて概説する．

❸ BPSD マネジメント手法

◆ ABC アプローチ

ABC (Antecedents of Behavior and their Consequences) アプローチ[16]は最もよく使われている．このアプローチでは，BPSD を引き起こすと思われる先行子の同定と，症状を改善または悪化させるかもしれない結果に注目している[17]．いわゆる学習理論を基に発展しているアプローチである．専門家は，各症状を明確に定義し，いつ，どこで，

誰と一緒のときにその症状はおこるか，その症状は持続するか，その症状は，入居者，同室者およびスタッフに対してどのような影響を及ぼすか，何がその症状を改善，または悪化させるかという文脈的な評価も重要になる．

◆ DICE アプローチ

DICE (Describe Investigate Create Evaluate) アプローチはセラピストを含む多くの専門家により開発された BPSD のマネジメントアプローチである[4,18,19]．このアプローチが従来の ABC アプローチと異なるのは，①セラピストの役割が記載されている，②非薬物療法と薬物療法との統合的アプローチが推奨されている，③BPSD を理解するための 3 つの理論をふまえた内容となっている点である．アプローチは 4 つのステップからなる．

≫ ステップ 1：Describe

最初のステップは，介護者，および可能であれば認知症者との議論を通して，BPSD とそれが生じた文脈を示すことである．ABC アプローチと同様に先行子と，BPSD の詳細，および結果を詳しく述べる．

≫ ステップ 2：Investigate

一度，BPSD が詳細に示されたならば，次のステップは根底にあり修正可能と考えられる原因を測定，除外，特定することである．せん妄の測定と同様に，BPSD をマネジメントするうえで重要なことは，根底にある原因の詳細な評価である．診断名がついていない医学的状態の評価も重要な因子である．ここでは個人要因，介護者要因，環境要因の 3 つの観点から整理する．

個人要因 (individual considerations) では，現在の薬物療法の内容と診断名がついていない医学的状態や痛みの有無を評価する．また，既往の精神的併存疾患（大うつ病や不安障害）の影響も同様に考慮するべきである．そのほかに重要なこととして，機能的能力の限界，認知機能障害の重症度，睡眠衛生の質，感覚の変化，および退屈の評価を含める．無能さと無力感，および家族に対する「負担になっている」という恐れなどの心理学的因子は BPSD の発展や悪化に寄与しているかもしれない．

介護者要因 (caregiver considerations) では，認知症者と介護者の関係性のこれまで，および現在の質を理解することを求める．介護者は認知症と BPSD との関連性の理解に欠けているかもしれない．介護者のコミュニケーションスタイル，期待，認知症者の能力に対する過大評価と過小評価，および介護者自身のストレスや抑うつが BPSD を悪化させるかもしれない．

環境要因 (environmental considerations) では，過少または過度の刺激や，習慣的な活動の欠如，幸福な活動の欠如という環境が BPSD に影響しうる点を評価する．そのほかに，手すりや他の機器，補助具（ラベル，適切な作業照明）があるかどうかを考慮するべきである．セラピストは認知機能障害の程度を評価し，続いて認知症者の役割や習慣，好み，そして機能的制限を確認する．

≫ ステップ 3：Create

　このステップでは，医療チームと介護者が治療計画を考えて実施するよう協働する．初めに医師は Investigate のステップで検出された身体的問題に対応する必要がある．

　チームメンバー（医師，看護師，社会福祉士，セラピスト）および介護者とのブレインストーミングは，問題に取り組むため，問題解決策を形成するため，そして提案に対する賛同を得るために重要である．このステージで展開される行動的および環境的戦略は，概括的（generalized）戦略または目的的（targeted）戦略として分類できる．概括的戦略には行動特異的ではなく，環境を豊かにし，介護者の技能やウェル・ビーイング（well-being）の向上をも含める．目的的戦略は特定の BPSD（たとえば入浴時の攻撃性）をなくすことにフォーカスする．

　セラピストは介護者に対する効果的なコミュニケーション技能や環境調整技能の教育に重要な役割を果たす．また，認知症者が物品を使用する方法や，ADL をよりよくするための環境調整の方法について支援できる．

≫ ステップ 4：Evaluate

　最後のステップでは，推奨された戦略が効果的であったかどうか評価する．効果的に介入できたか，BPSD は改善されたか，介護者のストレスが減ったかといった点を評価することは重要である．介入に対する認知症者の反応は，予期せぬ副作用や結果が生じたか知るために見逃すことはできない．BPSD は認知症の進行に即して変化するので，継時的なモニタリングが必要となる．

まとめ

　既存の BPSD の評価尺度は 1 週間や 1 か月単位で観察された BPSD を，発生頻度や重症度から量的に評価するという点では優れている．しかし，日常生活の文脈から切り離して行動を考えているため，その評価尺度を用いても実生活場面の詳細な変化をとらえきれないという欠点がある．認知症リハビリテーションに携わる者はそのような文脈をふまえて評価結果を分析する視点がますます必要であろう．

文献

1) Agosta F, Canu E, Sarro L, et al：Neuroimaging findings in frontotemporal lobar degeneration spectrum of disorders. *Cortex* 48：389-413, 2011

2) Pezzoli S, Cagnin A, Bandmann O, et al：Structural and functional neuroimaging of visual hallucinations in Lewy body disease：a systematic literature review. *Brain Sci* 7：E84, 2017

3) Kazui H, Yoshiyama K, Kanemoto H, et al：Difference of behavioral and psychology symptoms of dementia in disease severity in four major dementias. *PLoS One* 11：e0161092, 2016

4) Kales HC, Gitlin LN, Lyketsos CG：Assessment and management of behavioral and psychological symptoms of dementia. *BMJ* 350：h369, 2015

5) 斎藤正彦：薬物によらない対応. 日本老年精神医学会（監訳）：認知症の行動と心理症状 BPSD　第 2 版. pp109-124. アルタ出版. 2013

6) Cohen-Mansfield J, Dakheel-Ali M, Marx MS, et al：Which unmet needs contribute to behavior problems in persons with dementia? *Psychiatry Res* 228：59-64, 2015

7）Reisberg B, Monteiro I, Torossian C, et al：The BEHAVE-AD assessment system：a perspective, a commentary on new findings, and a historical review. *Dement Geriatr Cogn Disord* 38：89-146, 2014

8）Cummings JL, Mega M, Gray K, et al：The neuropsychiatric inventory：comprehends assessment of psycho-pathology in dementia. *Neurology* 44：2308-2314, 1994

9）朝田　隆，本間昭，木村通宏，他：日本語版 BEHAVE-AD の信頼性について．老年精神医学雑誌 10：825-834, 1999

10）博野信次，森　悦朗，池尻義隆，他：日本語版 Neuropsychiatric inventory—痴呆の精神症状評価法の有用性の検討. *Brain Nerve* 49：266-271, 1997

11）Kaufer DI, Cummings JL, Christine D, et al：Assessing the impact of neuropsychiatric symptoms in Alzheimer's disease：the neuropsychiatric inventory caregiver distress Scale. *J Am Geriatr Soc* 46：210-215, 1998

12）松本直美，池田　学，福原竜治，他：日本語版 NPI-D と NPI-Q の妥当性と信頼性の検討. *Brain Nerve* 58：785-790, 2006

13）Kaufer DI, Cummings JL, Ketchel P, et al：Validation of the NPI-Q：a brief clinical form of the neuropsychiatric inventory. *H Neuropsychiatry Clin Neurosci* 12：233-239, 2000

14）Wood S, Cummings JL, Hsu MA, et al：The use of the neuropsychiatric inventory in nursing home residents. Characterization and measurement. *Am J Geriatr Psychiatry* 8：75-83, 2000

15）Gitlin LN, Marx KA, Stanley IH, et al：Assessing neuropsychiatric symptoms in people with dementia：a systematic review of measures. *Int Psychogeriatr* 26：1805-1848, 2014

16）Smith M, Buckwalter K：back to the A-B-C's：understanding and responding to behavioral symptoms in dementia. Geriatr Mental Health Train Series：Revised, 2005

17）宮裕　昭：認知症高齢者の不適応行動に対する応用行動分析学的介入．老年精神医学雑誌 28：1368-1373, 2017

18）Kales HC, Gitlin LN, Lyketsos CG, et al：Management of neuropsychiatric symptoms of dementia in clinical settings：recommendations from a multidisciplinary expert panel. *J Am Geriatr Soc* 62：762-769, 2014

19）Fraker J, Kales HC, Blazek M, et al：The role of the occupant therapist in the management of neuropsychiatric symptoms of dementia in clinical settings. *Occup Ther Health Care* 28：4-20, 2014

幻覚・妄想

check

☑ アルツハイマー病やレビー小体型認知症における幻覚・妄想は，一般精神でみられる幻覚・妄想と成り立ちや系統が異なるため，その特徴や誘発原因の理解が求められる．

☑ 幻覚・妄想への対応はケースバイケースだが，患者の生活背景や家族介護者との人間関係など，疾患以外の多角的側面から観察・評価を行うことが重要である．

認知症に伴う行動・心理症状（BPSD）の代表的な症状である幻覚・妄想は，認知症者本人の苦痛や生活障害となるだけではなく，在宅や病院・施設で介護をする側においても精神的・身体的な負担がかかりやすい要因となる．幻覚・妄想には，神経病理などの生物学的側面や神経心理学的側面，環境因子などの社会的側面の影響が考えられており，臨床の場において幻覚・妄想に対するセラピストの理解と対応は必須である．本項では，アルツハイマー病（AD）とレビー小体型認知症（DLB）の幻覚・妄想を中心にその特徴と対応について述べる．

❶幻覚

幻覚（hallucination）とは，対象のない知覚であり，実際には存在しない光・音・臭い・味，あるいは身体の中や外の感じが，感覚器の刺激なしに知覚されることをいう[1]．認知症の幻覚には主に，幻視，幻聴，体感幻覚などがある．AD では初期には幻覚の頻度は低く，DLB では初期からその頻度が高いとの報告[2]や，認知症者の幻覚の発症頻度は 12〜49％との報告[3]もあるが，認知症重症度やそのときの心理状態，環境によっても，その頻度は変容する．

◆幻視

幻覚のなかで最も多い症状は幻視であり，認知症重症度においては，軽度や重度よりも中等度のレベルで多く認められる[3]．出現頻度は AD では約 19％，DLB では約 80％との報告もあり[4]，幻視は DLB の多くに認められる症状である[5]．ここでは主に DLB について述べる．

幻視の内容としては，「知らない子どもが居間で追いかけっこをしている」「座敷にお客さんが来ている」などといった人物幻視が最も多く，小動物や虫の幻視，また非生物の幻視もしばしばみられる[2]．特に DLB では AD と比較して記憶が保たれていることが多いため，その内容を尋ねてみると，幻視で見えた対象の色彩や形状を明瞭に表現できることがほとんどである．また，幻視はその本人にしか知覚されていないため，「家に子どもが数人上がり込んでいる」という幻視によって，誰もいない食卓に数人分のおやつを用意する場面を家族が目撃したり，「夜になると木の陰に知らない男の人が立っている」と家族に訴えるなどして，幻視が発覚されることは多い．そのため，日常生活において本人の言動が普段と異なることが続くようであれば，家族や医療者が直接本人に，何か見えていて困っていることはないかといった点を尋ね，どのような環境下で幻

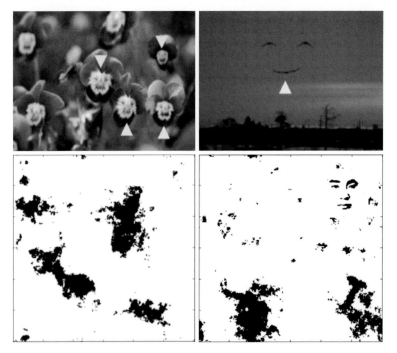

【図 2-13】 パレイドリア・テスト
上段：風景写真，下段：ノイズ画面．
〔Uchiyama M, Nishio Y, Yokoi K, et al：Pareidolias；Complex visual illusions in dementia with Lewy bodies. Brain 135 (Pt8)：2458-2469, 2012；Yokoi K, Nishio Y, Uchiyama M, et al：Hallucinators find meaning in noises；Pareidolic illusions in dementia with Lewy bodies. *Neuropsychologia* 56：245-254, 2014 より〕

視が起こっているのか確認することは重要である．
　本人の自宅を訪問し，その住環境を確認することは，建物の状況だけではなく，本人が誰と住んでどのような生活を送っているのか，その暮らしぶりもわかる．そのため，幻視の原因が室内の家具や明るさなどの環境的要因にあるのか，あるいは寂しさや不安などの心理的要因にあるのか，双方からの評価を行うことによって，幻視の誘発に対策を講じることが可能となる．
　幻視の有無や重症度は，上記の行動観察や Neuropsychiatric Inventory (NPI) を用いて評価されることが一般的だが，患者が幻視を訴えない場合や病識が乏しい場合，また，独居で幻視の把握が難しい場合は，家族介護者が幻視を過小評価する，もしくは，セラピストが生活障害の誘因を見落として適切な支援に行き届かないおそれがある．
　一方で，近年開発された「パレイドリア・テスト (Pareidolia Test)」は，直接患者から幻視もしくは錯視を検出する評価方法である[6,7]．パレイドリアとは，たとえば天井のシミが人の顔に見えるなど，無意味な形態が有意味な対象として知覚される「錯視」を示した言葉であり[6]，パレイドリア・テストでは，風景写真 (図 2-13，上段)[7] やノイズ画面 (Noise Pareidolia Test) (図 2-13，下段)[8] を用いた課題が開発されている．
　Noise Pareidolia Test は，患者に 40 枚のノイズ画面を 1 枚ずつ，最大 30 秒間提示し，その画面に顔があるかないかを回答させるテストである．顔があるノイズ画面に「顔がある」と答えた場合と顔がないノイズ画面に「顔がない」と答えた場合を正答とし，顔

がないノイズ画面で「顔がある」と答えた場合や，顔があるノイズ画面で実際に顔がある場所とは異なる場所に対して「顔がある」と答えた場合をパレイドリアとして評価する．

Noise Pareidolia Test は NPI の幻視との相関が高く，幻視の代用尺度としての有用性が報告されている[6,8]．しかし，パレイドリア・テストは幻視の評価に有用な補助ツールであり，このテストのみで幻視を判断するのではなく，実際の生活場面において，幻視の有無や内容を確認することは言うまでもない．

››› 入院事例（A 氏，60 代男性，DLB）

入院初期から歩行はやや小刻みであったが，DLB に特徴的な日内変動や幻視の訴えはなく，作業療法に毎日参加していた．あるとき，病室から作業療法室へ向かう途中ですくみ足となったため神経検査を行ったが特に異常は認められず，回診で医師が A 氏に健康状態を尋ねても「大丈夫」と答えるだけであった．しかし，その後も同症状が確認されたため，作業療法士が改めて A 氏に尋ねたところ，「廊下の先に，下に向かって大きな滝が流れていて怖い」「自分にしか見えていないと思って先生（医師）には言えなかった」と自ら幻視があることを認めた．

誘発原因と評価：A 氏の話では移動中の廊下に幻視を認めていたため，廊下の環境を確認したところ，病室付近の廊下は日中も明るく，床面は照明を反射して光っていたが，病室を過ぎた廊下の先は日中でも薄暗かった．この状況から，A 氏にとって「照明の照り返しで光る床」が水面や水の流れに，また，「暗い廊下の端」は水の流れが視界から途切れて下に落ちるように見えていることが考えられた．

介入と結果：日中の廊下の照明を少し落とし，廊下の端まで照度が均一となるように調整を行った．その結果，A 氏のすくみ足の頻度は減少した．A 氏自身も廊下の先に滝が見えたことを回診で話すなど，滝の幻視を受容するようになり，当初のような不安を訴えることはなくなった．

››› 外来事例（B 氏，80 代女性，DLB）

半年前に夫を亡くした B 氏は，「知らない男性が家のソファでくつろいでいる」と近所に住む長男に幻視を訴え，外来受診に至った．B 氏は毎日自宅で料理や家事を行いながら暮らしており，長男が週 1 回の買い物に連れ出す以外は一人で過ごしていた．幻視が ADL に影響を及ぼしている様子は認められなかったが，薬物療法後も幻視の頻度は増加したため，主治医と作業療法士が自宅マンションの訪問を行った．

誘発原因と評価：4LDK の室内は日中でも照明をつけないと薄暗かった．幻視の出現場所を尋ねると，「窓から入ってテレビ前のソファに座る」と言い，居間とベランダの出入り口である窓を指差した．ベランダにはベッドのマットレスが窓側に立てかけられて外の明るさを遮っており，ソファ近くの数脚積まれた椅子にその影が重なっていた．薄暗い室内の「マットレスの影」と「積まれた椅子」が，窓から入ってくる人として B 氏には見えていることが考えられた．また，夫の死後，広いマンションに独居となった寂しさや不安も少なからず影響している印象もあり，以上の状況が幻視を助長していると考えられた．

介入と結果：B 氏の長男に，DLB の幻視の特徴を説明し，誘発原因と考えられるマットレスや積まれた椅子を B 氏の視界に入らない場所に撤去するよう依頼した．また，

日中一人で過ごさず，デイサービスなど集いの場へ参加し，対人交流が日課として定着することを目的に，介護保険の申請を依頼した．その後の外来診察で，B氏に幻視を尋ねると，「男の人は見えなくなった」「でも，誰かがいるような気がする」と回答に変化があった．ありありとしたB氏の幻視は減弱し，実体的意識性（実際には見えないにもかかわらず，人の気配を感じたり視界の端に人がいるように感じたりする[9]）が残る程度となり，「気持ちが楽になった」という感想を得た．

◆幻聴

幻聴は物音や音楽，ざわめきなどが聞こえる幻聴と，言葉で語りかけられる幻聴とに大別できる[10]．DLBの幻視と比較すると幻聴の詳細な研究報告は少ないが，DLB患者では1/3以上に幻聴が認められ，幻聴を呈した患者の90%以上が「幻視の人物が話す」という幻視内容を示した報告[11]から，DLBの幻聴では，見えている人物（幻視）からの話しかけが患者に「聞こえる」と考えられ，DLBにおける幻聴の発生機序には幻視が先立って関連することが示唆されている．

しかし，幻視を呈する患者すべてが幻聴を伴うわけではないため，幻聴の背景に，不安などの心理的要因が影響していないか，また，難聴などの聴覚障害が隠れていないか，丁寧に観察・評価を行う必要がある．

❷妄想

妄想（delusion）は思考内容の障害である．外的現実について間違った推理に基づく誤った確信をもつことであり，確固たる確信から内容の修正は難しく，理論的な説明によって訂正できないものと定義されている[10]．また，妄想は単純に思考障害のみでは説明できず，知覚，記憶，感情などが関連している[12]．認知症にみられる妄想は誤った確信には違いないが，他の精神疾患の妄想とは異なり，その成り立ちが情動や他の経験から起こり，ある程度第三者に了解可能となる[10]ことが特徴である．

◆発症頻度

認知症における妄想の出現率は，20〜70%と幅が広く比較的よくみられる症状である[12]．また，妄想の頻度は，臨床的認知症尺度（Clinical Dementia Rating；CDR）を用いると，軽度であるCDR 1の時期に最も多く，次いで中等度のCDR 2に多くなり，重度のCDR 3になるとその頻度は減少するとの報告があり，妄想は軽度認知症のときに最も認められることが示唆される[12]．

ADでは病初期から中期にみられ[13]，最も多い症状であるもの盗られ妄想は女性に見受けられる傾向がある[14]．DLBの妄想は幻視と関連して出現することが多く[9]，病初期からみられる頻度が高い．また，ADに比べて嫉妬妄想が多い傾向にある[14]．

◆認知症でよくみられる妄想の種類

≫≫ もの盗られ妄想

もの盗られ妄想はDLBにも多いが，ADに最も多く認められる妄想であり[12,14]，「大切な物が見つからないが，自分がしまった覚えはない」ので「誰かが盗ったに違いない」という記憶の障害に基づいた根拠がある妄想である．実際には認知症者本人が，財布や通帳をしまっておきながらそのことを忘れてしまい，これを繰り返すことで誰かに盗まれたという猜疑心的解釈から起こり[15]，訂正が不能になると考えられている．また，もの盗られ妄想の傾向が女性に多いのは，社会的役割として女性が家事を担っている場合が多く，家庭内の物品管理や金銭管理の比重により妄想が関連することが考えられている．もの盗られ妄想で疑われる対象は，同居する家族や介護をする嫁など，生活を共にする身近な人物[12]へ疑いが向くことが特徴である．独居の場合は，自宅へ出入りする機会が多い訪問ヘルパーや介護スタッフなどが対象となる傾向がある．

対応：同居する家族介護者に対して，一番本人の世話をする人間が対象になりやすい旨をあらかじめ伝えておくことが重要である．本人と一緒にもの探しを行い，先に家族が見つけても本人に見つけ出してもらうよう誘導するなど，家族が予め理解したうえで対応することにより，本人の精神状態の安定や介護者の介護負担感の軽減を図ることが可能となる．また，頻繁にものを失くす場合は，ものの置き場所を決めて習慣化するなどの方法が考えられる．

≫≫ 人物誤認症候群

①幻の同居人 (phantom boarders)

他人が自分の家に住み着いているという誤った妄想である[16]．姿は見えないため幻視ではない[17]．もの盗られ妄想の次に多いといわれ，軽度から中等度の認知症で，かつ高齢女性に多くみられる[12]．

②替え玉妄想—カプグラ症候群 (Capgras syndrome)

家族，親友などがいつの間にか瓜二つの替え玉（偽者）に置き換わっている，という身近な人物を偽者やそっくりな別人と確信する妄想である[18]．臨床では，患者が配偶者を目の前にしながらも「一緒に住んでいる夫（妻）が他の人と入れ替わっている」「今，ここにいる人は偽者だ」などと言い，なかなか訂正が利かない場面を目にする．妄想そのものが患者のADLに大きく影響を与えることはないが，患者と日常生活を営む配偶者など身近な人物との人間関係に支障をきたしやすく，ADよりもDLBで認められることが明らかになっている[15]．

カプグラ症候群の発生機序には，「相貌失認（人の顔を区別して認識することができない）の鏡像仮説」がある[19]．それによると，カプグラ症候群では，潜在的な顔認知を行う視覚経路には問題がある一方，意識的な顔認知を行う視覚経路は正常と考えられている[17]．つまり，患者である妻が夫を見ても，見慣れているはずの夫として喚起されないが，見た顔を意識的に相貌の処理を行うことで，「目の前にいる人は夫に感じるべき親しみが湧いてこないが，夫の顔をしている」という葛藤を生じ，それを解決する手段として「この人物は夫にそっくりの偽者だ」という判断を行い，妄想に発展する思考回路をたどるという説である[17]．また，それ以外にも，記憶障害や情動・感情の変化の影

響も要因として考えられている[14].

対応：患者である妻が「夫ではない」と否定する言動をとり続けているときに，夫がいったん家を出て，しばらくして玄関から「ただいま」と言い家に入ると，妻が何事もなかったかのように夫本人と認識して受け入れた，という配偶者の工夫を筆者はいくつか経験している．患者の言動を叱責しない[14]で情動を安定させるように，場面や環境の一時的な切り替えを行うことは有用な対応方法の一つと考える．

③鏡徴候 (mirror sign)，テレビ徴候 (TV sign)

鏡徴候とは，「鏡に映った自分の姿を他人と思い込んでしまう」もので，鏡に向かって会話をしていることで気づかれる場合が多い[12]．テレビ徴候は，テレビの中の人物や場面を現実と混同する症状であり[20]，出演している人物に向かって話しかけたり，怒ったりすることで気づかれる．

>>> **嫉妬妄想**

配偶者あるいは性的パートナーに対して，無関係な出来事を証拠として浮気などの不実を妄想的に確信する病的な状態であり，オセロ症候群 (Othello syndrome)[20]と称されることもある．

認知症の嫉妬妄想では，AD の最初の報告例における初発症状が嫉妬妄想であったことは有名である[21]．Hashimoto らの研究[22]によると，認知症専門外来を受診した認知症者 328 例中 19 例 (5.8%) に嫉妬妄想を認め，さらに，配偶者がいる対象 209 例に絞るとその有症率は 9.1% だったことが報告されており，認知症における嫉妬妄想の発現は決して低くはないことを示している．

原因疾患は DLB が最も多く，次いで AD，脳血管性認知症の順であり[22]，嫉妬妄想に伴う精神症状において，DLB では高率に幻視を伴っていることが多く，「配偶者が知らない男 (女) と性行為をしているところが見える」といった性的な内容の幻視がある[22]．また，嫉妬妄想は患者の身体的側面にも起因し，患者が身体疾患や老年期による身体的機能低下を呈し，単独で自由な外出ができない場合，配偶者が健康であり，勤めや習い事で頻回に外出する状況において，起こりやすいとされている[22]．それ以外にも嫉妬妄想の原因には，認知症によって生活を配偶者に頼らなければならず，家族や周囲に迷惑をかけているといった患者自身が抱く配偶者との格差による劣等感や，自己存在価値感の低下が関与していることが考えられている[22]．

嫉妬妄想の形成は，そのような状況において，配偶者が活動的に外出する姿を患者が目の当たりにする結果，配偶者に対して「外で異性と会っているのではないか」と疑い始め，嫉妬妄想に発展したという構図が考えられる[22]．

対応：認知症の嫉妬妄想には患者の能力や立場の喪失感，また，その喪失感に対して自己を保とうとする自己防衛的な要素が関与するため[22]，継続的に安心感や自尊心，生きがいなどを他者との交流によって感じ取れる居場所が必要である．そのため，患者にはデイサービスの利用など，日中に自宅以外の居場所や社会的交流の場を提供することが求められる．また，配偶者へは嫉妬妄想の患者を忌避する態度を示さないよう助言し，習い事などで出かける機会が多い場合は，患者がデイサービスに行っている間に用事を済ませ，患者の帰宅時間までには自宅に戻り，患者の帰りを迎えるといった対応をとる

などの提案も必要である．配偶者が高齢者で柔軟に対応することが難しい場合もあるが，患者に合わせた工夫をすることで妄想の改善が期待できる．

❸まとめ

　認知症の幻覚・妄想は，特徴的な背景疾患以外に，患者の生育歴および生活環境，性格，心理的問題といった要因と，認知症疾患やBPSDに対する理解不足から生じる家族介護者の誤った対応や，患者と家族介護者の人間関係などの社会的要因を含め，さまざまな要因が影響して症状が出現する．しかし，幻覚・妄想に対する正しい理解と適切な対応をとることができれば，症状を概ね緩和させることが期待できる．そのためにも，患者の日常生活において，患者が表出する表情や言葉，また，その行動がどのような環境下で認められるのかを丁寧に観察し，その評価や対応方法を家族介護者や支援者間で共有することが何よりも重要である．

文 献

1) 博野信次：臨床認知症学入門—正しい診療・正しいリハビリテーションとケア 改訂2版，金芳堂，2009

2) 長濱康弘：Lewy小体型認知症の認知機能障害とBPSDの薬物療法．Dementia Japan 31：339-348, 2017

3) Swearer JM：Behavioral disturbances in dementia. In：Morris JC（ed）：Handbook of Dementing Illnesses, Marcel Dekker, New York, 1994

4) McKeith IG, Fairbairn A, Perry R, et al：Neuroleptic sensitivity in patients with senile dementia of Lewy body type. BMJ 305：673-678, 1992

5) McKeith IG, Dickson DW, Lowe J, et al：Diagnosis and management of dementia with Lewy bodies：third report of the DLB Consortium. Neurology 65：1863-1872, 2005

6) 渡部宏幸，西尾慶之：認知症疾患におけるパレイドリアの診断的意義．老年精神医学雑誌 27：857-861，2016

7) Uchiyama M, Nishio Y, Yokoi K, et al：Pareidolias；Complex visual illusions in dementia with Lewy bodies. Brain 135（Pt8）：2458-2469, 2012

8) Yokoi K, Nishio Y, Uchiyama M, et al：Hallucinators find meaning in noises；Pareidolic illusions in dementia with Lewy bodies. Neuropsychologia 56：245-254, 2014

9) 小阪憲司：レビー小体型認知症の幻覚・妄想．老年精神医学雑誌 25：1131-1137, 2014

10) 加藤伸勝（著），福居顯二，谷　直介，井上和臣（改訂編集）：精神医学 第12版．pp33-43, 金芳堂，2013

11) Tsunoda N, Hashimoto M, Ishikawa T, et al：Clinical Features of Auditory Hallucinations in Patients With Dementia With Lewy Bodies；A Soundtrack of Visual Hallucinations. J Clin Psychiatry 79：17m11623．2018

12) 忽滑谷和孝，笠原洋男：老年期の妄想．老年精神医学雑誌 20：1216-1223, 2009

13) Lyketsos C, Steinberg M, Tschanz J, et al：Mental and behavioral disturbances in dementia；Findings from the Cache Country Study on Memory in Aging. Am J Psychiatry 157：708-714, 2000

14) 長濱康弘：幻覚・妄想・誤認．生涯教育シリーズ95認知症トータルケア．日医師会誌 147〔特別号（2）〕：226-227, 2018

15) 吉田宏光：幻覚と妄想．日本臨牀 69：367-370, 2011

16) Rowan EL：Phantom boarders as a symptom of late paraphrenia. Am J Psychiatry 141：580-581, 1984

17) 長濱康弘：誤認症候群の臨床．老年精神医学雑誌 27：829-839, 2016

18) Capgras J, Reboul-Lachaux J：Illusion des sosies dans un delire sysytematize chronique. Bull Soc Clin Med Ment 11：6-16, 1923

19) Ellis HD, Young AW：Accounting for delusional misidentification. Br J Psychiatry 157：239-248, 1990

20) 安田　学，菅原一晃，加藤　敏：オセロ症候群．臨精医 44：233-238, 2015

21) Alzheimer A：Uber eine eigenartige Erkrankung der Hirnrinde. Allemeine Zeitschrift fur Psychiatrie und Psychisch-Gerichtliche Medicine 64：146-148,1907

22) Hashimoto M, Sakamoto S, Ikeda M, et al：Clinical features of delusional jealousy in elderly patients with dementia. J Clin Psychiatry 76：691-695, 2015

agitation

check

- ☑ agitation は介護者負担や認知症者自身の不良な予後と関連する臨床的に重要な症候である.
- ☑ agitation の評価には全般的な評価尺度と症状特異的な評価尺度がある.
- ☑ 症状が出現した文脈をとらえる視点をもちながら,原因を分析することが必要である.

❶ agitation の位置づけと臨床的重要性

　　認知症者の多くがその認知症経過のなかでいくつかの行動・心理症状 (BPSD) を呈する[1]. そのため,認知症のケアでは,発生した BPSD に対して継続的なマネジメントを実施することが重要な目標として掲げられている[2]. 臨床場面でしばしば問題行動としてみなされ対応を迫られることが多い BPSD の一つとして,agitation が挙げられる. agitation とは「ニーズや混乱それ自体により説明されない不適切な言語,叫び,そして運動活動」として Cohen-Mansfield ら[3] により定義されており,緊張,易刺激性,攻撃性,非協力的な振るまい,敵意,叫び,徘徊,不穏行動などの種々の症状を含んでいる. 認知症者の BPSD の有病率を調査したシステマティック・レビューでは,agitation の有病率は平均 36％ に達しており,アパシーに並び最も頻繁に認められる症状の一つである[4]. さらに在宅居住の認知症者と比べ,入院中の認知症者でより多いということが報告されている[5]. このような agitation は認知症者,特に入院・入所中の生活環境ではよく経験される症状である.

　　前述のように,agitation は有病率が高いというだけでなく,臨床的に取り組む必要がある重要な課題となることが多い. agitation が生じる背景には種々の要因が関与しているが,なかでもケア場面との関連が大きい[6]. それゆえ agitation がケアを提供する介護者の負担を増加させることも報告されている[7]. また長期的な視点に立つと,agitation は認知症者の予後とも強く関連しており,重度認知症への急速な進行および早期の死亡へのリスクファクターであるということも報告されている[8]. よって,認知症者自身の生活の質 (QOL) の向上だけでなく,介護者の負担を軽減させるためにも,agitation を適切に評価しマネジメントすることは臨床的に重要であるといえる.

❷ agitation の経過と出現パターン

　　agitation は種々の症状を含んでいるが,大別して身体的に非攻撃性の行動,言語的に非攻撃性の行動,身体的に攻撃性の行動,言語的に攻撃性の行動の 4 つに分類される[9]. 健常高齢者から重度認知症までの合計 305 人を対象とした調査では,身体的および言語的な非攻撃性の行動が最も多く観察され,身体的に攻撃性の行動は稀であったということが報告された[9]. また agitation の経過については,これら 4 つの分類すべての行動が認知症の重症度に伴って増悪していくと報告されており[9],特に中等度〜重度ステージ以降では症状の出現が顕著であるといえる. ただし,言語的に非攻撃性の行動について

は認知症の重度ステージで最も重症というわけでなく，言語面の問題が言語的 agitation の出現を制限する傾向があると指摘されている．そして，身体的に非攻撃性の行動のみが認知症の経過を通して単純に増悪していく傾向があると示されている．

認知症の経過のなかで変化していくだけでなく，agitation は１日のなかでもその重症度が変化することが観察されており，agitation 行動の出現については時間的なパターンがあると指摘されている．Cohen-Mansfield[10] は施設で生活する 174 人の認知症者を対象に，１日のうちの agitation 行動のピークや出現の傾向を調査した．そのなかで，対象者の 26％が午後遅い時間帯に，18％が午前の時間帯においてより増悪した agitation 行動を呈していた．残りの 56％は１日を通して agitation 行動のレベルは大きく変化せずに一定であったことが報告された．また agitation レベル自体は認知機能が重度に至るほど重症になるという関係性が認められた一方で，時間的なパターンについてはそうでなかった．これらのように，すべてではないが一部の認知症者では１日のなかで agitation 行動のレベルにピークがあるため，評価をするうえでは時間的な変化という視点をふまえる必要があるだろう．

❸ agitation をとらえるための評価法

2014 年に Gitlin ら[11] により既存の BPSD 評価尺度に関するシステマティック・レビューが行われており，16 の BPSD の全般的な評価尺度と 29 の BPSD の下位症状特異的な評価尺度の，合計 45 の評価尺度が特定された．そのうち，agitation に関する評価尺度は７つ示された．本項では，わが国で利用可能な尺度を概説する．

agitation を含む全般的な評価尺度の例として，Behavioral Pathology in Alzheimer's Disease (BEHAVE-AD)，Dementia Behavior Disturbance Scale (DBD)，Frontal System Behavior Scale (FrSBe)，Neuropsychiatric Inventory (NPI)，Neuropsychiatric Inventory-Brief Questionnaire Form (NPI-Q)，Neuropsychiatric Inventory Nursing Home Version (NPI-NH)，Nurses' Observation Scale for Geriatric Patients (NOSGER) などがわが国では利用可能である．それぞれの尺度の評価ドメイン，項目数，評価時間，合計点数を表 2-9 に示した[11]．対象者への観察評価の形式を採用している NOSGER を除き，すべての尺度が代理人との面接による評価方法を採用している．このように現在，わが国においても種々の全般的な評価尺度が導入されているが，そのうち NPI は認知症の行動症状に関する研究においてゴールドスタンダードな評価尺度として考えられている[12]．

次に agitation 特異的な評価尺度の例として，Agitated Behavior in Dementia Scale (ABID)，Cohen-Mansfield Agitation Inventory (CMAI) がわが国では利用可能である．これらの尺度に含まれる因子，項目数，評価時間，合計点数を表 2-10 に示した[11]．現在報告されている非薬物的な介入やアプローチにおいて，その治療対象とする agitation 行動の評価や効果指標として用いられている agitation 特異的な尺度は CMAI が多いと思われる[13]．

ここまで紹介したように，agitation の評価を行うための多くの尺度が報告されている．しかしながら，評価の実施環境，評価者，評価形式，または評価領域・症状はそれ

【表 2-9】 agitation を含む包括的な BPSD 評価尺度

名称	評価ドメイン	項目数	評価方式	評価時間	合計点数
BEHAVE-AD	妄想観念, 幻覚, 行動障害, 攻撃性, 日内リズム障害, 感情障害, 不安および恐怖	26 項目 0～3 点で評点	代理人との面接	20 分	0～75 点
DBD	不活動, agitation, 摂食障害, 日内リズム障害, 性的異常	28 項目 0～4 点で評点	代理人との面接	15 分	0～112 点
FrSBe	アパシー, 脱抑制, 遂行機能障害	46 項目 1～5 点で評点	対象者もしくは代理人との面接	施行 10 分 評点 10～15 分	46～230 点
NPI	妄想, 幻覚, 不快, 不安, agitation, 多幸, アパシー, 易刺激性, 脱抑制, 異常行動	10 項目 頻度 1～4 点 重症度 1～3 点	代理人との面接	10 分 (出現している行動の数による)	0～120 点
NPI-Q	妄想, 幻覚, 不快, 不安, agitation, 多幸, アパシー, 易刺激性, 脱抑制, 異常行動, 睡眠異常, 食行動異常	12 項目 頻度 1～4 点 重症度 1～3 点	代理人との面接	―	0～144 点
NPI-NH	妄想, 幻覚, 不快, 不安, agitation, 多幸, アパシー, 易刺激性, 脱抑制, 異常行動, 睡眠異常, 食行動異常	12 項目 頻度 1～4 点 重症度 1～3 点	代理人との面接	―	0～144 点
NOSGER	記憶障害, IADL・ADLに異常, 気分障害, 社会的行動障害, 行動障害	30 項目 1～5 点で評点	対象者の観察	―	30～150 点

BEHAVE-AD : Behavioral Pathology in Alzheimer's Disease, DBD : Dementia Behavior Disturbance Scale, FrSBe : Frontal System Behavior Scale, NPI : Neuropsychiatric Inventory, NPI-Q : Neuropsychiatric Inventory-Brief Questionnaire Form, NPI-NH : Neuropsychiatric Inventory Nursing Home Version, NOSGER : Nurses' Observation Scale for Geriatric Patients

〔Gitlin LN, Marx KA, Stanley IH, et al：Assessing neuropsychiatric symptoms in people with dementia：a systematic review of measures. *Int Psychogeriatr* 26：1805-1848, 2014 より一部改変〕

【表 2-10】 agitation に特異的な BPSD 評価尺度

名称	含まれる因子・カテゴリ	項目数	評価方式	評価時間	合計点数
ABID	身体的な agitation 行動 言語的な agitation 行動 精神症状	16 項目 0～3 点で評点 2 週間の状態を週ごと評価	代理人との面接	<20 分	0～96 点
CMAI	攻撃的行動 非攻撃的行動	29 項目 1～7 点で評点	代理人との面接	<30 分	29～203 点

ABID : Agitated Behavior in Dementia Scale, CMAI : Cohen-Mansfield Agitation Inventory

〔Gitlin LN, Marx KA, Stanley IH, et al：Assessing neuropsychiatric symptoms in people with dementia: a systematic review of measures. *Int Psychogeriatr* 26：1805-1848, 2014 より一部改変〕

それの尺度によって異なる．そのため，尺度の特徴をふまえながら，評価の目的に適した尺度を選定することが好ましい．

❹agitation の評価を行ううえでの注意点

　認知症における agitation は非常に多くの異なった原因を有している．そのため，agitation にアプローチするうえでは，身体的，心理社会的，そして環境的要因を含めて，包括的かつ慎重な評価が必要となる[14]．しかしながら，既存の尺度では，agitation の頻度，重症度，または特徴をとらえることはできる一方で，agitation に関連する環境的な影響や行動に至る対象者の動機を評価できるものはなく[12]，症状が出現した文脈とは切り離して agitation が評価されている．そのため，認知症者の agitation を評価するうえでは，そのような文脈をとらえる視点をふまえながら，尺度を利用していくことが望ましいといえる．

文献

1) Selbaek G, Engedal K, Benth JŠ, et al：The course of neuropsychiatric symptoms in nursing-home patients with dementia over a 53-month follow-up period. *Int Psychogeriatr* 26：81-91, 2014

2) Fazio S, Pace D, Maslow K, et al：Alzheimer's Association Dementia Care Practice Recommendations. *Gerontologist* 58：S1-S9, 2018

3) Cohen-Mansfield J, Billing N：Agitated behaviors in the elderly. I. A conceptual review. *J Am Geriatr Soc* 34：711-721, 1986

4) Selbæk G, Engedal K, Bergh S：The prevalence and course of neuropsychiatric symptoms in nursing home patients with dementia：a systematic review. *J Am Med Dir Assoc* 14：161-169, 2013

5) Tan LL, Wong HB, Allen H：The impact of neuropsychiatric symptoms of dementia on distress in family and professional caregivers in Singapore. *Int Psychogeriatr* 17：253-263, 2005

6) Schreiner AS：Aggressive behaviors among demented nursing home residents in Japan. *Int J Geriatr Psychiatry* 16：209-215, 2001

7) Song JA, Oh Y：The Association Between the Burden on Formal Caregivers and Behavioral and Psychological Symptoms of Dementia (BPSD) in Korean Elderly in Nursing Homes. *Arch Psychiatr Nurs* 29：346-354, 2015

8) Peters ME, Schwartz S, Han D, et al：Neuropsychiatric symptoms as predictors of progression to severe Alzheimer's dementia and death：the Cache County Dementia Progression Study. *Am J Psychiatry* 172：460-465, 2015

9) Koss E, Weiner M, Ernesto C, et al：Assessing patterns of agitation in Alzheimer's disease patients with the Cohen-Mansfield Agitation Inventory. *Alzheimer Dis Assoc Disord* 11：S45-S50, 1997

10) Cohen-Mansfield J：Temporal patterns of agitation in dementia. *Am J Psychiatry* 15：395-405, 2007

11) Gitlin LN, Marx KA, Stanley IH, et al：Assessing neuropsychiatric symptoms in people with dementia：a systematic review of measures. *Int Psychogeriatr* 26：1805-1848, 2014

12) Volicer L, Citrome L, Volavka J：Measurement of agitation and aggression in adult and aged neuropsychiatric patients：review of definitions and frequently used measurement scales. *CNS Spectr* 22：407-414, 2017

13) Kverno KS, Black BS, Nolan MT, et al：Research on treating neuropsychiatric symptoms of advanced dementia with non-pharmacological strategies, 1998-2008：a systematic literature review. *Int Psychogeriatr* 21：825-843, 2009

14) Howard R, Ballard C, O'Brien, et al：Guidelines for the management of agitation in dementia. *Int J Geriatr Psychiatry* 16：714-717, 2001

睡眠–覚醒

check

☑ 睡眠障害は認知症の原因疾患，重症度によって特徴が異なる．

☑ 認知症者の睡眠–覚醒リズムの評価には質問紙，睡眠日誌，観察評価，測定機器による評価がある．

☑ 睡眠–覚醒リズム障害は日常生活に密接に関連しているため，セラピストも睡眠–覚醒リズムの評価を実施することは重要である．

❶認知症と睡眠問題

◆原因疾患によって変化する睡眠問題

認知症者への支援において，残存能力を引き出し，日常生活を可能なかぎり継続させることは重要であり，日常生活活動（ADL）に影響する要因を適切に評価しアプローチすることが求められる．認知症者の ADL には種々の要因が関与しているが，その一つとして行動・心理症状（BPSD）が挙げられる．なかでも睡眠問題はよく認められる症状であり，日常生活に密接に関連している．認知症者の睡眠問題は本人の生活の質（QOL）だけでなく[1]，介護負担にも影響を及ぼすため[2]，適切に評価しマネジメントを行うべき重要な課題である．

介護付きケア施設に居住する軽度〜重度認知症者を対象とした研究では，59.2％がなんらかの睡眠障害を有するということが報告されている[3]．研究によりその割合は異なるが，認知症者の睡眠障害の有病率は非常に高い．しかしながら，出現する睡眠障害の特徴は一様ではない．その一因として認知症の原因疾患の影響が挙げられる．代表的な認知症原因疾患ごとの睡眠障害の特徴を表 2-11 に示す[4,5]．睡眠障害は原因疾患によって異なるが，一つの共通するパターンとして，不規則な睡眠–覚醒リズムが指摘されている[4]．不規則な睡眠–覚醒リズムでは，睡眠と覚醒が昼夜問わず不規則に生じ，二次的な夜間不眠や日中の過度な眠気が認められる．

【表 2-11】 認知症原因疾患別の睡眠障害の特徴

	アルツハイマー型認知症	脳血管性認知症	レビー小体型認知症	前頭側頭型認知症
特徴的な睡眠障害	睡眠潜時の増加 徐波睡眠の減少 夜間覚醒増加，不眠 早朝覚醒 過度な日中の眠気 睡眠–覚醒リズム障害	不良な睡眠の質 睡眠関連呼吸障害 睡眠–覚醒リズム障害	過度な日中の眠気 睡眠効率の減少 睡眠開始時の不眠 REM 睡眠行動障害 睡眠–覚醒リズム障害	睡眠効率の減少 合計睡眠時間の減少 睡眠–覚醒リズム障害 （相の前進や後退）

原因疾患により睡眠障害の特徴は異なるが，不規則な睡眠–覚醒リズムが共通して認められる．

〔Zhou QP, Jung L, Richards KC：The Management of Sleep and Circadian Disturbance in Patients with Dementia. *Curr Neurol Neurosci Rep* 12:193-204, 2012 より一部改変〕

◆認知症重症度によって変化する睡眠問題

　睡眠問題の特徴は認知症の重症度でも異なり，認知症の進行に伴って，睡眠だけでなく覚醒を維持する能力も障害される[6]．健常高齢者〜重度認知症者を対象とした大規模な横断的研究では，夜間帯の不眠症状は軽度段階の対象者に多く，むしろ重度に至るにつれて過眠や眠気といった日中の睡眠問題が目立つことが報告されている[7]．認知症の重度化とともに1日の総睡眠時間は長くなるが，睡眠がまとまって持続されるわけではない．施設の認知症居住者を対象とした研究では，軽度〜中等度認知症者では日中に平均7.5回，重度認知症者では平均11.4回の午睡があると報告されており[8]，睡眠は非常に分断的であることがわかる．このように，日中でさえも頻繁な睡眠が生じるため，活動時間は狭小化し，分断されたリズムで認知症者は生活を送るようになる．

　さらに，日々の規則性においても睡眠−覚醒リズムの乱れを呈している．正常なリズムの規則性を保っている対象者もいるが，概して，認知症重症度が増すにつれてリズムの規則性は低下することが報告されている[9]．つまり，認知症者の睡眠−覚醒リズムの特徴としては，夜間だけにとどまらず，主な活動時間帯である日中にも影響を及ぼすようになり，日々の規則性も失っていくといった経過をたどる．

❷睡眠−覚醒リズム障害に対する評価

　他の精神症状や行動症状と同様に睡眠問題もその原因を分析することが重要であるが，まずはその睡眠問題の特徴を適切に評価する必要がある．睡眠の評価の方法については，睡眠質問紙，睡眠日誌，睡眠観察評価，装置による定量的評価，に大きく分類される．それぞれの評価方法の特徴[10]を**表2-12**に示す．

　睡眠−覚醒リズム障害に関する評価について，種々の質問紙が開発および導入されている．イタリアのDementia Research Associationでは認知症者に対する睡眠障害への評価のいくつかを推奨しており[11]，たとえば，ピッツバーグ睡眠質問票（Pittsburgh Sleep Quality Index；PSQI）[12]がある．これは過去1か月の主観的な睡眠の質を評価する自己報告式の尺度であり，睡眠の質・入眠時間・睡眠時間・睡眠効率・睡眠困難・眠剤の使用・日中覚醒困難の7つの要素から構成されている．ほかにはエプワース眠気尺度（Epworth Sleepiness Scale；ESS）[13]がある．これは日中の眠気を評価する自己報告式の尺度であり，8つの特異的な状況の主観的な眠気に関する項目から構成されている．これら2つの尺度は本来自己報告式であるが，対象者の睡眠状態をよく把握している介護者に対して実施されることもある．また推奨される評価尺度には含まれていないが，夜間帯の不眠や行動を評価する手法としてはNPI-NH（Neuropsychiatric Inventory Nursing Home Version）[14]の睡眠に関する下位項目も挙げられる．

　睡眠−覚醒リズム自体を評価する有用な手段として睡眠日誌がある[15]．睡眠日誌とは，対象者の毎日の就寝時刻と起床時刻，睡眠時間帯などを記録することによって，睡眠相のパターンを把握する方法である．本来は対象者本人が実施するが，認知症者の場合は，家族や介護者もともに記録するほうがより正確であると思われる．

　睡眠−覚醒状態の観察評価について，老人生活リズム観察インベントリーを用いる方法がある[16]．これは開眼状況，姿勢，呼吸パターン，筋の弛緩状態，刺激への反応性の

【表 2-12】 各睡眠評価方法の主な長所と短所

睡眠評価方法		評価領域	主な長所	主な短所
睡眠質問紙	PSQI	睡眠の質	・臨床面接とともに短時間で簡易に実施される ・少ない対象者負担	・対象者の想起バイアスがある ・自己報告ができる対象者（介護者）に限定される
	ESS	日中の眠気		
	NPI-NH（睡眠）	夜間不眠		
睡眠日誌		睡眠覚醒の相やパターン	・日々の変化を情報を提供 ・家庭環境での睡眠習慣がわかる ・質問紙より想起バイアスが少ない	・日々の記録が必要で記録の負担が大きい ・睡眠の予想に結果が左右される
睡眠観察評価	老人生活リズム観察インベントリー	睡眠/覚醒の状態	・そのときどきの状態を把握可能 ・対象者の負担はない ・想起バイアスがない	・観察者が必要で観察バイアスがある ・頻繁な評価が必要
アクチグラフ			・日々の変化と睡眠の質の客観的な情報 ・予想，記憶障害，想起バイアスに左右されない ・睡眠ポリグラフより安価	・睡眠開始の評価の有用性には限界がある ・費用が高い
睡眠ポリグラフ			・睡眠の"ゴールドスタンダード"の客観的評価	・対象者負担と費用が高い ・家庭環境での睡眠習慣の評価はできない

PSQI：Pittsburgh Sleep Quality Index（ピッツバーグ睡眠質問票），ESS：Epworth Sleepiness Scale（エプワース眠気尺度），NPI-NH：Neuropsychiatric Inventory Nursing Home Version

〔Martin JL, Hakim AD：Wrist actigraphy. *Chest* 139：1514-1527, 2011 より一部改変〕

下位項目から構成される判定基準をもとに，対象者の睡眠–覚醒状態を睡眠，休息，覚醒，活動のいずれかに分類する．簡易に睡眠–覚醒状態を評価することができるが，信頼性や妥当性といった計量心理学的な検討は行われていない．

このように睡眠に関する評価では，評価対象や方法が尺度によって異なるため，用途や目的に合った尺度を選定して用いることが必要となるだろう．

❸睡眠–覚醒状態を適切に把握する意義

認知症者の睡眠–覚醒リズムは不規則な様相を呈し，夜間にとどまらず日中の活動にも影響する．この睡眠–覚醒リズム障害は認知機能[17]，BPSD[18]，そしてADL[17]とも関連している．われわれの調査では，日々のリズムが不規則な重度認知症者は食事に介助を多く要し，日内のリズムが分断されている中等度認知症者は排泄に多く介助を要するという関連性を発見した．この結果は，認知症者の睡眠–覚醒状態と施設のケア提供時間が一致していないことが一因と筆者らは考えている．

以上より，対象者のよりよい状態を引き出すには認知症者の睡眠–覚醒リズムを適切に評価し，マネジメントすることが重要であると思われる．場合によっては認知症者のリズムではなく，ケア提供のパターンを変更するといった環境調整を行うことも臨床的に必要である．それはケアだけでなくリハビリテーションを実施する時間帯を調整することにも当てはまるだろう．

1) Hodgson N, Gitlin LN, Huang J : The influence of sleep disruption and pain perception on indicators of quality of life in individuals living with dementia at home. *Geriatr Nurs* 35 : 394-398, 2014

2) Gehrman P, Gooneratne NS, Brewster GS, et al : Impact of Alzheimer disease patients' sleep disturbances on their caregivers. *Geriatr Nurs* 39 : 60-65, 2018

3) Rao V, Spiro J, Samus QM, et al : Insomnia and daytime sleepiness in people with dementia residing in assisted living : findings from the Maryland Assisted Living Study. *Int J Geriatr Psychiatry* 23 : 199-206, 2008

4) Zhou QP, Jung L, Richards KC : The management of sleep and circadian disturbance in patients with dementia. *Curr Neurol Neurosci Rep* 12 : 193-204, 2012

5) Pistacchi M, Gioulis M, Contin F, et al : Sleep disturbance and cognitive disorder : epidemiological analysis in a cohort of 263 patients. *Neurol Sci* 35 : 1955-1962, 2014

6) Pat-Horenczyk R, Klauber MR, Shochat T, et al : Hourly profiles of sleep and wakefulness in severely versus mild-moderately demented nursing home patients. *Aging* (Milano) 10 : 308-315, 1989

7) Merlino G, Piani A, Gigli GL, et al : Daytime sleepiness is associated with dementia and cognitive decline in older Italian adults : a population-based study. *Sleep Med* 11 : 372-377, 2010

8) Fetveit A, Bjorvatn B : Sleep duration during the 24-hour day is associated with the severity of dementia in nursing home patients. *Int J Geriatr Psychiatry* 21 : 945-950, 2006

9) Witting W, Kwa IH, Eikelenboom P, et al : Alterations in the circadian rest-activity rhythm in aging and Alzheimer's disease. *Biol Psychiatry* 27 : 563-572, 1990

10) Martin JL, Hakim AD : Wrist actigraphy. *Chest* 139 : 1514-1527, 2011

11) Guarnieri B, Musicco M, Caffarra P, et al : Recommendations of the Sleep Study Group of the Italian Dementia Research Association (SINDem) on clinical assessment and management of sleep disorders in individuals with mild cognitive impairment and dementia : a clinical review. *Neurol Sci* 35 : 1329-1348, 2014

12) Doi Y, Minowa M, Uchiyama M, et al : Psychometric assessment of subjective sleep quality using the Japanese version of the Pittsburgh Sleep Quality Index (PSQI-J) in psychiatric disordered and control subjects. *Psychiatry Res* 97 : 165-172, 2000

13) Takegami M, Suzukamo Y, Wakita T, et al : Development of a Japanese version of the Epworth Sleepiness Scale (JESS) based on item response theory. *Sleep Med* 10 : 556-565, 2009

14) 繁信和恵, 博野信次, 田伏 薫, 他：日本語版 NPI-NH の妥当性と信頼性の検討. *Brain Nerve* 60：1463-1469, 2008

15) 吉澤門土, 千葉 茂：睡眠障害の評価・検査法. 千葉 茂（編）：脳とこころのプライマリケア 5　意識と睡眠. pp416-426, シナジー, 2012

16) 永江美千代：入院中の老人の生活リズムの分析と援助. 千葉大学看護学部紀要 15：111-117, 1993

17) Lee JH, Bliwise DL, Ansari FP, et al : Daytime sleepiness and functional impairment in Alzheimer disease. *Am J Geriatr Psychiatry* 15 : 620-626, 2007

18) Kovach CR, Taneli Y, Dohearty P, et al : Effect of the BACE intervention on agitation of people with dementia. *Gerontologist* 44 : 797-806, 2004

食行動

check

- ☑ 食行動の問題は，同じような症状に見えても，それぞれ原因が異なることがあるため対応も一様ではない．
- ☑ なぜ食べられないのかを分析的に観察する．

❶認知症における食行動の問題

　認知症の行動・心理症状（BPSD）の代表的評価法である Neuropsychiatric Inventory（NPI）[1] には食行動の項目が含まれており，認知症の 52.3％で食行動の異常がみられ，食行動異常を呈する認知症原因疾患は，前頭側頭型認知症（FTD），レビー小体型認知症（DLB），アルツハイマー型認知症（AD），脳血管性認知症（VaD）の順に多い[2]．

　認知症者にみられる食行動異常は，過食，拒食，不食，異食（食物ではないものを口に入れる），盗食，食習慣の変化，嗜好の変化，嚥下障害などが含まれ，認知症のタイプにより食行動のパターンは異なる．Ikeda らが開発した認知症者の食行動の詳細を評価するための尺度（表 2-13）[3,4] は，5 つの大項目（嚥下，食欲，嗜好，食習慣，他の関連行動）からなり，さらに大項目は 36 の項目から構成されている．主たる介護者が各々の項目で食行動の異常を認めた場合，頻度を 0〜4 の 5 段階で，重症度を 1〜3 の段階で評価する．食行動異常の内容は原因疾患によっても異なり，食行動異常の原因としては認知機能障害が関連しているだけではなく，各々の疾患の神経症状や行動障害が影響している場合もあり，複合的である．一見，同じ行動のように見えても，その原因はさまざまである．

　以下に代表的な各原因疾患別の食行動の特徴について述べる．

❷原因疾患別の食行動の特徴

◆アルツハイマー型認知症（AD）

　NPI の分析報告では食行動異常が 27％と比較的出現頻度が高く[5]，病初期からなんらかの食行動の変化が認められる[3]．

　AD では運動障害やパーキンソニズムなど神経学的に目立った症状は初期にはみられないが，嗅覚障害[6] や味覚障害[7,8] は初期から認められ，これらの障害により起こりうる食行動異常は食欲の変化，嗜好の変化や食習慣の変化[9] である．認知症の嗅覚障害と食行動の関連についての報告はないが，認知症を伴わない場合においても嗅覚障害と食欲低下は相関があるとの報告[10] があることから，嗅覚障害や味覚障害の存在が食欲の低下や嗜好の変化の原因となり，さらには食材が腐っているかどうかの判断もつきにくくなるとも考えられる．病状が進行すると，摂食・嚥下障害が徐々にみられるようになる．明らかな咽頭期の嚥下障害が認められなくても，口腔内に食物を溜めこみ，嚥下までに時間を要したり，嚥下しなくなることがある．AD では VaD に比べて，液体でも口腔から咽頭への移送時間が延長する[11] と報告されている．さらに進行すると嚥下に関

【表 2-13】 食行動尺度

A 嚥下　最近 1 ヶ月以内の患者さんの様子について頻度と重症度の数字をそれぞれに〇をつけて下さい．頻度と重症度の区分は下の□で囲っているものに従って下さい．

	頻度	重症度
1. 食べ物をのみ込みにくそうにすることがありますか？	0　1　2　3　4	1　2　3
2. お茶やお汁をのみ込みにくいことがありますか？	0　1　2　3　4	1　2　3
3. のみ込む時に咳をしたりむせこんだりしますか？	0　1　2　3　4	1　2　3
4. 食べ物や，飲み物をのみ込むのに時間がかかることがありますか？	0　1　2　3　4	1　2　3
5. かまないで口の中に食べ物が残ることがありますか？	0　1　2　3　4	1　2　3
6. 食べ物をのみ込まないでかんでばかりいることがありますか？	0　1　2　3　4	1　2　3

頻度：

0. 無い

1. たまに　　　　　　週に 1 回よりは少ない

2. ときどき　　　　　週に 1 回程度

3. しばしば　　　　　週に何度もあったが，毎日ではない

4. 非常にしばしば　　毎日 1 回以上あるいは，常に

重症度：

1. 軽度　　　　　　　嚥下（のみ込み）困難ではあるが，むせたり，体重が変化するほどではない．嚥下困難は苦痛ではない．

2. 中等度　　　　　　嚥下困難は時々むせる程度であり，体重変化や苦痛も伴う．

3. 重度　　　　　　　顕著な嚥下困難が存在し，むせ，体重減少，明らかな苦痛がある．

嚥下，食欲，嗜好，食習慣，他の関連行動の 5 つの大項目から構成されている．

採点は頻度×重症度で算出．

〔池田　学：日常生活における痴呆患者の食行動．神経心理 21：98-109．2005 より一部抜粋〕

連する筋の機能低下がみられ嚥下障害が顕在化する．それだけではなく，咽喉頭の感覚低下により，AD では不顕性誤嚥が 70％近くにみられるという報告[12] もある．

　AD は，中核症状である認知機能障害が食行動に影響を及ぼすことが多い．病初期より記憶障害を認め，「同じものを買ってくる」「食材を腐らせる」などの食行動異常が生じる．食べたことを忘れてしまうことにより過食となり，食欲が亢進するとの報告[9] もある．過食は病初期より出現するが，各病期を比較すると初期より後期のほうが出現率は有意に高い[9] のは，重度の記憶障害が要因となっていることを示唆している．注意障害・失語・失行・失認・遂行機能障害が強く認められるようになると「自己摂取」が困難になる．注意障害が影響する食行動の問題は多い．たとえば，食事に集中できないために，手が止まる，咀嚼せず口の中に食物を溜めこむ，ということがおこる．また，1 つの食器にしか注意が向かず，それぞれの食器の料理をまんべんなく食べることができないこともある（遂行機能障害の可能性もある）．失語がみられると，食べたい食事や食べない理由について説明できず，不食につながることがある．失行の出現により，食具が適切に使用できなくなることがあるが，これは食具の意味記憶が障害されている可能性もある．バリント（Bálint）症候群が出現すると，すべての食器に視線を向けられなくなる，食具がつかめない，などの問題が生じる．病状がさらに進行すると異食が

観察されることもあるが，その原因に関してもさまざまである．AD においてクリューバー・ビューシー（Klüver-Bucy）症候群を呈し，むちゃ食いや口唇傾向を示すとの報告がある[13]ことからも，この症状が異食の一因といえるかもしれない．あるいは意味記憶障害が関与している可能性も考えられる．失認により食物を認識できないがために食物でないものを口に入れてしまい，さらに嗅覚や味覚障害を伴うことにより，結果的に異食となるのかもしれない．このような認知機能障害が「自己摂取」の妨げとなると，見守りながらの声かけや誘導だけではなく食事介助が必要となる．

BPSD によっても食行動に問題が生じる．AD の食欲低下は病期にかかわらず出現する[9]が，その原因の一つにアパシーの影響を示唆する報告がある．AD における食欲低下がある群とない群での脳血流 SPECT の比較研究では，食欲低下のある群は前部帯状回の血流が低下しており[14]，また，前部帯状回は AD でみられるアパシーと関連がある[15]との報告があり，食欲低下にはアパシーが関係している可能性がある．その他の要因として，稀ではあるが，被毒妄想が背景となっている場合もある．

◆脳血管性認知症（VaD）

VaD の場合，脳損傷部位によって出現する症状が異なることから，食行動の問題についても多種多様である．運動麻痺や感覚障害など身体機能に障害がある場合，嚥下に支障をきたすことがある．嚥下障害は嚥下造影検査（videofluorography；VF）がゴールドスタンダードであるといわれている．しかし，VF で誤嚥を認めなかったとされても他の評価法で 4 人に 1 人は誤嚥を認めたとする報告[16]があり，VF に依存するのではなく，日々の症状の観察による評価も必要であろう．認知機能障害が食行動に影響を及ぼすことがあり，それらは脳損傷部位からおおむね予測可能である．たとえば，半側空間無視による食べ残し，視覚失認による食物の認識困難，観念運動失行による食具の使用困難，などが挙げられる．また，口腔期〜準備期にみられる「嚥下失行」[17]という舌による探索行動により嚥下反射惹起までに遅延が認められる症状が出現することもあり，摂食に時間を要する．

BPSD による食行動の問題は，次第に自発性の低下や思考・運動の緩慢さが出現し，それらに伴い，食事量が減少することがある．

◆レビー小体型認知症（DLB）

DLB は覚醒レベルの変動や自律神経障害が食事に影響を与える場合がある．食事の時間に覚醒できるとは限らず，覚醒していたとしても低血圧や便秘などの自律神経障害や易疲労が食事の妨げとなる．また，この疾患はパーキンソン病（Parkinson disease；PD）と臨床的にも病理学的にも関連があるため，PD でみられる摂食・嚥下障害と共通しており，DLB と AD の食行動の変化の調査票を比較した報告では，食物・水分の嚥下困難，咳やむせこみ，嚥下に長時間かかる，痰がからむ，食欲の低下や便秘の項目でAD 群に比べて DLB 群が有意に悪化していた[18]．食行動の問題はパーキンソニズムのみではなく，認知機能障害や BPSD が原因でおこることもある．DLB は認知機能の変動が特徴的であり，記憶障害はさほど目立たず，視空間認知障害や遂行機能障害が食行

動の問題を引き起こしていることがある．DLB は初期から中核症状である幻視や誤認，BPSD である妄想などを示し，これらが食行動に多大な影響を及ぼす．幻視により集中力が妨げられたり，錯視により，たとえば，黒い細かな食物が虫に見えて食事を拒否するなどが挙げられる．被毒妄想によっても拒否して食べないことがある．DLB は記憶障害が軽度のため，これらの体験が尾を引くことがある．

◆**前頭側頭葉変性症（FTLD）**

　病初期より食行動異常の出現割合が他の疾患に比べて最も高く，非常に特徴的な行動を呈する．NPI を用いた調査では，FTD の食行動異常はアパシーの 96％に次いで，74％と高い割合で示されるほど特徴的な症状である[19]．Neary らの診断基準にも含まれ，他の認知症との鑑別に役立つ[20]．

　FTLD は認知機能障害が影響して食行動異常が引き起こされることが多い．FTD では，遂行機能障害により食行動に問題を認める場合のほか，脱抑制による過食や，常同行動により同じ食品に固執したり，同じ料理をつくるなどの問題が生じる．常同行動とともに脱抑制のために店で盗食をする例もある．こだわりにより，毎日同じメニューの食事しか食べない，決まった順序でしか食事がとれないといった行動がみられる．また，嗜好の変化が認められ[3]，特に甘味や濃い味への嗜好が目立つ[21]．意味性認知症（semantic dementia；SD）においても，同様の症状がみられる．SD の場合，意味理解障害により，食べられる食品が狭小化し，毎食決まったものしか食べられなくなる．たとえば，ヨーグルトでも同じメーカーの同じ味，というように完全に一致したヨーグルトしか食べない，同じ店の同じメニューしか食べない，などの行動がみられる．FTD 同様，甘味への嗜好が著明で，SD の甘味への嗜好に関しては味覚機能低下の可能性も指摘されている[22,23]が，その原因についてはまだ明らかにはなっていない．

❸食行動の問題への対応

　在宅認知症者の介護において，多少とも困った，あるいはつらいと感じた項目のなかでは，「食事・服薬の拒否」が 90％近くを占める[24]．介護施設入所者のケアのうち，食事介助に要するコストは総費用の 25％を占めるとの報告[25]もある．

　このように，在宅においても施設においても食事介助に苦慮していることがうかがわれる．十分で偏りのない食事がとれない場合，低栄養や体重減少を引き起こし，筋力低下，自主性の低下，転倒の危険性，褥瘡や感染の危険性も増すことになり，QOL の低下も懸念される．これらを防ぐためにも食生活の管理に十分な配慮が必要となる．

　食行動異常を呈する認知症者には，適切な対応により食事介助量が軽減されることがある．対応例の一部を表 2-14 に示す．同じ食行動の問題でもその原因はさまざまである．拒食の場合でも，その原因により対応は一様ではない．表 2-14 に挙げているもの以外に，たとえば，白い食器に米飯が入っていると，視覚失認者は米飯が認識できずに食べる意欲が失せてしまうことがある．食器の色を変えることが難しい場合，ふりかけや海苔などで色に変化をつけて認識しやすくする．しかし，DLB の錯視がある場合は，前述したように逆効果となることがある．バリント症候群がみられる場合，視空間認知

【表2-14】 食行動の問題に対する対応例

内容	対応
まだ食べていない	● 食べたことを忘れている場合： 　1回の食事量を減らし，食事の回数を増やす ● 活動量増加による空腹の場合： 　間食の検討
食事に集中できない （食事に注意が向かない）	● 他の刺激を遮断する ● 1皿にまとめる
摂食ペースが速い	● 小さなスプーンにする ● 小皿に料理を盛って小分けにする
拒食	● 味が口に合わない場合：濃い味や甘味の強い食事に替える ● 他者とともに食事をする
開口しない	● 明確な拒否でなければ自己摂取すると開口して食べられることがある（他者とともに食事をするように設定するとより効果的） ● 口唇にスプーンなどを接触させると反射が出現する場合は，シリンジを使用してミキサー食を少量ずつ口腔内に入れる（咽頭期に問題がない場合）
嚥下障害	①準備・口腔期 口腔内に食物を溜める場合： ● 食形態の調整（軟らかい食形態→きざみ食をあんかけ風にする→粒をなくし，液体に近い状態にする） ● 「飲み込んで」と声かけをする ● 話しかけると答えようとして食物を嚥下することがある（口腔内に食物があると喋れないため） ● 冷たい食物（飲み物）を提供してみる ● 食事と水分を交互に摂取する ● 舌をスプーンなどで刺激する ②咽頭期 むせる場合： ● 食形態の調整（粘度が高めの食物や付着性・凝集性に配慮した食物） ● 姿勢の調整

多くの場合，嚥下障害（先行期）の問題が主になることが多いため，あえて「先行期」は記述していない．

　障害のために自分で食具を見つけて手にとることや食器の位置を正しく認識することができず，自発的に食行動をとることができないことがある．その際には，食具を持たせる，食器を動かすなどの介助により自己摂取が可能となる．

　口の中に溜め込む場合にもその要因はさまざまで，溜め込む理由として，食物が硬いために咀嚼しづらい，咀嚼が面倒である・疲れる，味を好まない，口腔内に食物があることを認識できない，嚥下の方法を忘れた，などが推測される．咀嚼に時間を要することに伴い，食事時間が長くなり，疲労がみられ，必然的に食事量が減少するといった悪循環に陥る．可能なかぎり食事時間を短くするために，咀嚼を必要としない食品に替える，高カロリーの食品を補助食品として加える，などを検討するべきである．自己摂取や「噛んで食べる」ことは重要ではあるが，それらが食事量を減少させる要因となっては元も子もない．それよりも低栄養や脱水になることを回避しなければならない．

　食行動異常の出現頻度が最も高いFTLDに対しては，行動が常同化する前に早期からデイサービスなどを利用したり，自宅でも望ましい生活パターンをつくっておくと，食行動異常を未然に防ぐことができる．甘味への嗜好が強い場合は，人工甘味料を使用

して糖尿病を予防する．

　上記の対応はごく一部であり，紹介した対応が適切ではないこともある．試行錯誤しながら適切な方法を検討しなければならないが，原因疾患の特徴を把握することはもちろん，認知症者の行動をよく観察し，認知症者を取り巻く人々が知恵を出しあえば適切な方法が見つかるかもしれない．対応方法の参考となるものとして「認知症ちえのわnet」（http://chienowa-net.com/）という情報共有サイトがある．これは認知症者の症状に対する対応方法を介助者が実際に行い有効であったか否かを投稿するというもので，日本医療研究開発機構の認知症研究開発事業の支援を受けた研究事業である．

❹経口栄養の限界

　さまざまな工夫がなされても病状が進行していくなかで，次第に経口栄養が困難となっていく場合が多い．水分や必要栄養量を確保し続けていくためには代替栄養が必要となる．代替栄養の方法に関してはいくつかの選択肢がある．疾患診断がなされた時点である程度の予後予測ができるため，あらかじめ本人や家族に説明し，代替栄養について検討しておくべきである．そして専門家は，可能なかぎり本人や家族の意向に沿えるよう，状態を評価し代替栄養の情報を提供することも求められるであろう．

文 献

1) Cumming JL : The Neuropsychiatric Inventory : assessing psychopathology in dementia patients. *Neurology* 48 : S10-16, 1997

2) Mukherjee A, Biswas A, Roy A, et al : Behavioural and psychological symptoms of dementia : Correlates and impact on caregiver distress. *Dement Geriatr Cogn Disord Extra* 7 : 354-365, 2017

3) Ikeda M, Brown J, Holland AJ, et al : Changes in appetite, food preference, and eating habits in frontotemporal dementia and Alzheimer's disease. *J Neurol Neurosurg Psychiatry* 73 : 371-376, 2002

4) 池田　学 : 日常生活における痴呆患者の食行動. 神経心理 21 : 98-109, 2005

5) Liu W, Miller BL, Kramer JH, et al : Behavioral disorders in the frontal and temporal variants of frontotemporal dementia. *Neurology* 62 : 742-748, 2004

6) Peabody CA, Tinkleberg JR : Olfactory deficits and primary degenerative dementia. *Am J Psychiatry* 142 : 524-525, 1985

7) Steinbach S, Hundt W, Vaitl A, et al : Taste in mild cognitive impairment and Alzheimer's disease. *J Neurol* 257 : 238-246, 2010

8) Sakai M, Ikeda M, Kazui H, et al : Decline of gustatory sensitivity with the progression of Alzheimer's disease. *Int psychogeriatric* 28 : 511-517, 2016

9) Kai K, Hashimoto M, Amano K, et al : Relationship between eating disturbance and dementia severity in patients with Alzheimer's disease. *PLoS One* 10 : e0133666, 2015

10) de Long N, Mulder I, de Graff C, et al : Impaired sensory functioning in elders : the relation with is potential determinants and nutritional intake. *J Gerontol A Biol Sci Med Sci* 54 : B324-331, 1999

11) Suh KM, Kim H, Na DL : Dysphagia in patients with dementia : Alzheimer versus vascular. *Alzheimer Dis Assoc Disord* 23 : 178-184, 2009

12) Garon BR, Sierzant T, Ormiston C : Silent aspiration : Results 2,000 video fluoroscopic evaluations. *J Neurosci Nurs* 41 : 178-185, 2009

13) Burns A, Jacoby R, Levy R : Psychiatric phenomena in Alzheimer's disease. Ⅳ : Disorders of behaviour. *Br J Psychiatry* 157 : 86-94, 1990

14) Ismail Z, Herrmann N, Rothenburg LS, et al : A functional neuroimaging study of appetite loss in Alzheimer's

disease. *J Neurol Sci* 271：97-103, 2008

15）Starkstein SE, Brockman S：The neuroimaging basis of apathy：Empirical findings and conceptual challenges. *Neuropsychologia* 118：48-53, 2018

16）Clayton J, Jack CL, Tran J, et al：Tracheal pH monitoring and aspiration in acute stroke. *Age Ageing* 35：47-53, 2006

17）Logemann JA：Evaluation a Treatment of Swallowing Disorders. 2nd ed, College-Hill Press, San Diego, 1998

18）Shinagawa S, Adachi H, Toyota Y, et al：Characteristics of eating and swallowing problems in patients who have dementia with Lewy bodies. *Int Psychogeriatr* 28：511-517, 2009

19）Liu W, Miller BL, Kramer JH, et al：Behavioral disorders in the frontal and temporal variants of frontotemporal dementia. *Neurology* 62：742-748, 2004

20）Neary D, Snowden JS, Gustafson L, et al：Frontotemporal lobar degeneration：A consensus on clinical diagnostic criteria. *Neurology* 51：1546-1554, 1998

21）Ahmed RM, Irish M, Henning E, et al：Assessment of eating behavior disturbance and associated neural networks in frontotemporal dementia. *JAMA Neurol* 73：282-290, 2016

22）Woolley JD, Gorno-Tempini ML, Seeley WW, et al：Binge eating is associated with right orbitofrontal- insular-striatal atrophy in frontotemporal dementia. *Neurology* 69：1424-1433, 2007

23）Sakai M, Kazui H, Shigenobu K, et al：Gustatory dysfunction as an early symptom of semantic dementia. *Dement Geriatr Cogn Disord Extra* 7：395-405, 2017

24）神奈川県福祉部：神奈川県老人生活実態調査報告書. 1993

25）Zimmer JG：Characteristics of patients and care provided in health-related and skilled nursing facilities. *Med Care* 13：992-1010, 1975

うつ・アパシー

check

- ☑ うつとアパシーは，リハビリテーション介入も異なるため鑑別評価が重要である．
- ☑ 対象者の認知機能の状態に合わせて用いる評価尺度を選択する必要がある．

❶うつとアパシー

うつとアパシーは行動・心理症状（BPSD）のなかでも出現頻度が高く，特にアパシーはよく認められるものである．両者の症状は重複している部分もあり，鑑別が難しい．しかし，それぞれの介入法も異なるため，原則として区別されるべき症候である．本項では，主に認知症の経過で現れるうつとアパシーについてそれぞれの定義・症候を述べ，両者の相違点について整理する．

◆うつについて

うつは単独で病名がつく疾患ではあるが，認知症の BPSD としてもその頻度は高い．症状として，意欲低下や思考制止，遂行機能障害が出現する．特に認知症の BPSD としてみられるうつ症状では，認知症を伴わないうつ病と異なる点として，身体症状の訴えが少なく，どちらかというと食欲が落ちたり，興味を示さなくなるなど活動性の低下を伴うことが多いことが指摘されている．

認知症の経過中にうつ状態が頻繁にみられることからも認知症の病理学的変化がうつの発症に関連しているとの指摘[1,2]もある．また，認知症の前駆段階の軽度認知障害（MCI）にうつが併存すると，MCI 単独と比較して認知症に移行しやすいことも報告されている[3]．つまり，認知症疾患の症状や病理の進行は，うつによって加速する可能性がある．

うつと認知症は古くからその関連性や相違が注目され鑑別の重要性が指摘されている．リハビリテーション場面においても，認知症かうつかで治療方針も異なる．

老年期のうつは仮性認知症と呼ばれる．仮性認知症とアルツハイマー型認知症（AD）の鑑別において，うつ病でも遂行機能障害や注意障害などがみられることから，認知症との共通点は多いが，質的な部分で異なっている．うつ病と AD の臨床上の相違点については，植草らがまとめた表がわかりやすい（表 2-15）[4]．うつ病では，もの忘れを深刻に受け止める傾向があるのに対して，AD では取り繕い反応が認められることが多い．また，改訂長谷川式簡易知能評価スケール（HDS-R）などの検査成績においても，総合点でみれば両者とも低下していることもあるが，うつ病では語流暢性の課題などで減点され，AD では遅延再生が低下していること，また，時計描画検査（CDT）でもうつ病は保たれているが，AD では障害を認めることもある．これは，AD では，後部帯状回や楔前部の血流低下を認めることが多い一方で，うつ病では前頭前野の血流低下を認めることが報告されていることからも推察されている[5]．

【表2-15】 うつ病とアルツハイマー型認知症（AD）の臨床像の鑑別点

	うつ病	AD
もの忘れの自覚	ある	少ない
もの忘れに対する深刻さ	ある	少ない
もの忘れへの姿勢	誇張的	取り繕い的
もの忘れの出現	比較的急な発症	緩徐に出現
もの忘れの経過	変化に乏しい	緩徐に進行
もの忘れの内容	過去の記憶も障害される	最近の記憶から障害される
典型的な妄想	微小妄想, 心気妄想	物盗られ妄想
表情	悲哀, 苦悶様	無関心様
気分の落ち込み	ある	少ない

うつ病とADではその臨床像に違いがあるため，これらの指標が鑑別に有効である.

（植草朋子，品川俊一郎：うつ病とアルツハイマー型認知症. 老年精神医学雑誌 29：249-257, 2018 より）

◆うつの発症・解釈モデル

　Fiske ら[6]は，次のような老年期のうつの解釈モデルを提唱している．そのモデルによると，老年期のうつは，加齢に伴う社会的役割の消失，ストレスフルな出来事に加えて自身の思考パターン，さらには認知機能低下など健康状態の悪化により日々の活動が制限され，本人にとって有意義な生活が送れなくなることから発症し，その症状がさらに活動を制限させるという悪循環を示すというものである．老年期でのうつの発症要因は多様であるため，症状の解釈が難しい場合も多いが，モデル図などを用いて解釈すると対象者の症状やその原因を理解しやすい．chapter 4-**3**「医療療養型病院で出会う認知症症例への評価・介入戦略」（➡ 249 頁）で，Fiske のモデル図を用いて発症の主たる要因を分析し，介入した症例を紹介しているため，参照してほしい．

◆アパシーについて

　アパシーとは，従来は「動機の障害（lack of motivation）」という意味で広く用いられていた概念であった．アパシーは自発性の低下，興味の低下，感情平板化を中心とする病態であり，認知症には高頻度で認められることが報告されている[7]．また，MCI の時点から，アパシーを有する場合には，AD に移行する率が高いこと[8]や，脳血管障害によって引き起こされるアパシーの存在が脳血管性認知症の発症・進行要因となりうることが指摘されている[9]．アパシーは，認知症になってからのみ対応する必要があるわけではなく，アパシーの存在そのものが認知症を引き起こす可能性があることも押さえておく必要がある．

◆アパシーの発症要因と神経基盤

　近年，アパシーの発現機序には，3つのサブタイプがあると報告されている[10]．1つ目は情動反応の低下により主に動機づけに問題があり行動が低下するアパシーで，眼窩内側前頭前野皮質もしくは線条体，淡蒼球腹側の辺縁系の病変に関連する．2つ目は，

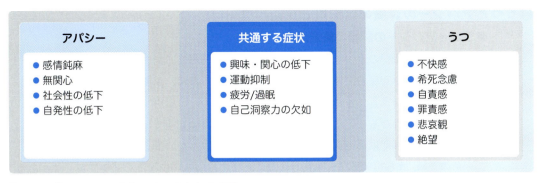

【図2-14】 アパシーとうつ病でみられる症状
〔Marin RS: Differential diagnosis and classification of apathy. *Am J Psychiatry* 147：22-30, 1990 より改変〕

遂行機能低下により，主に計画を立てられず行動量が低下するアパシーで，背外側前頭前野皮質と，関連する尾状核の病変と関連している．3つ目は，行動化そのものが障害されている自動賦活過程の障害によるアパシーで，腹内側前頭前皮質および，淡蒼球病変と関連している．

◆ADのうつ症状とアパシーの鑑別

認知症のBPSDとして認められるうつとアパシーの症状はよく似ている．うつとアパシーの薬物療法においても，アパシーはコリンエステラーゼ阻害薬が有効であると報告がある[11]が，一方で抗うつ薬の使用に関して，選択的セロトニン再取り込み阻害薬（selective serotonin reuptake inhibitors；SSRI）は自発性の低下を誘発してアパシーを増悪させるとの報告もあることからも，これらの鑑別は重要である[12]．Marin[13]は，アパシーとうつに共通して観察される症状とそれぞれ別の症状があるとまとめている（図2-14）．まず，基本的に押さえておかなければならないのは，うつは「外見的に悲哀感や憂うつ感が観察されるか，内面的な悲哀感や憂うつ感が言葉により表出される」のが特徴であり，アパシーは「外見的に観察される活動性の低下，もしくは感情表出の低下」が特徴である[14]．

また，認知症の重症度によってもその出現する頻度が異なる．うつは，主に軽度〜中等度にその割合が多く認められ，アパシーは全重症度にわたってその頻度が高い．

◆うつとアパシーの神経基盤

Holthoffら[15]は，アパシー，うつを伴うAD患者を対象としPETによる脳糖代謝を比較した結果，アパシー群で著明な左眼窩前頭皮質の低下，うつ群で背外側前頭前野の低代謝を認めたと報告している．また，すでに述べたようにアパシーでは前頭葉-皮質下ネットワークに含まれる領域の血流低下が多数報告されている．一方，ADにおけるうつ症状では，前頭葉-線条体-皮質下辺縁系回路の障害が大きく関連していると考えられている．その他，脳卒中後うつでは，前頭葉病変，特に左前頭葉病変などが示されている[16]．つまり，アパシーとうつの神経基盤はかなり重複しているものもあり，両者がよく似た症候を示す根拠にもなっている．

❷うつとアパシーの評価の留意点と評価尺度

◆うつ・アパシーの評価の留意点

認知症者に既存のうつ・アパシーの評価尺度を使用する場合にはさまざまな問題が生じる．まず，認知症者では病識の障害が認められるため，家族など介護者の情報提供による評価と，対象者による自己評価では相違が認められる点である．そのため，結果の信頼性が乏しくなることは容易に予想される．軽度認知症では結果の一致は比較的認められるが，中等度以降に進行すればその結果は一致しないことも多々ある[17]．

そのため，重症度や本人，家族の状況に応じて用いる評価尺度を変更する必要がある．

◆評価尺度

BPSD を評価するうえで，最もよく使用されているものの一つとして Neuropsychiatric Inventory (NPI)[18] がある．NPI は認知症者のことをよく知る情報提供者との面接により，各項目の症状が存在するか，また存在するのであればそれらの下位項目のいずれに当てはまるのか，頻度や重症度，その症候の負担感までをも評価できる．NPI のうつ，アパシーの下位項目では，それぞれの症候の具体的な症状が記されている．たとえば，うつの下位項目であれば，「自分を卑下したり失敗するような気がしますか」「死にたいと言ったり自殺について語ったりすることはありますか」が，アパシーの下位項目では，「いままでに比べて感情が平板になっていますか」「いままでの興味に対して熱心でなくなってきていますか」などが具体的に記されており，この下位項目をみるだけでも，両者の症候の違いが理解できるだろう．

その他の評価尺度については，自己記述式や観察式など種類や数も多く，選択に迷うこともあるだろう．

まず，うつの評価尺度として，高齢者や認知症者にも比較的簡便に実施できるものを選ぶのであれば，自己評価式のものでは老年期うつ病評価尺度 (Geriatric Depression Scale；GDS)[19,20]，Zung 自己評価式抑うつ尺度 (Self rating Depression Scale；SDS)[21,22] などがあり，観察式のものではコーネル認知症抑うつ尺度 (Cornell Scale for Depression in Dementia；CSDD)[23,24] がある．詳しい内容は各評価の原著論文やマニュアルをあたってもらいたいが，簡単にそれぞれの評価尺度を紹介する．

SDS は，項目数が 20 項目と比較的少なく，回答する時間も 10〜15 分程度で，回答者の負担も比較的軽く，利用も簡便である．

GDS は，老年期うつ病をスクリーニングする自己評価尺度である．一般的に SDS を高齢者に実施すると，身体症状にかかわる項目の点数が高くなることが知られている．その点，GDS では身体症状に関する項目がほとんどないことが特徴的であり，身体合併症をもつことの多い高齢者に有用であるといえる．しかも，「はい/いいえ」の二者択一で答えるものであり，実施しやすい．これらは従来，うつ病高齢者向けに開発されたものである．

CSDD は，認知症者向けの尺度であり，原版は 19 項目あるが，日本語版の作成の時点でより簡便に活用できるように因子分析を経て 7 項目にまで集約されている．観察評価式であるため，実際の対象者の生活場面を観察し，また介護者からも情報収集し，採

点する．対象者本人には負担をかけないため，中等度以降の認知症者にも適用できる．

次にアパシーの評価尺度についてであるが，すでに国際的に広く用いられている詳細なアパシー評価に，Marin らが開発したアパシー評価尺度（Apathy Evaluation Scale；AES）[25] がある．AES の要約版として，Apathy Scale (AS)[26] があり，その日本語版として，岡田ら[27] が標準化したやる気スコアがある．しかしこれらも主観的評価である自己評価式のため，認知症者には限界がある．そのほか，標準意欲評価法[28] や，観察式のものとしては，葛西らが AES の介護者評価版の日本語版である AES-Informant version (AES-I-J)[29] を作成している．

❸おわりに

本項では，うつとアパシーについて，主にそれらの定義や発現機序，評価尺度について述べた．認知症リハビリテーションの場面では，アパシーやうつを呈する対象者に必ずと言っていいほど遭遇するであろう．回復期リハビリテーション病院の入院患者において，ただでさえ，認知症の存在は ADL 改善の妨げとなるのに加え，うつやアパシーの存在はさらに ADL の改善率を低下させることも報告[30] されている．これらの症候を適切に評価することは，ADL の改善の観点からもきわめて重要である．chapter 4-**2**「回復期リハビリテーション病院で出会う認知症症例への評価・介入戦略」（➡ 243 頁）において，うつとアパシーの鑑別評価に焦点をあて，アパシーとしての対応を行い ADL の改善を認めた症例を紹介している．併せて参照してほしい．

❹入手方法

- SDS® うつ病自己評価尺度：三京房より直接入手する．
- その他の評価尺度：本項の文献欄を参照のうえ，日本語版翻訳の論文について確認・入手していただきたい．

文献

1) 水上勝義：うつ病と認知症の関連性―とくに生物学的関連性を中心に．老年精神医学雑誌 29：235-240, 2018

2) Diniz BS, Butters MA, Albert SM, et al：Late-life depression and risk of vascular dementia and Alzheimer's disease；Systematic review and meta-analysis of community-based cohort studies. *Br J Psychiatry* 202：329-335, 2013

3) Modergo PJ, Ferrandez J：Depression in patients with mild cognitive impairment increases the risk of developing dementia of Alzheimer type；A prospective cohort study. *Arch Neurol* 61：1290-1293, 2004

4) 植草朋子，品川俊一郎：うつ病とアルツハイマー型認知症．老年精神医学雑誌 29：249-257, 2018

5) Drevets WC, Price JL, Simpson JR, et al：Subgenual prefrontal cortex abnormalities in mood disorders. *Nature* 386：824-827, 1997

6) Fiske A, Wetherell JL, Gatz M：Depression in older adutlts. *Annu Rev Clin Psychol* 5：363-389, 2009

7) Marin RS, Firinciogullari S, Biedrzycki RC：Group differences in the relationship between apathy and depression. *J Nerv Ment Dis* 182：235-239, 1994

8) Vicini Chilovi B, Conti M, Zanetti M, et al：Differential impact of apathy and depression in the development of dementia in mild cognitive impairment patients. *Dement Geriatr Cogn Disord* 27：390-398, 2009

9) 小林祥泰：脳卒中後アパシーと血管性認知症. 高次脳機能研 34：1-8, 2014

10) Levy R, Dubois B：Apathy and the functional anatomy of the prefrontal cortex-basal ganglia circuits. *Cereb Cortexm* 16：916-928, 2006

11) 鳥羽研二，守屋佑貴子，中居龍平，他：アルツハイマー型認知症の意欲の低下に対するコリンエステラーゼ阻害薬の効果. 日老医誌 46：269-270, 2009

12) 本間正教，加藤秀明：escitalopram による SSRI 誘発性アパシー症候群が疑われた 1 症例. 精神医 59：79-83, 2017

13) Marin RS：Differential diagnosis and classification of apathy. *Am J Psychiatry* 147：22-30, 1990

14) 中村　祐：高齢者における認知症・うつの鑑別ポイント―難しい「うつ」と「アパシー」の鑑別. Mebio 32：23-39, 2015

15) Holthoff VA, Beuthien-Baumann B, Kalbe E, et al：Regional cerebral metabolism in early Alzheimer's disease with clinically significant apathy or depression. *Biol Psychiatry* 57：412-421, 2005

16) Hama S, Yamashita H, Shigenobu M, et al：Post-Stroke affective or apathetic depression and lesion location：left frontal lobe and bilateral basal ganglia. *Eur Arch Psychiatry Clin Neurosci* 257：149-152, 2007

17) Gottlieb GL, Gur RE, Gur RC：Reliability of psychiatric scale in patients with dementia of the Alzheimer type. *Am J Psychiatry* 145：857-860, 1988

18) Cummings JL, Mega M, Gray K, et al：The Neuropsychiatric Inventory：Comprehensive assessment of psychipathlogy in dementia. *Neurology* 44：2308-2314, 1994

19) Sheikh JI, Yesavage JA：Geriatric Depression Scale (GDS)：Recent evidence and development of a shoter version. *Clin Gerotol* 5：165-173, 1986

20) 笠原洋勇，加田博秀，柳川裕紀子：うつ状態を評価するための測度 (1). 老年精神医学雑誌 6：757-766, 1995

21) Zung WWK：A self-rating depression scale. *Arch Gen Psychiatry* 12：63-70, 1967

22) 渡部雄一郎，坂井美和子，塩入俊樹，他：Zung 自己記入式抑うつ尺度および不安評価尺度の臨床的有用性について. 臨精医 30：991-996, 2001

23) Alexopoulos GS, Abrams RC, Shamoian CA：Cornell Scale for Depression in Dementia. *Biol Psychiatry* 23：271-284, 1988

24) 堤田梨沙，安達圭一郎：CSDD (Cornell Scale for Depression in Dementia) 日本語版改訂の作成―アルツハイマー型認知症患者を対象にして. 応障害心理研 10：13-21, 2011

25) Marin RS, Biedrzycki RC, Firinciogullari S：Reliability and validity of the Apathy Evaluation Scale. *Psychiatry Res* 38：143-162, 1991

26) Starkstein SE, Fedoroff JP, Price TR, et al：Apathy following cerebrovascular lesions. *Stroke* 24：1625-1630, 1993

27) 岡田和悟，小林祥泰，青木　耕，他：やる気スコアを用いた脳卒中後の意欲低下の評価. 脳卒中 20：318-323, 1998

28) 加藤元一郎，注意・意欲評価法作成小委員会：標準注意検査法 (CAT) と標準意欲評価法 (CAS) の開発とその経過. 高次脳機能研 26：310-319, 2006

29) 葛西真理，目黒謙一，中村　馨：Apathy Evaluation Scale 介護者評価の日本語版 (AES-I-J) 作成. 日老医誌 51：445-452, 2014

30) Hama S, Yamashita H, Shigenobu M, et al：Depression or apathy and functional recovery after stroke. *Int J Geriatr Psychiatry* 22：1046-1051, 2007

不安

check

- ☑ 不安は認知症者だけでなく健常高齢者においても一定数認め，認知機能への影響も示唆されている．
- ☑ 認知症における不安はうつなどの合併により精査が難しいが，NPI や BEHAVE-AD などの評価指標を用いて把握に努める．
- ☑ 認知症者の不安は BPSD との関連性も示唆されるため，不安軽減につながるケアは重要な視点である．

❶健常高齢者における不安について

　高齢者は加齢に伴う身体機能や認知機能の低下，さまざまな合併症による生活障害，友人やパートナーとの死別といった喪失体験などに遭遇しやすい環境にある．2013 年に発表された DSM (Diagnostic and Statistical Manual of Mental Disorders)-5 では anxiety disorders (不安症群/不安障害群) として位置づけられたが，そもそも高齢者における不安はさまざまな交絡要因もあるためその評価や診断は難しいとされ，特に認知症者における不安ではその評価や診断も複雑であることが指摘されている[1]．不安症の有病率に関する 1980～2007 年までの疫学調査をレビューした Bryant ら[2] によると，60 歳以上の不安症の有病率は 1.2～15％とされる．また，不安症ではうつ病などの他の精神疾患の合併だけでなく，特に高齢者はさまざまな身体疾患を合併していることが多いため，身体的因子も考慮したアセスメントが必要とされる[3]．

　うつ病患者の半数以上が不安障害や気分障害を合併し，77.6％の高齢者でうつ病の発症に不安障害が先行していたとの報告 (米国の疫学調査)[4] もあり，うつ病との関連性が高いため見逃さずに対応することが望まれる．また，軽度認知障害 (MCI) 段階から精神神経症状が生じることも指摘されている．たとえば健忘型 MCI (amnestic-type MCI) では 25％に不安症状を認め，健常群に比べて気分障害やアパシーなどの精神神経症状を有意に認めるとする報告がある[5]．

　つまり，認知症高齢者の不安を評価する際には，その大前提として高齢であること自体が不安を伴いやすいことを念頭に置く必要がある．

❷不安と認知機能について

　不安と認知機能については，Beaudreau ら[6] が 60 歳以上の地域在住健常者 102 人を対象とした調査で，不安が強い群では，注意・実行機能〔符号数字モダリティー検査 (Symbol Digit Modalities Test；SDMT)〕と抑制機能 (Stroop テスト) の成績が低下し，うつと不安が併存する場合は注意実行機能 (SDMT) とエピソード記憶 (Rey Auditory Verbal Learning Test；RAVLT)，意味記憶〔ボストン呼称検査 (Boston Naming Test-Second Version；BNT-II)〕が低下していたことを報告している．Yochim ら[7] も 60 歳以上の地域在住健常者 120 人を対象に不安やうつと認知機能との関連性を調査

し，不安を呈する群は注意・実行機能のなかでも特に概念化の項目における成績低下が関連することを指摘している．しかし，不安と認知機能との関連性についてはさまざまな報告があり，見解が統一されていない部分もある．

Gulpers ら[8]のメタアナリシスでは，地域在住健常者における不安症状が認知機能低下と認知症において有意に関連したが，MCI における不安は認知症へのコンバート（移行）を有意に予測しなかったことを報告している．

これらより，健常高齢者においても不安がなんらかの認知機能低下に影響を及ぼしていることが推察される．また，MCI から認知症へのコンバートは，活動性の低下も関連しており，活動性低下は不安とも関連がある．つまり，認知症者に限らず，地域在住高齢者に対する不安の評価や軽減に向けたアプローチは，認知症予防の観点からも，特に考慮すべき事項であると示唆される．

❸認知症と不安

不安は認知症の行動・心理症状（BPSD）の一つとしても位置づけられている．地域在住の健常高齢者でも不安の合併を認めることは先述したが，認知症者ではさらに不安の割合が高まるとされている．カナダの研究[9]では地域住民の4%に不安を認めたのに対し，年齢を考慮した認知症者では16%で不安を認めたと報告されている．しかし，アルツハイマー型認知症（AD）における不安の合併率については，文献によって大きく異なり数%〜80%台まで幅がある[4,10-13]．これについては，認知症者における不安は，うつなどの合併が多く症状の見分けが困難なことに起因するとされる[10]．

また，認知症原疾患ごとでの不安の出現頻度では，AD よりも脳血管性認知症で頻度が高く，パーキンソン病に関連する認知症や前頭側頭型認知症でも AD よりも頻度が高い可能性が示唆されている[14]．

認知症重症度との関連性については，わが国では軽度〜中等度においては変化を認めず，重度で有意に不安が軽減するとの報告があり[15]，認知機能の低下に伴い自己能力の低下に対する不安が顕在化することが要因とも考えられる[16]．5つの文献をもとに重症度との関連性について検討したレビューでは[14]，終末期に軽減するまでは軽度〜重度まで不安は一定の割合で存在することを報告している．なお，Kaiser ら[10]は64歳以下で発症する若年性の AD 患者は，65歳以上の高齢で発症する AD 患者と比べて不安症状が有意に強く，若年発症と高齢発症ではその特徴が異なることを指摘している（表2-16）．

❹認知症者における不安の評価指標

臨床場面では不安だけに対するアセスメントを行うことは少なく，多くの場合は全般的な精神神経症状の一部として不安をとらえる方法として，Neuropsychiatric Inventory（NPI）と Behavioral Pathology in Alzheimer's Disease（BEHAVE-AD）が一般的に用いられている．NPI は Cummings[17]が1994年に確立し，1997年に博野ら[18]によって日本語版が標準化された．当初10項目であったが，その後「睡眠」「食行動」の2項目が追加され計12項目で構成されている．現在は紙媒体だけでなく，パソコンにインストールして実施することも可能な NPI for Windows もある．BEHAVE-AD は Reis-

【表2-16】 発症年齢によるアルツハイマー型認知症者における不安の特性

若年発症のアルツハイマー型認知症	高齢発症のアルツハイマー型認知症
● 不安に関連する要因は，「男性」「MMSE の点数が高い」「介護者がその場を離れることへの不安が特に強い」場合にて有意差を認める ● NPI 各項目と不安の関連性はない	● 性別や MMSE の点数，介護者と離れることへの不安などは，有意差を認めない ● NPI のうち，妄想と易刺激性，異常行動，興奮の項目と不安とが有意に関連した

年齢や教育歴，生活機能（ADL レベル），診断からの経過，人種では両群ともに有意差なし

MMSE：Mini-Mental State Examination，NPI；Neuropsychiatric Inventory

〔Kaiser NC, Liang LJ, Melrose RJ, et al：Differences in anxiety among patients with early- versus late-onset Alzheimer's disease. *J Neuropsychiatry Clin Neurosci* 26：73-80, 2014 より改変〕

【表2-17】 NPI と BEHAVE-AD の概要

	NPI[17,18]	BEHAVE-AD[19,20]
評価項目	1. 妄想 2. 幻覚 3. 興奮 4. うつ 5. 不安 6. 多幸 7. 無関心 8. 脱抑制 9. 易刺激性 10. 異常行動 11. 睡眠 12. 食行動	A. 妄想観念 　1. 誰かが物を盗る，2. 自分の家ではない，3. 配偶者がにせ者， 　4. 見捨てられ妄想，5. 不義妄想，6. 猜疑心，7. それ以外の妄想 B. 幻覚 　8. 幻視，9. 幻聴，10. 幻嗅，11. 幻触，12. その他の幻覚 C. 行動障害 　13. 徘徊，14. 無目的な行動，15. 不適切な行動 D. 攻撃性 　16. 暴言，17. 暴力，18. 不穏 E. 日内リズム障害 　19. 睡眠や覚醒の障害 F. 感情障害 　20. 悲哀，21. 抑うつ G. 不安および恐怖 　22. 約束や予定の不安，23. その他の不安，24. 独りぼっちにされる恐怖，25. その他の恐怖
概要	一般的な BSPD の評価で，各項目の頻度と重度度で評価し，点数が高いほど重度となる．	AD に特徴的な BPSD を 7 つの下位尺度，計 25 項目で評価する．各項目は「0：なし」から「3：最重度」の 4 件法で評価するので，点数が高いほど重度であることを示す．

berg ら[19] によって 1987 年に薬剤による BPSD 軽減効果を判定する目的で作成され，1999 年に朝田ら[20] によって日本語訳された（表2-17）．

　なお，認知症者における不安に特化した評価指標は Rating Anxiety in Dementia（RAID）[21] が海外の研究ではよく用いられているが日本語版は見当たらず，わが国の臨床研究では NPI や BEHAVE-AD の 1 項目として不安をとらえることが多い．ただし，海外では認知症の不安に特化した研究も多く報告されており，信頼性・妥当性も検討された RAID の構造化面接バージョン（Structured Interview Guide for the Rating for Anxiety in Dementia；RAID-SI）[22] なども用いられている．

❺臨床的なとらえかたと今後の発展に向けて

　ここまで述べたとおり，認知症者における不安についての研究報告は，わが国では非常に少ない．しかし，臨床を経験したことがある者であれば，BPSD や介護負担に認知症者の不安が大きく影響していることは，おおむね意見が一致するであろう．自身の能力低下やそこから生じる不安から繰り返し質問や確認をすることは，介護者にとって非常に大きな介護負担につながる[16]が，それほど本人は不安を感じているということがいえる．わが国における AD 患者の介護家族 1,053 人に対するアンケート調査[23]では，「本人の不安を和らげてあげたい」と願う介護家族が 88%，本人の気持ちを「今後，自分がどうなるのか，どうしたらよいのかなど，不安に思っている」と想像した介護家族が 60%，介護家族自身が今後 AD を発症したと想像した場合「今後，自分がどうなるのか，どうしたらよいのかなど不安になる」と回答した介護家族が 83% であった．介護家族からみても認知症の本人が不安を抱えていることを感じ取り，それに対してなんらかのかかわりをもちたいと感じている様子がうかがわれる．認知症は初期からコミュニケーション力も低下するために[24]家族や周囲の友人との意思疎通が困難となり，疎外感を抱いたり，いままでの関係性が崩れてくることで不安を生じやすい環境にある．高橋[25]は，長年にわたる臨床実践から，これら認知症者の不安な心情を背景とした認知症の心理社会的な構造を“からくり”と表現して説明している．

　今後は，認知症施策推進総合戦略（新オレンジプラン）の推進によって，早期に認知症と診断される人が増えてくることが予測される．早期診断による不安の助長については，少数で不安が悪化する場合も想定されるものの，うつ病や致命的な反応に至るおそれは低く AD の診断告知をとどまるまでのエビデンスにならないことが報告されている[26]．しかし，それは診断後の心的サポートなどを含む支援体制の有無によっても状況は異なるであろう．

　以上のとおり，そもそも高齢者は不安を抱えやすい背景をもち，認知症になることでその臨床像はさらに複雑化される．しかし，不安は人種や文化の影響を受ける可能性もあり，海外での研究結果がそのままわが国の実態を反映するとも限らない．今後はわが国においても，健常高齢者や認知症者における不安について，さらなる研究成果の蓄積が望まれる．そして，認知症初期集中支援チーム（chapter 4-❼➡ 273 頁）のように，早期から専門家によるアウトリーチで本人や家族を支援する取り組みが加速することが期待される．

❻入手方法

- 日本語版 Neuropsychiatric Inventory (NPI)
株式会社マイクロン (https://micron-kobe.com/archives/works/npi) より入手手続き可能．
- NPI for Windows
株式会社システムネットワーク (https://www.npiapp.jp/) より入手手続き可能．

文献

1) Bryant C, Mohlman J, Gum A, et al：Anxiety disorders in older adults：looking to DSM5 and beyond. *Am J Geriatr Psychiatry* 21：872-876, 2013

2) Bryant C, Jackson H, Ames D：The prevalence of anxiety in older adults：methodological issues and a review of the literature. *J Affect Disord* 109：233-250, 2008

3) 稲村圭亮：老年期の不安症/不安障害をどう捉えるか．老年精神医学雑誌 29：47-55, 2018

4) King-Kallimanis B, Gum AM, Kohn R：Comorbidity of depressive and anxiety disorders for older Americans in the national comorbidity survey-replication. *Am J Geriatr Psychiatry* 17：782-792, 2009

5) Hwang TJ, Masterman DL, Ortiz F, et al：Mild cognitive impairment is associated with characteristic neuropsychiatric symptoms. *Alzheimer Dis Assoc Disord* 18：17-21, 2004

6) Beaudreau SA, O'Hara R：The association of anxiety and depressive symptoms with cognitive performance in community-dwelling older adults. *Psychol Aging* 24：507-512, 2009

7) Yochim BP, Mueller AE, Segal DL：Late life anxiety is associated with decreased memory and executive functioning in community dwelling older adults. *J Anxiety Disord* 27：567-575, 2013

8) Gulpers B, Ramakers I, Hamel R, et al：Anxiety as a Predictor for Cognitive Decline and Dementia：A Systematic Review and Meta-Analysis. *Am J Geriatr Psychiatry* 24：823-842, 2016

9) Nabalamba A, Patten SB：Prevalence of mental disorders in a Canadian household population with dementia. *Can J Neurol Sci* 37：186-194, 2010

10) Kaiser NC, Liang LJ, Melrose RJ, et al：Differences in anxiety among patients with early- versus late-onset Alzheimer's disease. *J Neuropsychiatry Clin Neurosci* 26：73-80, 2014

11) Orgeta V, Qazi A, Spector A, et al：Psychological treatments for depression and anxiety in dementia and mild cognitive impairment：systematic review and meta-analysis. *Br J Psychiatry* 207：293-298, 2015

12) Ballard C, Neill D, O'Brien J, et al：Anxiety, depression and psychosis in vascular dementia：prevalence and associations. *J Affect Disord* 59：97-106, 2000

13) Breitve MH, Hynninen MJ, Brønnick K, et al：A longitudinal study of anxiety and cognitive decline in dementia with Lewy bodies and Alzheimer's disease. *Alzheimers Res Ther* 8：3, 2016

14) Seignourel PJ, Kunik ME, Snow L, et al：Anxiety in dementia：a critical review. *Clin Psychol Rev* 28：1071-1082, 2008

15) 鈴木優喜子，長澤　明，小林隆司：認知症治療病棟におけるアルツハイマー病患者の認知症重症度と行動・心理症状の関連．日作療研会誌 19：1-6, 2016

16) 梅垣宏行，葛谷雅文：認知症患者の行動・心理症状への対応．臨と研 91：919-923, 2014

17) Cummings JL：The Neuropsychiatric Inventory：assessing psychopathology in dementia patients. *Neurology* 48（5 Suppl 6）：S10-16, 1997

18) 博野信次，森　悦朗，池尻義隆，他：日本語版 Neuropsychiatric Inventory—痴呆の精神症状評価法の有用性の検討．*Brain Nerve* 49：266-271, 1997

19) Reisberg B, Borenstein J, Salob SP, et al：Behavioral symptoms in Alzheimer's disease：phenomenology and treatment. *J Clin Psychiatry* 48 Suppl：9-15, 1987

20) 朝田　隆，本間　昭，木村通宏，他：日本語版 BEHAVE-AD の信頼性について．老年精神医学雑誌 10：825-834, 1999

21) Shankar KK, Walker M, Frost D, et al：The development of a valid and reliable scale for rating anxiety in dementia（RAID）. *Aging and Ment Health* 3：39-49, 1999

22) Snow AL, Huddleston C, Robinson C, et al：Psychometric properties of a structured interview guide for the rating for anxiety in dementia. *Aging Ment Health* 16：592-602, 2012

23) 新井平伊，蒲田晃好，松井大樹：アルツハイマー型認知症介護者が推測する本人の気持ちと認知症評価スケールに対するニーズ—アンケート調査．*Therapeutic Research* 38：717-729, 2017

24) 山口智晴：認知機能に障害のある人とのコミュニケーション．OT ジャーナル 49：399-403, 2015

25) 高橋幸男：認知症の BPSD のからくりとその対応．デイケア実践研究 20：18-23, 2016

26) Mormont E, Jamart J, Jacques D：Symptoms of depression and anxiety after the disclosure of the diagnosis of Alzheimer disease. *J Geriatr Psychiatry Neurol* 27：231-236, 2014

異常行動

check

- ☑ 認知症の重症度が悪化するにつれ異常行動の出現割合は増加し，特に徘徊は介護負担を伴う対応の困難な症状の一つである．
- ☑ 徘徊の背景にはさまざまな要因が関係しており，個々の症例に応じた評価が重要である．
- ☑ 徘徊に対する非薬物療法のエビデンスは乏しく，個々の背景要因の評価を基にした対応を行うことが重要である．

❶異常行動

認知症の行動・心理症状 (BPSD) の評価である Neuropsychiatric Inventory (NPI) における異常行動には，徘徊行動や落ち着かない行動，同じ動作を繰り返す行動が含まれる．異常行動が出現する割合は，認知症の重症度が悪化するに従い増加することが知られている[1]．本項では，特に介護負担の要因となりやすい徘徊について，その背景要因と評価や基本的介入方法を中心に述べる．

❷徘徊の概要

徘徊とは，どこともなく歩き回ること，ぶらぶらしていることであるが[2]，研究によってその定義はさまざまである．そのため，徘徊の出現率は，12.8%[3]〜63%[4] と報告にかなり幅がある．報告によって頻度は異なるものの，徘徊は，認知症者において頻繁に遭遇する BPSD であり，管理することが最も困難な行動の一つとされ[5]，徘徊行動により介護者の負担が増加することは明らかである．社会的にも認知症による行方不明者の数が年々増加しており，2017 年の警察庁の調査では，認知症または認知症疑いにより行方不明となった者は，15,863 人と行方不明者全体の 18.7% を占めている[6]．特に 60 歳以上の年代では認知症による行方不明者の割合は増加している．菊地ら[7] が実施した認知症の徘徊による行方不明者の実態調査では，生存者と死亡者ともに Functional Assessment Staging (FAST) による重症度分類でステージ 5〜6 が約半数を占めていたが，ステージ 3 以下の軽度の認知症者でも行方不明になっていたと報告している．徘徊は，転倒や骨折のリスク要因[8,9]であるとともに，行方不明後の死亡につながる危険性もあり，認知症者自身の安全性にもかかわる問題である[10]．

❸徘徊の背景要因と評価

徘徊は，要因や特徴からいくつかのパターンに分類される．小澤[11] は，①徘徊ではない徘徊 (迷子)，②反応性の徘徊，③せん妄による徘徊，④脳因性の徘徊，⑤「帰る」「行く」に基づく徘徊の 5 つに分類している．Hope ら[12] は，物事を調べてまわる，他人につきまとう，何かを探しまわる，とんでもない目的に向かって歩くなど 9 つのタイプに分類している．日本作業療法士協会[13] の「徘徊とその対応」に関するアンケート調査

102　chapter 2 ｜ 根拠に基づいた認知症のリハビリテーション評価

【表2-18】 徘徊の誘因となる背景要因

- 見当識障害や空間認知機能，記憶など認知機能障害に基づくもの
- 心理的要因（不安や焦燥，退屈など）に基づくもの
- 身体的要因（痛みや口渇，かゆみなど）に基づくもの
- 精神症状（幻覚や幻聴，妄想など）に基づくもの
- 環境の変化に基づくもの
- 願望や用事（帰宅・帰郷願望，銀行や買い物，探しもの）に基づくもの
- せん妄に基づくもの
- その他（周徊や周遊，つきまといなど）

【表2-19】 徘徊の評価のポイント

- 目的の有無（目的がある場合は対処可能かどうか）
- 時間帯や環境
- 心理状況（不安や焦燥など，それらを引き起こすイベントがあるか）
- 身体状況（痛みや口渇，かゆみなど）
- 精神症状（幻覚や幻聴，妄想など）
- 認知機能（見当識，空間認知，記憶など）
- 視覚や聴覚の機能（補助具の使用）
- 意識変容の有無
- 服薬状況

では，道に迷うときやその前の状態については，帰宅願望があるときや環境が変化したとき，なんらかの目的があるとき，精神的に不安定なときなどが背景要因として挙げられている．これらの分類やアンケート調査の結果を参考に徘徊の背景要因について**表2-18**にまとめた．

徘徊の評価では，その行動の背景にはさまざまな要因が影響しているため，まず，どのような要因により徘徊が出現しているかを評価することが重要である．また，視覚や聴覚機能の低下から情報の理解が十分にできないこともあるため，認知機能の評価だけでなく視覚や聴覚の評価を行っておくこと，同時に介護負担感や転倒リスクを評価しておくことも必要である．徘徊における評価のポイントを**表2-19**に示す．

徘徊の背景要因を評価し，対応により徘徊が減少したかどうかを判断するためには，徘徊行動を定量化することも重要であるが，徘徊に関する研究では，各研究で定義も異なるように使用されている測定方法もさまざまであり，直接観察，出口など特定の場所を訪れた回数の観察，ICタグや活動量計などを用いたモニタリング，歩数計の使用，ビデオ撮影などがある．

徘徊に関する尺度としては，徘徊をBPSDの徴候の一つとして測定するものと徘徊に特化したものがある．前者には，NPIやBehavioral Pathology in Alzheimer's Disease（BEHAVE-AD），Dementia Behavior Disturbance Scale（DBD），Cohen-Mansfield Agitation Inventory（CMAI）などが，後者にはAlgase Wandering Scale（AWS）[14,15]があり，日本語版の信頼性と妥当性の検証もなされている[16]．また，Barnard-Brakら[17]は，パイロットスタディとして徘徊リスクを判定するためにスクリーニング評価を開発しており，「しばしばかっとなる」「孤独であるか，1人でいるのを好む」「他者からの接触の試みに応じない」「突然の気分の変化を示す」「危険に気づかない」「頻繁に会話と関係のないことを言う」「新しい状況や変化が起こったときに黙ったままである」「誰かと出かけたときなどに簡単に迷子になる」「時間の感覚がない」といった項目からなり，それぞれについて3件法で回答するようになっている．

103

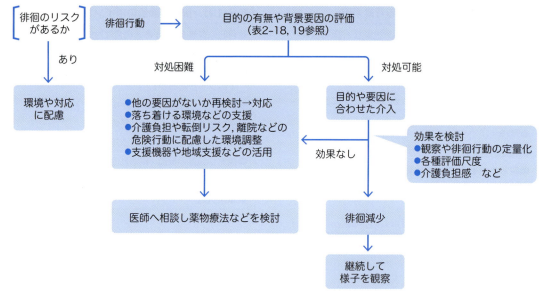

【図2-15】 徘徊の評価から対応の流れ

❹徘徊の対応方法と介入例

　　　徘徊の対応としては，前述のように種々の背景要因が関係しているため個々に応じた対応が重要であり，行動の性質や理由・原因を認知症者の立場になって考え[18]，受容的に接することや，孤独や不安を感じないよう安心できる環境にすることが基本となる[19]．徘徊の評価から対応の流れを図2-15に示す．他のBPSDと同様に非薬物療法が第一選択とされ，それでも対応困難な場合に薬物療法が選択されるが[18]，徘徊に対する非薬物療法の効果については，十分なエビデンスは得られていない[20,21]．Robinsonら[20]のレビューでは，徘徊を減少させるための非薬物療法について介入を推奨するエビデンスは認められなかったとしている．その後のMacAndrewら[21]のレビューでは，エビデンスの強さは低いものの，認知症者の徘徊の危険な側面を減らすため，介護者が施行できる有用な介入を特定したとしており，解析された11の研究には，活動への参加やマッサージ，アロマテラピー，スマートホームテクノロジー，環境改善などの方法が含まれていた．

　　　徘徊に対する対応としては，人的な対応や環境調整，支援機器の利用，地域での取り組みなどがある．人的な対応では，運動[22]や応用行動分析[23]，作業活動[24]を用いた介入などがある．また，入居者とスタッフ間の社会的交流の増加は徘徊の減少に効果的であるとされている[25]．環境調整では，感覚刺激などを用いて徘徊者の外出を防ぐことや対象者が過ごしやすい環境を整えることなどがある．鏡やカモフラージュ，縞模様のテープなどさまざまな主観的障壁を用いた介入があるが，十分なエビデンスはない[26]．ストレスの少ない環境や家庭のような環境，高齢者と介護スタッフのお互いが尊重しあう雰囲気のなかで，子どもや動物，植物などを取り入れ，家庭のような環境をつくり出すエデン・オルタナティブや照明，触知面，音楽，香りなどにより視覚，聴覚，触覚，味覚や嗅覚といった主要な感覚に感覚刺激を与えるスヌーズレンなどの環境は治療的効

果があるとされる[27]．施設内における道案内を支援するためには，新しいスキルや高度なスキルを要しないこと，生活環境を視覚的にとらえやすくすること，階段やルートなどを複雑にしないこと，部屋がもつ機能がわかりやすいようにすることなどが重要とされている[28]．そのほか，馴染みのあるものを身近に置いておくことや目立つ服を着てもらうこと，着る服や靴に連絡先を書いておくことなどがある[18]．徘徊に対する支援機器には，床面や天井，壁などの周囲環境へマットセンサーや人感センサーを設置して，対象者がある地点を通過したことを検知し介護者などへ知らせるものがあり，近年では，情報技術の発展によりカメラ，スマートフォン，タブレットなどを活用し，画像や音声でやりとりするものが出てきている[29]．認知症者の徘徊の管理に使用されている支援機器のレビューには，26種83個の機器が含まれ，GPS (Global Positioning System) が最も多く，次いでアラームやセンサー，Radio frequency (RF) などが使用されていた[30]．地域では，認知症とともに暮らす街づくりに関する事業が進められ，大牟田市に代表されるような徘徊模擬訓練[31]や見守り隊などの取り組みがあり，現在ではさまざまな地域で各種の取り組みが行われている．

　Padillaら[32]は，施設入所中のアルツハイマー型認知症 (AD) 症例の徘徊行動に対する環境介入と認知・行動介入の効果を検証している．重症度は，Mini-Mental State Examination (MMSE) 0点，Reisberg Global Deterioration Scale (GDS) 7点と重度であり，徘徊行動は，AWSと出口のドアに近づいた回数で評価された．環境介入としては，出口のドアとその手前に黒いストライプの線を貼り，認知・行動介入として分化強化（固定比率の非両立行動分化強化：一定回数ごとに，不適切な行動と同時に行うことができない適切なもしくは受容可能な行動を強化する）が用いられた．具体的には，症例が出口のドアから注意を逸らすための認知課題を行っている間に，徘徊とは関係のない行動（必要に応じてトイレに行くことやほかの入所者と話すなど）をとった際は言語による称賛や身体的接触により行動を強化し，徘徊行動については無視をされた．その結果，ベースラインに比べ，どちらの介入でも徘徊の頻度は減少し，環境と認知・行動介入を合わせた期間で最も頻度は減少していた．

　徘徊への対応では，背景要因の分析をていねいに行い，パーソンセンタードケアを基本とし，対象者の認知機能や身体機能，居住環境，介護者の状況，リスクなどを考慮して，多職種で連携して適切な対応策を提供していくことが重要である．

文献

1) Kazui H, Yoshiyama K, Kanemoto H, et al：Differences of Behavioral and Psychological Symptoms of Dementia in Disease Severity in Four Major Dementias. *PLoS One* 11：e0161092, 2016

2) 日本認知症学会（編）：認知症テキストブック．pp75-76，中外医学社，2008

3) Savva GM, Zaccai J, Matthews FE, et al：Prevalence, correlates and course of behavioural and psychological symptoms of dementia in the population. *Br J Psychiatry* 194：212-219, 2009

4) Hope T, Tilling KM, Gedling K, et al：The structure of wandering in dementia. *Int J Geriatr Psychiatry* 9：149-155, 1994

5) Lai CK, Arthur DG：Wandering behaviour in people with dementia. *J Adv Nurs* 44：173-182, 2003

6）警察庁生活安全局生活安全企画課：平成 29 年中における行方不明者の状況．2018
（https://www.npa.go.jp/safetylife/seianki/fumei/H29yukuehumeisha.pdf）

7）菊地和則，伊集院睦雄，粟田主一，他：認知症の徘徊による行方不明者の実態調査．老年精神医学雑誌 27：323-332，2016

8）Cesari M, Landi F, Torre S, et al：Prevalence and risk factors for falls in an older community-dwelling population. *J Gerontol A Biol Sci Med Sci* 57：722-726, 2002

9）Colón-Emeric CS, Biggs DP, Schenck AP, et al：Risk factors for hip fracture in skilled nursing facilities：who should be evaluated? *Osteoporos Int* 14：484-489, 2003

10）Rowe M：Wandering in hospitalized older adults：identifying risk is the first step in this approach to preventing wandering in patients with dementia. *Am J Nurs* 108：62-70, 2008

11）小澤　勲：痴呆を生きるということ．pp124-142，岩波書店，2003

12）Hope RA, Fairburn CG：The nature of wandering in dementia：A community-based study. *Int J Geriatr Psychiatry* 5：239-245, 1990

13）日本作業療法士協会，認知症見守り支援④協議会：介護ロボットのニーズ・シーズ連携協調協議会設置事業報告書．pp85-108, 2018

14）Algase DL, Beattie ER, Bogue EL, et al：The Algase Wandering Scale：initial psychometrics of a new caregiver reporting tool. *Am J Alzheimers Dis Other Demen* 16：141-152, 2001

15）Algase DL, Beattie ER, Song JA, et al：Validation of the Algase Wandering Scale（Version 2）in a cross cultural sample. *Aging Ment Health* 8：133-142, 2004

16）Greiner C, Makimoto K, Suzuki M, et al：Reliability and validity of the Algase Wandering Scale-version 2 for Japanese people with dementia. *Nurs Health Sci* 15：480-488, 2013

17）Barnard-Brak L, Richman DM, Owen DC：Assessing wandering risk among individuals with Alzheimer's disease and dementia：a pilot study. *Psychogeriatrics* 18：388-392, 2018

18）日本神経学会（監修），「認知症疾患診療ガイドライン」作成委員会（編）：認知症疾患診療ガイドライン 2017．pp83-85，pp161-162，医学書院，2017

19）山口晴保，松沼記代：行動・心理症状―徘徊．山口晴保（編）認知症の正しい理解と包括的医療・ケアのポイント 第 3 版．pp114-119，協同医書出版社，2016

20）Robinson L, Hutchings D, Dickinson HO, et al：Effectiveness and acceptability of non-pharmacological interventions to reduce wandering in dementia：a systematic review. *Int J Geriatr Psychiatry* 22：9-22, 2007

21）MacAndrew M, Brooks D, Beattie E：NonPharmacological interventions for managing wandering in the community：A narrative review of the evidence base. *Health Soc Care Community* 27：306-319, 2018

22）Holmberg SK：A walking program for wanderers：volunteer training and development of an evening walker's group. *Geriatr Nurs* 18：160-165, 1997

23）Dwyer-Moore KJ, Dixon MR：Functional analysis and treatment of problem behavior of elderly adults in long-term care. *J Appl Behav Anal* 40：679-683, 2007

24）Woodhead EL, Zarit SH, Braungart ER, et al：Behavioral and psychological symptoms of dementia：the effects of physical activity at adult day service centers. *Am J Alzheimers Dis Other Demen* 20：171-179, 2005

25）Allen-Burge R, Stevens AB, Burgio LD：Effective behavioral interventions for decreasing dementia-related challenging behavior in nursing homes. *Int J Geriatr Psychiatry* 14：213-228, 1999

26）Price JD, Hermans DG, Grimley Evans J：Subjective barriers to prevent wandering of cognitively impaired people. *Cochrane Database Syst Rev*：CD001932, 2000

27）Yao L, Algase D：Emotional intervention strategies for dementia-related behavior：a theory synthesis. *J Neurosci Nurs* 40：106-115, 2008

28）Marquardt G：Wayfinding for people with dementia：a review of the role of architectural design. *HERD* 4：75-90, 2011

29）井上剛伸：見守り支援機器．総合リハ 45：549-552, 2017

30）Neubauer NA, Lapierre N, Ríos-Rincón A, et al：What do we know about technologies for dementia-related wandering? A scoping review. *Can J Occup Ther* 85：196-208, 2018

31）池田武俊：認知症の人とともに暮らす街を創る．老年精神医学雑誌 26：509-516, 2015

32）Padilla DV, González MT, Agis IF, et al：The effectiveness of control strategies for dementia-driven wandering, preventing escape attempts：a case report. *Int Psychogeriatr* 25：500-504, 2013

5 身体合併症

check
- ☑ 認知症者は身体合併症を呈していることが多く，適切な評価と対応が必要となる．
- ☑ 認知症者の身体合併症は認知機能や ADL との関連性が報告されている．
- ☑ 各身体合併症に応じたリスク管理と対応が重要である．

❶認知症者の身体合併症と評価

　認知症は高齢者に多い疾患であり，高齢になるほど身体機能や認知機能の低下だけでなく，なんらかの身体合併症を有している割合が高くなる．身体合併症はそれ自体が認知症進行のリスクになるだけでなく，入院加療に伴い虚弱や要介護の要因となるため適切な評価と対応が必要である．身体合併症の評価法で国際的に広く活用されているものとして，チャールソン併存疾患指数 (Charlson Comorbidity Index；CCI)[1,2] と累積疾患評価尺度 (Cumulative Illness Rating Scale；CIRS)[3] がある．CCI は入院高齢者や間質性肺炎患者などでスコアが高いほど，死亡率が高くなることが報告されており，世界で最も高頻度に使用されている評価である (表2-20)．CIRS は血液がんの治療に関するガイドライン[4] でも採用されているほか，アルツハイマー型認知症 (AD)[5] や精神疾患[6,7]，骨折などの多くの研究[8] で用いられている．

❷身体合併症と認知機能，ADL/IADL との関連性

　AD を対象としたシステマティック・レビューでは，身体合併症の重症度は認知機能の低下，日常生活活動 (ADL) の自立度の低下と行動・心理症状 (BPSD) の重症度との関連が報告されている[9]．Doraiswamy らの報告[10] で，少なくとも一つ以上の身体合併症を呈している割合が高く，認知機能が低下するほど身体合併症の数・重症度が高くな

【表 2-20】 チャールソン併存疾患指数 (Charlson Comorbidity Index)

スコア	疾患
1	心筋梗塞，うっ血性心不全，末梢動脈疾患，脳血管疾患 (後遺症がほぼない，一過性脳虚血発作)，認知症，慢性肺疾患 (軽労作で呼吸困難を生じる)，膠原病 (全身性エリテマトーデス，多発筋炎，混合性結合組織病，リウマチ性多発筋痛症，中等度以上の関節リウマチ)，消化性潰瘍，軽度肝疾患，糖尿病 (合併症なし)
2	片麻痺，中等度〜重度の腎疾患，糖尿病 (合併症あり，糖尿病ケトアシドーシスや糖尿病性昏睡での入院歴)，固形がん，白血病，リンパ腫
3	中等度〜重度の肝疾患 (門脈圧亢進を伴う肝硬変)
6	転移性固形がん，後天性免疫不全症候群 (エイズ)

疾患の合計スコアを算出する

ることが指摘されている．一方，認知症者の身体合併症とADLやIADLの障害とは関連がないといった報告[11]もあり，一定のコンセンサスは得られておらず，慎重な解釈が必要である．

身体合併症を呈した認知症者の生活を考えると，服薬管理や清潔保持，食生活の問題から，原疾患の悪化をきたし，さらなる合併症の増悪と認知機能の低下に至るといった悪循環に陥ることが想定される．また，身体合併症の治療を目的に入院加療が必要となった場合，環境の変化に伴うBPSDの悪化，低刺激環境による認知機能低下，安静保持のための身体抑制や鎮静を目的とした薬物投与によるADLの低下など，数多くのリスクが考えられる．そのため，認知症の中核症状やBPSDの理解だけでなく，それぞれの身体合併症の症状と対応について熟知しておく必要がある．認知症ではない高齢者を対象としているが，身体合併症の組み合わせによるADL/IADL障害の関連性が報告[12]されており，身体合併症だけでなくうつ症状の合併も強い関連因子であることが指摘されている (図2-16)．

❸身体合併症への基本的対応

本項では，認知症者にリハビリテーションを提供する際に，医療機関や介護施設でかかわることが多い大腿骨頚部/転子部骨折と冠動脈疾患，心不全，糖尿病の4疾患についてリスク管理のポイントと基本的対応について紹介する．

◆大腿骨頚部/転子部骨折

大腿骨頚部/転子部骨折は高齢者に多い骨折で，わが国における年間発生数は2007年では約15万例であり，高齢化の進行とともに件数が増加している[13]．また，20～30％が認知症を合併していると報告されている．認知症を合併しているとADLの回復が遅延することも知られており，両疾患に配慮したリハビリテーション実践が求められる．大腿骨の骨折は主に頚部骨折と転子部骨折とに分けられ，それぞれで重症度分類や手術内容，リスク管理のポイントが異なる．大腿骨頚部骨折はGarden stageによって分類され[14]，Garden stage ⅢおよびⅣの場合には人工骨頭置換術が選択されることが多い．手術の際の操作により，脱臼の危険が高まる肢位が異なるため，介入するうえでは術式の確認は必須である．従来の後方アプローチであれば術側股関節の屈曲・内転・内旋が脱臼肢位となるため禁忌となる．最近では前方アプローチが選択される場合もあり，術側股関節の伸展・外転・外旋が脱臼肢位となる．脱臼の発生率は2～7％であり[14-16]，前方アプローチよりも後方アプローチのほうが高いことが報告されている[17,18]．

大腿骨転子部骨折はEvans分類[13]により安定型と不安定型に分けられ，それぞれ観血的骨接合術を選択されることが多い．人工骨頭置換術と比較して，術後は骨接合部の荷重痛のため歩行が制限されることもあるが，おおむね1か月程度で杖歩行や階段昇降が可能となることが多い．

◆冠動脈疾患

冠危険因子 (表2-21) があると，虚血性心疾患のリスクが高まるため，適切に評価して対応することが重要である．冠危険因子の改善には食事，禁煙，身体活動，内服な

108 chapter 2 根拠に基づいた認知症のリハビリテーション評価

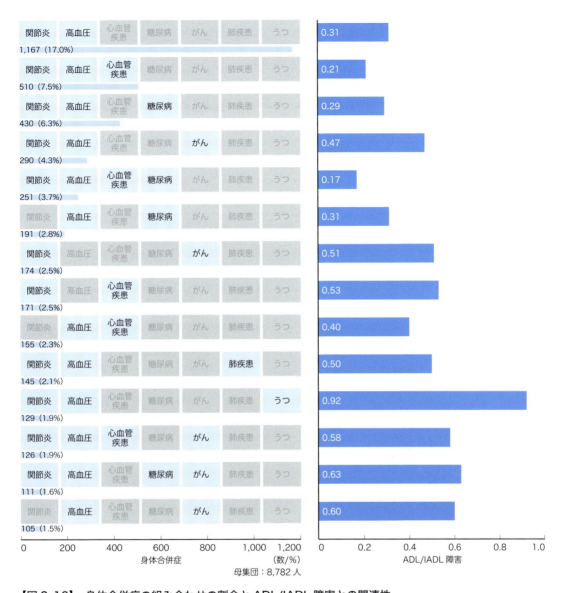

【図2-16】 身体合併症の組み合わせの割合とADL/IADL障害との関連性
65歳以上の高齢者において複数の身体合併症を有している割合は高く，ADL障害と関連している．そのなかでも特に「高血圧と関節炎」「高血圧，関節炎，心血管疾患」が併存している割合が高く，身体合併症に加えてうつ症状が合併すると，より強くADL障害と関連することが指摘されている．
〔Quiñones AR, Markwardt S, Botoseneanu A：Multimorbidity combinations and disability in older adults. *J Gerontol A Biol Sci Med Sci* 71：823-830, 2016を参考に作成〕

ど適切な健康管理が重要であり，自己管理指導，禁煙支援，至適活動量の指導，認知機能に合わせた服薬管理方法の提案やストレスマネジメントなどが必要である．

◆心不全

心不全は高齢化とともに増え続けており，2030年には130万人を超えると推計されている[19]．心不全患者の42%が認知機能低下を呈すると報告されており[20]，退院時に認知機能低下が見逃された場合は再入院率が5倍になる[21]．心不全の重症度分類とし

【表 2-21】 冠危険因子

1. 脂質異常症
   高 LDL コレステロール血症 (140 mg/dL 以上)
   高トリグリセリド血症 (150 mg/dL 以上)
   低 HDL コレステロール血症 (40 mg/dL 未満)
2. 高血圧 (収縮期血圧 140 mmHg 以上, あるいは拡張期血圧 90 mmHg 以上)
3. 糖尿病
4. 肥満 (BMI 25 以上)
5. メタボリックシンドローム
6. 慢性腎不全 (GFR＜60 mL/分/1.73 m^2)
7. 家族歴
8. 喫煙
9. 精神保健 (職場ストレス, タイプ A 行動パターン)

BMI：Body Mass Index, GFR：glomerular filtration rate (糸球体濾過量)

て NYHA 分類があり, 日常生活における息切れで stage を分類している. 心不全の増悪要因として, 服薬コンプライアンスや塩分・水分過多, 過活動, 身体・精神的ストレス, 感染症などがあり, 生活習慣によって予防可能な因子も多い[22]. しかし, 認知症を合併すると自己管理が困難となることが多いため, 適切に認知機能をアセスメントして生活支援につなげることが重要となる.

◆糖尿病

　糖尿病はインスリン作用不足による慢性の高血糖状態を主徴とする代謝性疾患群であり, 慢性的な高血糖は神経障害や網膜症, 腎症などの微小血管合併症をきたす. また, 糖尿病を有していると認知症の発症率が約 2〜4 倍になることが報告されており[23], 認知症の発症および進行の予防のためには, 糖尿病の予防・コントロールがきわめて重要である. 糖尿病の治療は, 1 型糖尿病ではインスリン療法と生活指導が行われ, 2 型糖尿病では食事療法や運動療法が基本となり, 必要に応じて薬物療法が併用される. 糖尿病の食事療法では, 適正エネルギー量の食事, 栄養バランスのよい食事, 1 日 3 食規則正しく食べること, 食物繊維を積極的に取り入れる, ビタミンやミネラルを不足なく取り入れることが勧められる. 糖尿病を合併した認知症者の場合, 低血糖症状を表出することができず, 意識障害に至ってから周囲に気づかれるといったこともあるため, 表情や顔色, 冷や汗などの自覚症状に注意を払うことや, 血糖コントロールが不良な場合には食前の介入を控えるといった配慮が必要となる.

文 献

1) Charlson ME, Pompei P, Ales KL, et al：A new method of classifying prognostic comorbidity in longitudinal studies：development and validation. *J Chronic Dis* 40：373-383, 1987

2) Frenkel WJ, Jongerius EJ, Mandjes-van Uitert MJ, et al：Validation of the Charlson Comorbidity Index in acutely hospitalized elderly adults：a prospective cohort study. *J Am Geriatr Soc* 62：342-346, 2014

3) Miller MD, Paradis CF, Houck PR, et al：Rating chronic medical illness burden in geropsychiatric practice and research：application of the Cumulative Illness Rating Scale. *Psychiatry Res* 41：237-248, 1992

4) Salvi F, Miller MD, Grill A, et al：A manual of guidelines to score the modified cumulative illness rating scale and its validation in acute hospitalized elderly patients. *J Am Geriatr Soc* 56：1926-1931, 2008

5) Oosterveld SM, Kessels RP, Hamel R, et al：The influence of co-morbidity and frailty on the clinical manifestation of patients with Alzheimer's disease. *J Alzheimers Dis* 42：501-509, 2014

6) Gildengers A, Tatsuoka C, Bialko C, et al：Correlates of disability in depressed older adults with bipolar disorder. *Cut Edge Psychiatry Pract* 2013：332-338, 2013

7) Gildengers AG, Whyte EM, Drayer RA：Medical burden in late-life bipolar and major depressive disorders. *Am J Geriatr Psychiatry* 16：194-200, 2008

8) Radosavljevic N, Lazovic M, Nikolic D, et al：Influence of selective comorbidity predictors on functional recovery after hip fracture in an older population. *Biomed Pap Med Fac Univ Palacky Olomouc Czech Repub* 156：365-370, 2012

9) Haaksma ML, Vilela LR, Marengoni A, et al：Comorbidity and progression of late onset Alzheimer's disease：A systematic review. *PLoS One* 12：e0177044, 2017

10) Doraiswamy PM, Leon J, Cummings JL, et al：Prevalence and impact of medical comorbidity in Alzheimer's disease. *J Gerontol A Biol Sci Med Sci* 57：M173-177, 2002

11) Solomon A, Dobranici L, Kåreholt I, et al：Comorbidity and the rate of cognitive decline in patients with Alzheimer dementia. *J Geriatr Psychiatry* 26：1244-1251, 2011

12) Quiñones AR, Markwardt S, Botoseneanu A：Multimorbidity combinations and disability in older adults. *J Gerontol A Biol Sci Med Sci* 71：823-830, 2016

13) 日本整形外科学会，日本骨折治療学会（監修）：大腿骨近位部骨折の分類．大腿骨頸部/転子部骨折の診療ガイドライン 改訂第 2 版．南江堂，2011
（https://minds.jcqhc.or.jp/n/med/4/med0016/G0000307/0023）

14) Keene GS, Parker MJ：Hemiarthroplasty of the hip-the anterior or posterior approach? A comparison of surgical approaches. *Injury* 24：611-613, 1993

15) Jalovaara P, Virkkunen H：Quality of life after primary hemiarthroplasty for femoral neck fracture. 6-year follow-up of 185 patients. *Acta Orthop Scand* 62：208-217, 1991

16) 小堀かおり，小堀　眞，神里　晋，他：大腿骨頸部骨折の手術成績—人工骨頭置換術を中心に．骨折 21：69-71, 1999

17) Bush JB, Wilson MR：Dislocation after hip hemiarthroplasty：anterior versus posterior capsular approach. *Orthopedics* 30：138-144, 2007

18) 石井研史，小林雅文：前側方アプローチによる人工骨頭置換術の脱臼防止効果．*Hip Joint* 32：572-574, 2006

19) Okura Y, Ramadan MM, Ohno Y, et al：Impending epidemic：future projection of heart failure in Japan to the year 2055. *Circ J* 72：489-491, 2008

20) Cannon JA, Moffitt P, Perez-Moreno AC, et al：Cognitive Impairment and Heart Failure：Systematic Review and Meta-Analysis. *J Card Fail* 23：464-475, 2017

21) Huynh QL, Negishi K, Bizzard L, et al：Mild cognitive impairment predicts death and readmission within 30days of discharge for heart failure. *Int J Cardiol* 221：212-217, 2016

22) Tsuchihashi M, Tsutsui H, Kodama K, et al：Clinical characteristics and prognosis of hospitalized patients with congestive heart failure—a study in Fukuoka, Japan. *Jpn Circ J* 64：953-959, 2000

23) Cukierman T, Gerstein HC, Williamson JD：Cognitive decline and dementia in diabetes—systematic overview of prospective observational studies. *Diabetologia* 48：2460-2469, 2005

6 言語症状

check

☑ 言語は認知機能の基底をなすものである.

☑ 認知症者のコミュニケーションの障害の原因は，言語機能自体の障害（失語症状）と認知症の認知・行動特性の言語活動への影響がある.

❶認知症者の言語症状に注目する意義

「ことば」を情報伝達の道具とするならば，ヒト以外の動物も「ことば」をもち，鳴き声で仲間に危険を知らせ，餌のある場所を伝達するなどの行動をおこす．もちろん，ヒトもヒトに情報を伝達するために「ことば」を使う．しかしヒトは，特有の発声発語器官をもつことにより，他の動物とは異なる複雑な言語表現が可能となったために，文化を継承し，文明を発展させることができた．そして人間は経験から言語を学び，多くの語彙を獲得し，言語を用いて事象や思考を表現するようになった．また，記憶や行動などの認知機能を支持するものとして，さらには感情を表現し制御するもの，自己表現のみならず他者への共感・理解を示すものとしても言語は必要不可欠な道具であるといえよう.

このように幼少時から駆使し，多くの認知機能を支えてきた言語機能が，脳の疾患によって失われていくことがある．脳の疾患により出現する症状はさまざまであり，言語機能障害の様相も異なる．翻って考えると，疾患によって認められる言語症状を把握することは言語自体の障害のみならず，言語に支持されたさまざまな認知機能の障害を把握することにもつながるのである．つまり，認知症者の言語には豊富な情報が盛り込まれており，その情報から，おおよその認知症者の状態を把握することができる.

認知症の認知機能評価を行う者にとって，言語機能の質的評価は病巣の局在や機序が推測可能となるために疾患診断の一助となる．また，言語機能を評価しておかなければ，認知機能評価の際に必要な検査を選択できず，施行した検査結果の解釈を誤る危険性も秘めている.

認知症者にかかわる者にとって，言語機能を理解することは，認知症者とのコミュニケーションを成立しやすくし，さらには認知症者の感情の安定にも寄与できるかもしれない．認知症者の言語症状を把握することは意義がある.

❷認知症者の言語症状

認知症の言語症状は①脳の機能低下に起因する言語機能そのものの障害（失語症状）と，②認知症による思考や概念の狭小化・混乱が言語活動に反映されたものとに分けられる[1].

脳機能障害によるコミュニケーションの問題といえば，上記の①の失語症状により会話が成立しにくくなることをイメージする場合が多い．しかし，実際の臨床現場において認知症の初期から language（言語機能そのものの障害）の問題を呈する疾患の頻度は低く，どちらかといえば，②に起因するもの忘れや，思考障害・行動異常のような認知・行動特性を反映した発話，理解力や談話の問題がコミュニケーションに支障をきたすことのほうが多い．あるいは，初期に発話運動面 (speech) の障害＝運動障害性構音障害 (dysarthria) が前景に出る場合もあるなど，認知症の原因疾患により言語症状が異なる．そして，認知症が進行するにつれ，①や②のような症状が合併し，コミュニケーションがさらに成立しにくくなる．

本項では，まずは基本的な言語機能の評価について，そして，代表的認知症の言語機能・コミュニケーション障害の特徴について述べる．

❸言語機能・コミュニケーション能力の評価

症状の観察から始め，そこから推論し，仮説を立て，その仮説を検証するために諸検査を行う．そして障害構造や脳機能低下部位を予想し，考察することが言語機能・コミュニケーション能力の評価である．

最もよく症状を観察できる手段は会話である．自然な状況の会話で，構音障害などの神経学的問題を含む言語症状はもちろん，それ以外の記憶などの神経心理学的水準の問題，発動性，抑制や保続などの神経行動学的水準の問題もある程度把握できる．日常会話から認知症をスクリーニングすることを目的とした検査も開発されている[2]．特に認知症者の場合，検査に協力が得られないことや長時間の検査に耐えられないことが多いため，なるべく自然な会話で多くの情報を得る努力を評価者はしなければならない．会話である程度の症状を把握し，ある程度の仮説をもって，スクリーニング検査などを行い，必要に応じて掘り下げ検査を行っていく．たとえば，Mini-Mental State Examination (MMSE)[3] は認知機能評価スクリーニング検査として用いられるが，これは言葉を媒介にして実施されるため，施行中に症候としての言語機能の情報が多く得られる．もちろん，失語症があれば MMSE の得点の信頼度は低くなり，得点のみで評価すると解釈を誤ることになる．

認知症の原因となる変性疾患における言語機能の障害は，脳血管障害での知見を基にした機能局在（図 2-17）[4] とおおむね一致する．しかし，変性疾患の場合，失語症のタイプは脳血管障害でみられる古典的分類に必ずしも一致するとは限らない．たとえ画像上の異常が同様の部位にあったとしても，変性疾患の場合には単に部位ということにとどまらず，神経系あるいは神経回路網の侵襲の可能性を念頭に置く必要がある[5]．

言語症状の観察すべき点を表 2-22 に示す．ここに挙げた項目に留意しながら，その症状の詳細を記述しておく必要がある．なぜなら，症状を把握し，機序を分析しなければ評価をしたことにはならず，訓練や対応も的はずれなものになりかねないからである．

自発話で観察するポイントの 1 つ目は発話開始困難の有無である．"発話開始困難"は「言語の発動性の低下」「発話の運動開始困難」「症候性吃」「口部顔面失行」「失構音（発語失行）」「失語」のいずれでもおこりうる．また，発動性の低下や思考の障害など言語

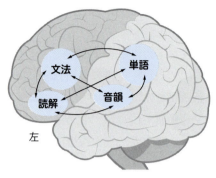

【図 2-17】 言語処理モジュールの局在
〔Sakai KL：Language acquisition and brain development. *Science* 310：815-819, 2005 より〕

【表 2-22】 言語症状の観察ポイント

	観察内容
発話	・自発話：発話開始困難の有無，発話量（統語構造），喚語困難・錯語の有無，プロソディ，構音（置換，歪みなど），声量・発話速度 ・呼称 ・復唱 ・音読
理解	・聴覚的理解力（統語理解，語義理解） ・聞き返しの有無

以前の問題もあるかもしれない．もちろん，単独で起こる場合もあるし，複合的なこともある．

　発話量をみる際には，単純に量のみを確認するのではない．発話量と情報量の不均衡が生じていないか，統語構造が単純化していないか，内容語が少なくないか，なども観察する．内容語が少ない場合，呼称で確認する必要がある．

　プロソディ・構音障害や声量・発話速度の異常を認める場合，speech の障害を示しているケースが多い．たとえば，パーキンソニズムによる構音障害の場合は，声量が低下し，発話速度が速くなり，次第に構音器官の機能低下により発話が不明瞭となる傾向にある．脳血管性認知症（VaD）の場合も構音器官の運動麻痺により音の置換や歪み，プロソディ障害などがみられ，発話明瞭度が低下する．一方，前頭側頭葉変性症（FTLD），進行性核上性麻痺（progressive supranuclear palsy；PSP）や大脳皮質基底核変性症（corticobasal degeneration；CBD）の進行性非流暢性失語（progressive non-fluent aphasia；PNFA）で認められる失構音は音の歪みやプロソディ障害を伴うが，構音器官の運動機能は保たれており，音の誤りかたに一貫性がないことが特徴である．失構音が認められる場合は前頭葉後部の機能が低下している可能性が高い．

　自発話のみでは評価が不十分な場合，呼称・復唱・音読を実施する．呼称で誤りがあるならその誤りかたを確認しておく．錯語を認める場合，語性錯語であるか音韻性錯語であるかも観察する．音韻性錯語が目立つ場合，シルビウス裂周囲の言語領域の機能低下が疑われる．要素的言語機能が保たれているにもかかわらず，発話量が乏しいなどの

乖離が認められることもある．喚語困難・錯語以外の発話の障害は，たいていの場合，前頭葉機能の低下を疑う．復唱は，単語あるいは短文まで可能かなどといった点を観察する．「復唱困難」は誤りかたにもよるが，言語性短期記憶の障害，音韻選択・配列の障害などが起因している．音読は仮名・漢字で乖離があるか，漢字で類音性錯読がみられるかなどといった点について観察する．

理解面に関しては，どのレベルでの理解障害であるかを確認しておく．統語理解の障害がある場合，左前頭葉後方下部の機能低下が疑われる．語義理解障害がある場合，左頭頂側頭葉の機能低下の可能性がある．

そのほか，記憶や思考（思考もさまざまではあるが）の障害などについても会話からある程度の予測はできる．記憶障害があれば，「同じことを繰り返し質問する」「同じ話を繰り返す」「話題がそれる」など，思考の障害があれば，「話が冗長である」「話題がそれる」などが予想される．同じような症状であっても言語に問題があるのか，記憶か思考に問題があるのか，ほかに問題があるのかは，さらに掘り下げて検索していかなければ評価できない．

❹原因疾患別の言語機能・コミュニケーションの特徴

◆アルツハイマー型認知症

アルツハイマー型認知症（AD）ではもの忘れを主訴とするケースが大半を占め，言語機能そのものの障害が病初期から認められる例は少ないが，少数ながら言語障害が前景に立つケースも存在し，その多くに失名詞失語（健忘失語）を認める．Speech の問題は認めず，病状の進行に伴い，超皮質性感覚失語（transcortical sensory aphasia；TCSA）の様相を呈するようになる．次第にウェルニッケ（Wernicke）失語に移行していく場合もある．もの忘れで始まり，初期には言語機能そのものの障害を呈さなかったケースも，進行とともに上記の言語機能障害を合併してくる．AD の非典型例ではあるが，記憶障害などの認知機能障害を認めず，失語症状が前景に出る場合もごく稀にある．その症状としては音韻性錯語や言語性短期記憶障害を特徴とし，ロゴペニック型進行性失語（logopenic progressive aphasia；LPA）と定義されている[5]．

典型的 AD では，言語機能そのものの障害よりも思考や記憶の障害による言語症状のほうが目立つ．近時記憶障害により，何度も同じ話をする，同じことを何度も聞き返すというような言動がみられる．また，困っていることや日付の問いに対して「困ってない」「最近カレンダー見てないから」などと対応をする「取り繕い反応」[6]のために，一見，記憶が保たれているように見受けられる場合がある．

◆脳血管性認知症

VaD は脳損傷部位によって出現する症状が異なる．損傷部位が多発に認められる場合，症状は多彩であるが，損傷部位以外の機能は保たれているので，症状は「まだら」に出現する．そして，新たな脳血管性病変が加わることにより進行は階段状であることが多いが，脳損傷部位との関連で侵される認知機能はさまざまである．

わが国では皮質下血管性認知症（subcortical vascular dementia；SVD）が VaD の

2/3[7] を占め，ある程度の病像の均一性をもつ．皮質下の多発性小梗塞や虚血性変化は前頭葉背外側の血流低下と有意に関連したアパシー(apathy) が高頻度に出現[8]し，意欲・自発性の低下や感情平板化といった症状が前景に立つ[6]．それゆえ，言語機能自体の障害のためにコミュニケーションがとりにくいというより，本人から話しかけるということがなく，反応の乏しさなどが会話を成立しにくくさせる．

SVD の場合，言語中枢の損傷によりコミュニケーション障害が生じる．言語中枢が損傷されると図 2-17 に示すそれぞれの局在に応じた失語症，純粋語唖 (失構音のみ) や純粋語聾などが認められる．

右半球損傷においてもコミュニケーションに支障をきたすことがある．言語の要素的機能は保たれていても，推論する能力が低下する，比喩表現が理解できない，ユーモアが理解できない，相手の意図が汲み取れない，一方的に話をして相手の話を聞かない，話が冗長である，といった傾向のために会話のキャッチボールが成り立たなくなることがある．感情プロソディも単調 (aprosodia)[9] で感情が把握しにくいことや非言語的コミュニケーション障害が認められる場合もある．また情動や感情の障害により他者の表情を認識できなかったり，自身も感情の表出が乏しくなる．感情の理解や表出の障害は左半球よりも圧倒的に右半球損傷で多い[10]．

両大脳半球損傷では speech の問題がみられる場合もあり，発声発語器官の機能が重度に障害されると，発話が聞き取れずコミュニケーションがとりにくくなる．

なお，失語症をはじめとした脳血管障害後遺症の詳細に関しては成書を参考にされたい．

◆レビー小体型認知症

大多数のレビー小体型認知症 (DLB) は初期には明らかな language の問題は認めない．パーキンソニズムを伴うことから，speech の問題による発話の開始困難や声量低下を認めるようになり，次第に進行する．

DLB の中核症状である症状の変動は，コミュニケーションにも影響を及ぼす．ぼんやりしている状態では人の話が耳に入らず，そうなるともちろん記憶にも残らない．しかし，覚醒している状態では会話は成立するというように症状が変動する．また，初期からの幻視，錯視や人物誤認も特徴的であるが，人物誤認は家族とのコミュニケーションをとりにくくさせる．

◆前頭側頭葉変性症

FTLD は臨床病理学的概念であり，その臨床症状に基づき，前頭側頭型認知症 (FTD)，進行性非流暢性失語 (PNFA) や意味性認知症 (SD) に分類され，それぞれ症状も異なる．

»» FTD

FTD は初期から性格変化，行動障害や感情障害が目立つ．発話運動面の障害や失語症はみられないが，行動特性がコミュニケーションを成立しにくくさせる．たとえば，社会や周囲への関心が希薄になったり，脱抑制的になったりすることにより，人の話を聞かなくなり，一方的に話をするなど会話のキャッチボールができなくなる．また，衝動的な行動，思考の柔軟性の障害や融通がきかないことなどにより，質問に対して深く

考えずに答えてしまったり，会話の幅が広がらないこともある．症状の進行に伴い，聞いた言葉をオウム返しに発してしまう反響言語 (echolalia)，「昨日来ました，来ました」のように語や句を繰り返す同語反復 (palilalia)，どのような質問に対しても長いまとまりのある文を繰り返す滞続言語 (stehendes Reden) がみられるようになり，ついには緘黙となる．

≫≫ PNFA

失語症状が前景に立つ．言語理解はおおむね保たれており，非流暢性発話となる．このタイプは臨床像がさまざまな症候群であるために，それぞれに非流暢性発話の要因も異なる．要因としては，発話意欲の低下，発話の運動開始困難，語想起困難，失構音，文法障害，音韻配列の障害などが考えられる．

≫≫ SD

SD は萎縮や血流低下などの病理学的変化が左右差をもって始まり，左優位に進行する場合，最も初期に現れる症状は言語の障害で，喚語困難が目立つ．進行とともに語義失語 (TCSA の一型) を呈する．音韻操作や文法的な問題は認めず，speech の障害もみられない．さらに失語症状は進行すると，言語理解が困難となり，発話は同じ言葉を繰り返すのみとなる．発話の回数も減少し，徐々にコミュニケーションがとりにくくなる．

なお，各失語型の症状については「認知症者とのコミュニケーション」の項 (➡ 201頁) で触れる．

文 献

1) 鈴木則夫：コミュニケーション障害を言語療法はどう支えるか―認知症の方を地域でどう支えるか．地域リハ 12：998-1001, 2007

2) 大庭　輝，佐藤眞一，数井裕光，他：日常会話式認知機能評価 (Conversational Assessment of Neurocognitive Dysfunction；CANDy) の開発と信頼性・妥当性の検討．老年精神医学雑誌 28：379-388, 2017

3) Folstein MF, Folstein SE, McHugh PR："Mini-mental state." A practical method for grading the cognitive state of patients for the clinician. *J Psychiatric Res* 12：189-198, 1975

4) Sakai KL：Language acquisition and brain development. *Science* 310：815-819, 2005

5) 田邊敬貴：痴呆の症候学．神経心理学コレクション．医学書院，2000

6) Gorno-Tempini ML, Hills AE, Weintraub S, et al：Classification of primary progressive aphasia and its variants. *Neurology* 76：1006-1014, 2011

7) Meguro K, Akanuma K, Meguro M, et al：Prognosis of vascular mild cognitive impairment include vascular dementia onset and death by cardiovascular disease：Reanalysis from the Osaki-Tajiri project. *J Stroke Cerebrovasc Dis* 21：607-611, 2012

8) Gupta M, Dasgupta A, Khwaja GA, et al：Behavioural and psychological symptoms in poststroke vascular cognitive impairment. *Behav Neurol*：430128, 2014

9) Ross ED：The aprosodias. Functional-anatomic organization of the affective components of language in the right hemisphere. *Arch Neurol* 38：561-569, 1981

10) Yuvaraj R, Murugappan M, Norlinah MI, et al：Review of emotion recognition in stroke patients. *Dement Geriatr Cogn Disord* 36：179-196, 2013

7 栄養

> check
> - ☑ 高齢者は加齢の影響により低栄養状態を呈しやすい
> - ☑ 虚弱な高齢者は積極的な蛋白質摂取が重要である
> - ☑ 不飽和脂肪酸や地中海食には認知症の発症予防効果がある

❶ 高齢者における栄養状態の理解

　身体活動・知的活動はエネルギーを消費して行われ，一般的にそのエネルギー摂取は経口からの食事でまかなわれる．加齢に伴い1日に必要なエネルギーは減少する[1]．この必要なエネルギー代謝は男女で減少に転じる年代が異なり，男性では40歳台，女性では50歳台に著しく減少する[2]．クライエントの年代別に必要となるエネルギーや栄養を知っておくことは重要である．

　しかしながら，高齢者では粗食が礼賛されてきた文化的背景をもっており必要十分な栄養摂取ができていないと報告される[3]．加えて，蛋白質[4]，カルシウム[5]，炭水化物[6]などの栄養素を吸収する消化管の能力も加齢とともに低下するため，栄養状態や栄養摂取の重要性を理解しておく必要がある．消化管以外には，歯の本数と栄養摂取量が関係しているという報告[7]もあり，歯を健康に保つことは栄養摂取の側面で非常に重要である．低栄養または栄養不良状態（図2-18）である蛋白質・エネルギー欠乏（症）（Protein energy malnutrition；PEM）の指標の一つである血清アルブミン値は，加齢に伴い低下していくため加齢そのものによる低栄養の影響が指摘されている[8]．この低栄養[9]は健康的に生きるために必要な量の栄養素がとれていない状態を指し，将来の死亡リスク（図2-19）[10-12]や要介護のリスク（図2-20）[13]を高めるほか，感染症[14]や褥瘡[15]の危険

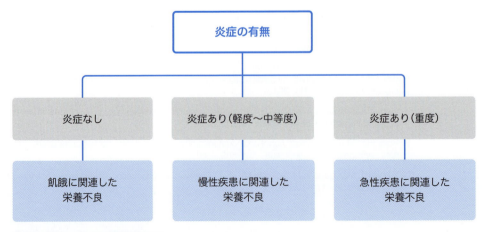

【図2-18】 タイプ別栄養不良

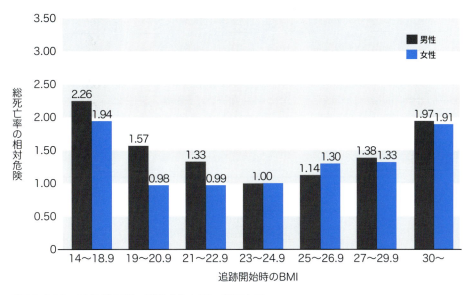

【図2-19】 BMI階級別の追跡10年間の総死亡率

(Tsugane S, Sasaki S, Tsubono Y : Under- and overweight impact on mortality among middle-aged Japanese men and women : a 10-y follow-up of JPHC study cohort I. *Int J Obes Relat Metab Disord* 26 : 529-537, 2002 をもとに作成)

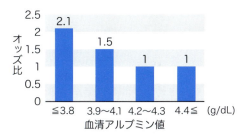

【図2-20】 血清アルブミン値と要介護および死亡のリスク

(東口みづか, 中谷直樹, 大森 芳, 他:低栄養と介護保険認定・死亡リスクに関するコホート研究 鶴ヶ谷プロジェクト. 日本公衛誌 55:433-439, 2008 をもとに作成)

【表2-23】 高齢者の代表的な低栄養の要因

社会的要因	独居, 介護力不足・ネグレクト, 孤独, 貧困
精神的心理的要因	認知機能障害, うつ, 誤嚥・窒息の恐怖
加齢の関与	嗅覚・味覚の障害, 食欲低下
疾病要因	臓器不全, 炎症・悪性腫瘍, 疼痛, 義歯などの口腔内問題, 薬物の副作用, 咀嚼・嚥下障害, 消化管の問題(下痢・便秘)
その他	不適切な食形態の問題, 栄養に関する誤認識, 医療者の誤った指導

因子でもある. 種々の低栄養の要因は表2-23で示すとおり多岐にわたるため, セラピストはこれらのリスク要因を網羅的に知っておく必要がある.

栄養状態の評価には, 血清アルブミン値, 体重減少, BMI以外に栄養スクリーニングツール[16], 栄養不良ユニバーサルスクリーニングツール(図2-21)[17], 主観的包括評価[18], 簡易栄養状態評価表(Mini Nutritional Assessment ; MNA®)(図2-22)[19]などを利用することが推奨される.

❷虚弱な高齢者における重要な栄養

高齢者は加齢に伴う影響や疾患の影響から虚弱な状態になる. 近年, この虚弱な状態をフレイル[20]と定義され, 将来の要介護リスク, 認知症発症リスクが高いとされている. 同時に, フレイルは可逆性が期待されており, 健常な状態への改善が見込める. ①体重減少, ②主観的疲労感, ③日常生活活動量の減少, ④歩行速度の低下, ⑤筋力(握

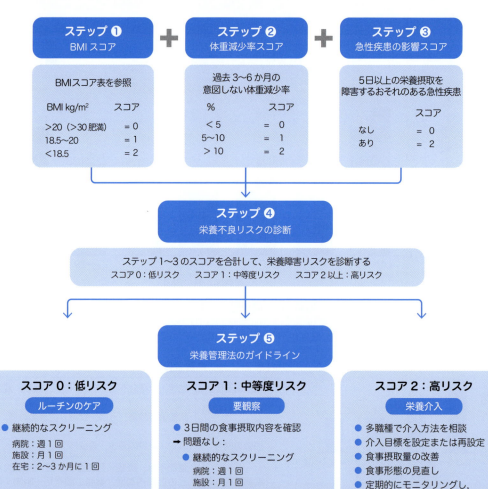

【図2-21】 栄養不良ユニバーサルスクリーニングツール
MUST；Malnutrition Universal Screening Tool, ONS；Oral Nutrition Supplementation.
〔Scott A：Screening for malnutrition in the community：the MUST tool. *Br J Community Nurs* 13：402-410, 2008 より〕

氏名：		性別：	
年齢：	体重： kg	身長： cm	調査日：

スクリーニング欄の□に適切な数値を記入し、それらを加算する。11 ポイント以下の場合、次のアセスメントに進み、総合評価値を算出する。

スクリーニング

A 過去 3 ヶ月間で食欲不振、消化器系の問題、そしゃく・嚥下困難などで食事量が減少しましたか？
0 = 著しい食事量の減少
1 = 中等度の食事量の減少
2 = 食事量の減少なし

B 過去 3 ヶ月間で体重の減少がありましたか？
0 = 3 kg 以上の減少
1 = わからない
2 = 1～3 kg の減少
3 = 体重減少なし

C 自力で歩けますか？
0 = 寝たきりまたは車椅子を常時使用
1 = ベッドや車椅子を離れられるが、歩いて外出はできない
2 = 自由に歩いて外出できる

D 過去 3 ヶ月間で精神的ストレスや急性疾患を経験しましたか？
0 = はい　2 = いいえ

E 神経・精神的問題の有無
0 = 強度認知症またはうつ状態
1 = 中程度の認知症
2 = 精神的問題なし

F BMI 体重 (kg) ÷ [身長 (m)]²
0 = BMI が 19 未満
1 = BMI が 19 以上、 21 未満
2 = BMI が 21 以上、 23 未満
3 = BMI が 23 以上

スクリーニング値：小計 (最大：14 ポイント) □□

12-14 ポイント： 栄養状態良好
8-11 ポイント： 低栄養のおそれあり (At risk)
0-7 ポイント： 低栄養

「より詳細なアセスメントをご希望の方は、引き続き質問 G～Rにおすすみください。」

アセスメント

G 生活は自立していますか（施設入所や入院をしていない）
1 = はい　0 = いいえ

H 1 日に 4 種類以上の処方薬を飲んでいる
0 = はい　1 = いいえ

I 身体のどこかに押して痛いところ、または皮膚潰瘍がある
0 = はい　1 = いいえ

Ref. Vellas B, Villars H, Abellan G, et al. *Overview of MNA®- Its History and Challenges*. J Nut Health Aging 2006; 10: 456-465.
Rubenstein LZ, Harker JO, Salva A, Guigoz Y, Vellas B. Screening for Undernutrition in Geriatric Practice: *Developing the Short-Form Mini Nutritional Assessment (MNA-SF)*. J. Geront 2001; 56A: M366-377.
Guigoz Y. The Mini-Nutritional Assessment (MNA®) *Review of the Literature – What does it tell us?* J Nutr Health Aging 2006; 10: 466-487.
® Société des Produits Nestlé, S.A., Vevey, Switzerland, Trademark Owners
© Nestlé, 1994, Revision 2006. N67200 12/99 10M
さらに詳しい情報をお知りになりたい方は、
www.mna-elderly.com にアクセスしてください。

J 1 日に何回食事を摂っていますか？
0 = 1 回
1 = 2 回
2 = 3 回

K どんなたんぱく質を、どのくらい摂っていますか？
・乳製品（牛乳、チーズ、ヨーグルト）を毎日 1 品以上摂取　　はい □ いいえ □
・豆類または卵を毎週 2 品以上摂取　　はい □ いいえ □
・肉類または魚を毎日摂取　　はい □ いいえ □
0.0 = はい、0～1 つ
0.5 = はい、2 つ
1.0 = はい、3 つ

L 果物または野菜を毎日 2 品以上摂っていますか？
0 = いいえ　　　1 = はい

M 水分（水、ジュース、コーヒー、茶、牛乳など）を 1 日どのくらい摂っていますか？
0.0 = コップ 3 杯未満
0.5 = 3 杯以上 5 杯未満
1.0 = 5 杯以上

N 食事の状況
0 = 介護なしでは食事不可能
1 = 多少困難ではあるが自力で食事可能
2 = 問題なく自力で食事可能

O 栄養状態の自己評価
0 = 自分は低栄養だと思う
1 = わからない
2 = 問題ないと思う

P 同年齢の人と比べて、自分の健康状態をどう思いますか？
0.0 = 良くない
0.5 = わからない
1.0 = 同じ
2.0 = 良い

Q 上腕（利き腕ではない方）の中央の周囲長(cm)：MAC
0.0 = 21cm 未満
0.5 = 21cm 以上、22cm 未満
1.0 = 22cm 以上

R ふくらはぎの周囲長 (cm)：CC
0 = 31cm未満
1 = 31cm 以上

評価値：小計（最大：16 ポイント）	□□. □
スクリーニング値：小計（最大：14 ポイント）	□□
総合評価値（最大：30 ポイント）	□□. □

低栄養状態指標スコア

24～30 ポイント	□	栄養状態良好
17～23.5 ポイント	□	低栄養のおそれあり (At risk)
17 ポイント未満	□	低栄養

【図 2-22】 簡易栄養状態評価表（MNA®）

〔Vellas B, Villars H, Abellan G, et al：Overview of the MNA—Its history and challenges. *J Nutr Health Aging* 10：455-463, 2006 より〕

【表 2-24】 摂取栄養素別の認知症発症リスク

	リスク比	信頼区間	p 値
不飽和脂肪酸	0.84	0.74〜0.95	0.006
抗酸化物質	0.87	0.77〜0.98	0.026
ビタミン B	0.72	0.54〜0.96	0.026
地中海食	0.69	0.57〜0.84	<0.001
アルミニウム	2.24	1.49〜3.37	<0.001
低ビタミン D	1.52	1.17〜1.98	0.002
野菜とフルーツ	0.46	0.16〜1.32	0.149
アルコール	0.74	0.55〜1.01	0.056

〔Cao L, Tan L, Wang HF, et al：Dietary Patterns and Risk of Dementia：a Systematic Review and Meta-Analysis of Cohort Studies. *Mol Neurobiol* 53：6144-6154, 2016 より改変〕

力) の低下のうち 3 項目に該当するとフレイルと判定されるが，どの項目についても栄養状態が良好でなければ運動プログラムを行っても改善効果は薄い．

　高齢者は骨格筋を増加させるために蛋白質を積極的に摂取しても，若年者と比較して筋肉蛋白質同化作用が弱い[21]とされる．そのため，高齢者では若年者よりも必要十分な蛋白質摂取が必要であるとされ，したがって毎食 30 g 程度を摂取しなければ骨格筋で有効な蛋白質合成ができない可能性がある[22]．留意しなければならない点は，高蛋白食による腎機能への負担である．多量の蛋白質摂取が腎障害リスクを上昇させたという報告はあるが，健常高齢者の蛋白質摂取制限は推奨されていない[23,24]．

　ビタミン D は古くからカルシウム代謝，骨代謝への関与が知られていたが，近年は骨格筋の筋量維持などの役割を担っていることが明らかとなってきた．血中の 25 ヒドロキシビタミン D の濃度が低い人は筋力の低下，転倒・骨折発生が増加するとの報告[25]がある．また，筋のタイプでは速筋線維であるタイプ II 線維が萎縮することがわかっている[26]ため，俊敏性を要求される転倒を回避する動作などに影響を及ぼしている可能性が指摘されている．

　そのほかに抗酸化作用のある栄養素 (ビタミン C，ビタミン E，カロテン類，ポリフェノール，フラボノイドを含む) なども運動機能低下予防に影響を与えるとされるが，これらについては他の専門書を参考にされたい．

❸認知症と栄養の関係

　脂質やビタミンの摂取は，抗酸化作用や炎症抑制作用が期待され，脳の機能維持に関与してアルツハイマー型認知症や脳血管性認知症の発症予防効果があると考えられている．近年のシステマティック・レビュー[27]では，不飽和脂肪酸，ビタミン B，地中海食の摂取で認知症発症リスクが低下していたと報告されている (表 2-24)．日本人を対象とした研究では，和食で使用されることが多い豆類，野菜類，海藻類，乳製品を多く含む食事でその後の認知症発症リスクを低減していたと報告されている[28]．イチョウ葉

エキスはアミロイドβによる神経毒性を阻害するという機序から認知機能を改善させる可能性が報告[29]されているが，長期的な認知症予防効果は確認されていない．大豆由来のセリルチロシンにより脳内のノルアドレナリン代謝を亢進することで，再認の能力に影響を与えるとの報告がある[30]．

　栄養摂取は食卓を囲み，家族や友人などと会話を楽しみながら行うものであり，決してエネルギー補給だけを目的としているわけでない．そして，食事をするための調理には準備や片づけなど非常に高次の脳機能が要求されることから，認知機能維持を期待するためにも家族，友人と協力しながら，食事を準備して楽しむことが肝要であろう．社会的に孤立した高齢者は将来の認知症発症リスクがそうでない人と比較して8倍高い[31]ことからもコミュニケーションをとりながら心身によい栄養を摂取することが重要である．

❹認知機能と栄養の限界とまとめ

　高齢者ではさまざまな背景をもち，理想的な食事を提供したとしても食欲不振や消化器官の能力低下などで栄養管理が難しい．認知機能に効果が期待される食品であっても偏って摂取することは積極的に推奨されない．栄養だけでなく，運動習慣を取り入れ社会参加を行うことで高齢期の認知機能低下を予防することが勧められる[32]．

文献

1) Henry CJ：Mechanisms of changes in basal metabolism during ageing. *Eur J Clin Nutr* 54 (Suppl 3)：S77-91, 2000

2) Poehlman ET：Energy expenditure and requirements in aging humans. *J Nutr* 122：2057-2065, 1992

3) Kerstetter JE, O'Brien KO, Insogna KL：Low protein intake：the impact on calcium and bone homeostasis in humans. *J Nutr* 133：855s-861s, 2003

4) Volpi E, Mittendorfer B, Rasmussen BB, et al：The response of muscle protein anabolism to combined hyper-aminoacidemia and glucose-induced hyperinsulinemia is impaired in the elderly. *J Clin Endocrinol Metab* 85：4481-4490, 2000

5) Agnusdei D, Civitelli R, Camporeale A, et al：Age-related decline of bone mass and intestinal calcium absorption in normal males. *Calcif Tissue Int* 63：197-201, 1998

6) Feibusch JM, Holt PR：Impaired absorptive capacity for carbohydrate in the aging human. *Dig Dis Sci* 27：1095-1100, 1982

7) Wakai K, Naito M, Naito T, et al：Tooth loss and intakes of nutrients and foods：a nationwide survey of Japanese dentists. *Community Dent Oral Epidemiol* 38：43-49, 2010

8) Shibata H, Haga H, Ueno M, et al：Longitudinal changes of serum albumin in elderly people living in the community. *Age Ageing* 20：417-420, 1991

9) Cederholm T, Jensen GL, Correia MITD, et al：GLIM criteria for the diagnosis of malnutrition—A consensus report from the global clinical nutrition community. *Clinical Nutrition* 38：1-9, 2019

10) Tsugane S, Sasaki S, Tsubono Y：Under- and overweight impact on mortality among middle-aged Japanese men and women：a 10-y follow-up of JPHC study cohort I. *Int J Obes Relat Metab Disord* 26：529-537, 2002

11) Tamakoshi A, Yatsuya H, Lin Y, et al：BMI and all-cause mortality among Japanese older adults：findings from the Japan collaborative cohort study. *Obesity* (*Silver Spring*) 18：362-369, 2010

12) Chong J, Fotheringham J, Tomson C, et al：Renal albumin excretion in healthy young adults and its association with mortality risk in the US population. *Nephrol Dial Transplant* 2018 [Epub ahead of print]

13）東口みづか，中谷直樹，大森　芳，他：低栄養と介護保険認定・死亡リスクに関するコホート研究　鶴ヶ谷プロジェクト．日本公衆誌 55：433-439, 2008

14）古西　満，三笠桂一：高齢者における感染症対策　特に背景因子と好発感染症へのアプローチ─低栄養と感染症．*Geriatr Med* 43：1721-1726, 2005

15）望月佳子，足立敏栄，飯塚恵子，他：高齢者入院患者の栄養─血清蛋白・アルブミンの推移と褥瘡．臨床栄養 102：61-66, 2003

16）Ferguson M, Capra S, Bauer J, et al：Development of a valid and reliable malnutrition screening tool for adult acute hospital patients. *Nutrition* 15：458-464, 1999

17）Scott A：Screening for malnutrition in the community：the MUST tool. *Br J Community Nurs* 13：402-410, 2008

18）Detsky AS, McLaughlin JR, Baker JP, et al：What is subjective global assessment of nutritional status? 1987 Classical article. *Nutr Hosp* 23：400-407, 2008

19）Vellas B, Villars H, Abellan G, et al：Overview of the MNA—Its history and challenges. *J Nutr Health Aging* 10：455-463, 2006

20）Fried LP, Tangen CM, Walston J, et al：Frailty in older adults：evidence for a phenotype. *J Gerontol A Biol Sci Med Sci* 56：M146-156, 2001

21）Katsanos CS, Kobayashi H, Sheffield-Moore M, et al：Aging is associated with diminished accretion of muscle proteins after the ingestion of a small bolus of essential amino acids. *Am J Clin Nutr* 82：1065-1073, 2005

22）Paddon-Jones D, Rasmussen BB：Dietary protein recommendations and the prevention of sarcopenia. Curr *Opin Clin Nutr Metab Care* 12：86-90, 2009

23）Knight EL, Stampfer MJ, Hankinson SE, et al：The impact of protein intake on renal function decline in women with normal renal function or mild renal insufficiency. *Ann Intern Med* 138：460-467, 2003

24）Walrand S, Short KR, Bigelow ML, et al：Functional impact of high protein intake on healthy elderly people. *Am J Physiol Endocrinol Metab* 295：E921-928, 2008

25）Gerdhem P, Ringsberg KA, Obrant KJ, et al：Association between 25-hydroxy vitamin D levels, physical activity, muscle strength and fractures in the prospective population-based OPRA Study of Elderly Women. *Osteoporos Int* 16：1425-1431, 2005

26）Sato Y, Iwamoto J, Kanoko T, et al：Low-dose vitamin D prevents muscular atrophy and reduces falls and hip fractures in women after stroke：a randomized controlled trial. *Cerebrovasc Dis* 20：187-192, 2005

27）Cao L, Tan L, Wang HF, et al：Dietary Patterns and Risk of Dementia：a Systematic Review and Meta-Analysis of Cohort Studies. *Mol Neurobiol* 53：6144-6154, 2016

28）Ozawa M, Ninomiya T, Ohara T, et al：Dietary patterns and risk of dementia in an elderly Japanese population：the Hisayama Study. *Am J Clin Nutr* 97：1076-1082, 2013

29）Le Bars PL, Katz MM, Berman N, et al：A placebo-controlled, double-blind, randomized trial of an extract of Ginkgo biloba for dementia. North American EGb Study Group. *JAMA* 278：1327-1332, 1997

30）前渕元宏，鈴木麻希，三浦直樹，他：健常者を対象にした大豆ペプチド摂取による認知機能改善効果に関する用量設定試験─プラセボ対照無作為化二重盲検並行群間比較試験．薬理と治療 44：1831-1839, 2016

31）Fratiglioni L, Wang HX, Ericsson K, et al：Influence of social network on occurrence of dementia：a community-based longitudinal study. *Lancet* 355：1315-1319, 2000

32）Ngandu T, Lehtisalo J, Solomon A, et al：A 2 year multidomain intervention of diet, exercise, cognitive training, and vascular risk monitoring versus control to prevent cognitive decline in at-risk elderly people（FINGER）：a randomised controlled trial. *Lancet* 385：2255-2263, 2015

8 感覚器

check

☑ 高齢者における感覚器の機能の低下は，精神症状の悪化や認知機能の低下を招く要因でもあり，全般的な日常生活に影響を及ぼしやすい．

☑ 感覚器の機能の低下に伴って起こりうる生活障害および心理状態を理解することで，当事者に適切な評価・介入を試みることができる．

　われわれは，視覚・聴覚・嗅覚・味覚・触覚の五感を通して外界からさまざまな情報を得て生活を営んでいる．しかし，加齢による感覚機能の低下は生きていくうえで避けて通ることは難しい．特に高齢者の日常生活における感覚機能の低下の影響は大きく，時に精神症状の悪化や認知機能の低下を誘発する場合もあるため，感覚器の基本的な特徴と疾患概念，機能低下への対応を十分に理解しておくことが望ましい．本項では，視覚と聴覚の加齢による特徴と代表的な疾患，感覚器の低下による生活障害と心理状態について述べる．

❶視覚機能

◆加齢に伴う視覚機能低下の特徴

　日常生活から得る情報の大部分は視覚からといわれており，近年の研究においては約70％もの脳細胞が視覚機能と関係していると推測されている[1]．

　視覚機能には，視力・順応・色覚・解像力・視野・動体視力などがあるが[2]，眼の構造上の変化や，眼から大脳皮質の一次視覚野へ至る経路の生理的変化が加齢に伴っておこると，角膜の黄色化や肥厚化，瞳孔の暗順応時の最大径の縮小，水晶体の硬化や白濁化，黄色化，毛様体筋の衰退，網膜上の錐体の減少などがみられる[2]．また，視覚情報処理速度（読書などの視覚的な作業の速さ），物を見るときに必要な明るさに対する感度，動体視力（字幕スーパーなど動く対象を見る），近見視力（小さな字を読む），視覚探索（多くの視覚刺激から必要な情報を探し出す）は低下するとされている[2]．動体視力と視覚探索の低下は比較的ゆっくりと進行するが，視覚情報処理速度と近見視力の低下は急速に進行し，順応は明順応より暗順応への低下の影響が顕著となる[2]．特に高齢者では高い照度が必要だが，照度が高くなるとグレア（光の乱反射）が増大し，まぶしさから対象物の周囲が見えにくくなりやすい．加えて視野も全体的に狭まり，特に前方上方視が困難になる[2]とされている．

◆加齢に伴う代表的な眼疾患

　加齢による変化からおこりやすい，白内障，緑内障，加齢黄斑変性について，特徴的な症状を示す．

»»白内障

　人の目をカメラにたとえた場合，水晶体はカメラのレンズに相当し，網膜がフィルムの役目となる．人の水晶体のはたらきは，レンズとして網膜にピントを合わせる機能であり[3]，正常な水晶体は透明だが，これが白濁する病気が白内障である．

　白内障は白濁による視力低下や霧視（視野全体がかすんで見えない状態）をきたす疾患で，加齢が原因で生じることが多く，60歳台以降に急増する．80歳以上の日本人では初期変化を含めると，ほとんどの人が罹患する疾患であり[4]，高齢者の視力障害の最も代表的な疾患である．

　白内障の進行は緩徐であり，かなり進行するまで視力障害を自覚しない場合も多い[4]．初期症状は羞明（明るいところでまぶしくて見にくい），夜間視力の低下，近見視力の低下などがあり，進行すると単眼複視（片目で物が二重に見える），高度の視力低下を生じ，最終的には失明に至る[4]．

　加齢性の白内障は，薬物療法で視力を回復させることはできないため手術が適用となり，白内障が進行した場合は手術が難しくなるが，生活するうえで困っているか否かで手術の時期を決める場合が多く，その時期は人によって異なる[3]．手術による視機能向上を目的とした治療が可能となったため，生活の質（QOL）改善の目的で手術を行うことが多くなっている．

»»緑内障

　緑内障は眼圧の上昇を伴う疾患と定義されていたが，近年は眼圧が上昇しない正常眼圧緑内障が日本人に多いことが報告されており[2]，2003年に日本緑内障学会は『緑内障診療ガイドライン』において，緑内障とは，「視神経と視野に特徴的変化を有し，通常，眼圧を十分に下降させることにより視神経障害を改善もしくは抑制しうる眼の機能的構造的異常を特徴とする疾患」[5]と定義した．

　緑内障は，日本人の視覚障害の原因疾患の第1位であり[1]，40歳以上の有病率は5.0%と高く，加齢に伴って増加する[6]．漠然と見えにくいことを主訴に受診することが多いが[1]，初期では視野障害を自覚することは少なく，病状の進行とともに視野の欠損や狭窄がおこる[4]．正常な眼球は，眼球内での房水（毛様体でつくられ，主に角膜から水晶体までを満たす）の生成と排出のバランスがよく，それが絶えず行われているが，房水の排水溝がある隅角が閉塞をおこすことで房水排出が障害されると眼圧が急激に上昇するため，これが緑内障を発症させる病態の一つと考えられている[1,7]．

　緑内障の治療には薬物療法と手術があるが，眼圧コントロールのためには点眼などの薬物療法が第一選択である[7]．しかし，緑内障は不可逆性で視力・視野障害の回復は見込めないため，緑内障が疑われる場合は，早急な眼科への受診が必要である[4]．

»»加齢黄斑変性

　加齢黄斑変性は，高齢者の重篤な慢性進行性の黄斑疾患であり，萎縮型と滲出型に大きく分類される[1]．日本人は特に滲出型加齢黄斑変性が多く，50歳以上では100人に1人の割合で発症するとされている[4]．

　滲出型では網膜中心の視細胞が最も集中している黄斑部付近に変性がおこり，そこから出血や滲出を生じる．初期症状として歪視力（物が歪んで見える）を自覚することが

多く，進行すると中心暗点（視野の中心部分に灰色や黒色の影が見えるため，見ようとしたところがちょうど見えなくなる）[8]を生じ，最終的には中心視力障害をきたす重大な疾患である．

　近年，滲出型の初期病変であれば，光線力学療法や血管内皮増殖因子阻害薬の眼内注射[2]が，視力改善の治療に有効であることが明らかになった[4]．萎縮型では有効な治療法は確立されていない[1]．

❷聴覚機能

◆加齢に伴う聴覚機能低下の特徴

　私たちは，通常，相手の話や周囲の音を「聞くこと」によって状況を理解し，自分の意思を言葉や行動に移すことができる．音が聞こえるためには，空気の振動が外耳道から入り，鼓膜を揺らして中耳の耳小骨でその振動が増幅されて蝸牛に入り，蝸牛にある有毛細胞によって振動が電気信号に変換され，聴神経を通って中枢へと伝達される[9]，という過程を経て脳に「音」として認識される必要がある．

　加齢による聴覚機能の低下には，音そのものが聞き取りにくい場合と，音は聞こえても音の意味をとらえられない場合が考えられ，加齢に伴う聴覚の変化は個々の生活に大きく影響を及ぼす．

◆加齢に伴う代表的な聴覚疾患

≫≫難聴

　高齢期の難聴は老人性難聴といわれ，加齢が原因と考えられていたが，近年では騒音に曝されていた年数や糖尿病，動脈硬化，虚血性心疾患などとの関連性が明らかになってきており，これに身体的な加齢が加わって生じるという意味で，加齢性難聴と呼ばれるようになった[2]．

　難聴は，外耳〜中耳にかけて障害がおこることで生じる伝音性難聴と，内耳〜中枢神経にかけて障害がおこることで生じる感音性難聴とに大別される[2]．

　加齢性難聴の多くは感音性難聴であり，一般に両耳対称で低周波数領域の聴力は比較的保たれ，高周波数領域の低下を示す[10]．高い周波数から聞き取りにくくなるのは，蝸牛内の有毛細胞の脱落・変性や中枢神経の変化によって高音域の聴力が低下をするためであり，さらに加齢が進むと，高音域での聴力低下がいっそう著明になるとともに，低音域の聴力低下も進行する[4]．

　初期の特徴として，大勢での会話が理解しにくくなる，テレビやラジオの音量がほかの人よりも大きくなるなどが挙げられる．症状は徐々に進行するため本人は気づかず，周囲の家族が先に気づくことが多い[2]．また，語音明瞭度が悪化し，音が歪んだり途切れたりするという聞こえの特徴があるため，子音の弁別が難しくなり，聞き間違いや聞き漏らしが多くなる[2]．

　難聴を改善する有効な治療法はなく，補聴器による代替が一般的である[9]．しかし，補聴器は装着したらすぐに聞こえがよくなるものではなく，音の聞こえかたや耳との型合わせが重要で，雑音などによる不快感や耳への収まりの悪さによる異物感があると，

使用をやめてしまうケースも少なくない．耳鼻咽喉科の受診を勧めて現状の聴力を評価し，適した補聴器を選択して周囲とのコミュニケーションを維持できるよう努めることが重要である[4]．

》》》耳鳴り

耳鳴りは，外部に音がないのにもかかわらず，音の知覚を生じる現象であり[9]，聴力の低下とともに高齢者に多く認められる．年齢別には60〜70歳台がピークである[2]．

臨床的には耳鳴りの発生場所によって，末梢性（蝸牛）と中枢性（聴神経より中枢）に大別される．耳鳴りの治療には，内服による薬物療法や高気圧酸素療法[9]などが試みられているが，確立された治療方法はまだない．

❸感覚器の機能低下と生活障害，心理状態

私たちは視覚によって日常生活の情報の大部分を処理しており，聴覚によって会話や音を理解できるため，環境に合わせた生活を営んでいる．これらの機能が低下すると日常生活には障害が生じ，個人差はあるものの，精神症状の悪化や認知機能の低下にも影響を及ぼすことは十分に考えられる．

◆視覚機能低下による生活の障害

近見視力の低下では手元での読み書きを困難にするため，新聞や説明書などの小さな文字が読みにくくなり，遠くを見た直後に近くを見る際，瞬時に焦点が合わないなど，物の見づらさが出現する．色覚の低下は，居住環境の材質や色のコントラストが不鮮明になることで，段差や緩やかなスロープが認識しにくくなり，段差がわからず踏みはずす，つまずくといった危険性が高まる．動体視力の低下は，スピードを伴うスポーツや画面の切り替わりが速いテレビ番組などに眼の動きが追いつかなくなり，趣味や余暇の楽しみかたにも影響が及ぶ．また，自動車運転でも，対向車のヘッドライトがまぶしく感じられたり，標識や看板の認識に時間がかかる，飛び出してきた人や車に気づくのが遅れる，トンネル内の急な明るさの変化に慣れるまで時間がかかるなど，運転操作に支障をきたす[2]．

◆聴覚機能低下による生活の障害

聴力の低下では，訪問のチャイム音が聞こえず訪問者に気づかない，電子レンジやタイマーの音が聞こえず料理がはかどらない，音楽やラジオを聴いたり，雨音や虫の鳴く声など自然や季節の音を楽しむといったことがしづらい，などの身近な生活の障害から，さらには外出時に近づいてくる車や自転車の音が聞こえない，緊急警報が聞こえず逃げ遅れてしまうなどの，生命の危険にまでも影響が及ぶおそれもある．

また，音が聞き取りづらくなると音に対する情報処理速度も鈍くなるため，早口で話されると聞き取れない，音や言葉として認識することが難しい，といった状態に陥りやすい[2]．特に，人が多く集まる商業施設や駅などの公共施設では，人の声や館内放送，電車の発着音などさまざまな音が入り乱れるため，聞きたい音を拾い上げることが困難となり，そのような環境下での会話も難しくなる．

◆生活障害と心理状態

　今まで鮮明に見え，聞こえて認識できていたものが，ぼんやりと不確かなものに感じることが増えてきたら，人はどのような心理状態になるのだろうか．

　感覚器の低下から認識に不安を感じると，自己判断や決定にためらいを生じ，積極性の低下や自信の消失がおこることが考えられる．たとえば会話であれば，聞き取ろうと努力をするが話題を共有できずに会話の楽しさを感じられなくなる，もしくは，聞き間違いや聞き漏らしが増えることで誤解が生じ，面倒になって聞こうとすることを諦め，仲間に迷惑がかかるからと次第に自らつき合いを避けてしまい，生活範囲が狭小化することが考えられる．これが原因で，生活にかかわる家族や親しい人たちから距離を置いてしまい，社会的孤立に陥ると，周囲とのかかわりが少ない刺激のない環境に身を置くことになる．孤立は心理的にも不安を助長するため，抑うつなどの精神症状や，見当識の低下，記憶の低下といった全般的な認知機能の低下へ発展するリスクも高くなり，本人の心身の健康状態にまで影響を及ぼすことが考えられる．

　つまり，視覚障害や聴覚障害が直接，精神症状の悪化や認知機能の低下を誘発するのではなく，感覚器の機能低下により生活とコミュニケーションに不自由さを伴い，不安をかかえる本人の心理状態が増強されることが関連すると考えられる．

❹おわりに

　感覚器の機能低下が原因の生活障害に伴う心理状態は，本人にしか感じることができない苦しさ，つらさがある．何か困っていないかを尋ねても，この状況を「言ってもどうしようもない」「信じてもらえない」と思い，言葉にしないで生活を続ける高齢者は少なくない．そのため，セラピストは普段から対象者の生活状態や言動をていねいに観察し，感覚器の低下による精神症状が生活環境や生活パターンなど身近な調整で改善ができるか，評価と介入を試みることが必要である．

文 献

1) 日野智之，福岡秀記：高齢者の視力障害．成人病と生活習慣病 47：27-30, 2017

2) 長田久雄，佐野智子，森田恵子：高齢者の感覚の特徴．老年精神医学雑誌 26：305-317, 2015

3) 久保田敏明，河野博文，清崎邦洋，他：眼疾患—診断と最新の治療 白内障．臨と研 91：1134-1138, 2014

4) 入谷　敦，佐々木　洋，三輪高喜，他：臓器の加齢変化と老年疾患の発症 9．感覚器系．日本老年医学会（編）：老年医学系統講義テキスト．pp152-155, 西村書店，2013

5) 日本緑内障学会緑内障診療ガイドライン作成委員会：緑内障診療ガイドライン 第4版．2017 （http://www.nichigan.or.jp/member/guideline/glaucoma4.pdf）

6) 上野盛夫：緑内障．日臨 76（増刊号）：183-187, 2018

7) 冨川節子：眼の加齢変化．未病と抗老化 14：27-31, 2005

8) 中野絵梨，山城健児：加齢黄斑変性症．日臨 76（増刊号）：188-191, 2018

9) 池田勝久：高齢者の感覚器疾患総論．*Geriatr Med* 44：735-739, 2006

10) 内田育恵：高齢者難聴における補聴器適合．日臨 76（増刊号）：207-211, 2018

9 環境
―治療戦略としての物理的環境評価

> **check**
> - ☑ 認知症者の言動と環境との相互作用に関する2つの理論を学ぶ．
> - ☑ 生活環境を適切に調整することは，有効な治療手段となりうる．

❶認知症者と環境に関する理論的根拠

　認知症者の言動は生活環境の影響を非常に受けやすい．その背景には，認知機能障害を原因とする環境への不適応の結果，状況に不適切な行動が現れるというヒト−環境との相互作用が想定される．Lawtonら[1]は，高齢者の能力と環境負荷に関して，ヒト−環境との相互作用のモデルを提示した．このモデルでは，適応能力と環境負荷の適応関係を2次元モデル（図2-23）で表すことで，両者の適切なバランスが必要であることを示唆している．すなわち，高齢者の能力が高い場合は環境負荷に対して適応行動の領域が広い一方で，能力が低い場合は環境負荷に対して，否定的行動や不適応行動の領域が拡大することになる．たとえば股関節疾患によりバランス機能低下を示す対象者（適応能力：低）は，布団の上を歩く動作や階段昇降（環境負荷：大）に困難をきたすが，ベッドへの変更と階段に手すりを設置する調整（環境負荷：小）によって適応行動の領域を

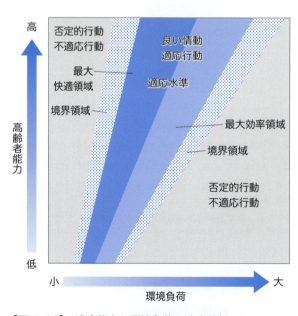

【図2-23】 適応能力と環境負荷の適応関係
〔Lawton MP, Nahemow L : Ecology and aging process. Eisdorfer C, Lawton MP (eds)：Psychology of Adult Development and Aging. pp619-674, American Psychological Association, 1973 より改変〕

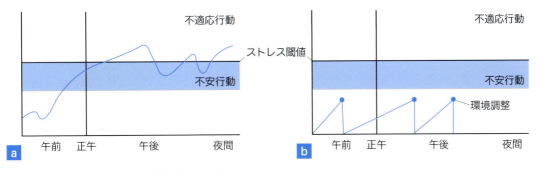

【図 2-24】 ストレス刺激閾値漸減（PLST）モデル
〔Smith M, Gerdner LA, Hall GR, et al：History, development, and future of the progressively lowered stress threshold：a conceptual model for dementia care. *J Am Geriatr Soc* 52：1755-1760, 2004 より改変〕

広める可能性を考えることができる．

さらに，認知症者における環境との相互作用に関する他の理論としては，ストレス刺激閾値漸減（Progressively Lowered Stress Threshold；PLST）モデルが挙げられる[2]．これは介護者が，環境との相互作用から認知症者の行動を理解し，環境調整の観点をケアの計画に取り入れるよう訓練する目的で開発された．この理論によると，認知症者の不適応行動は環境負荷に対処しきれないストレスへの反応であるとし，ストレスの閾値を超えるとそのような行動が出現する（図 2-24a）[3]．認知機能障害を呈する高齢者は，ストレス閾値が低下することが前提にあり，一般的には見過ごされやすい環境負荷によって不適応行動が現れると想定されている．ただし，PLST モデルにとって重要なのは，認知症者をとりまく環境を前もって整備することで不適応行動を予防できるという点にある（図 2-24b）．つまり，認知症者にとって，生活環境を適切に評価・整備することは，生活の質（QOL）の維持・改善および行動・心理症状（BPSD）の軽減に重要と考えられる．

❷認知症者と環境

生活環境を適切に調整することは，認知症高齢者の行動を潜在的に支援する[4]．したがって，環境そのものが価値ある治療手段となることから[5]，認知症者に関連する環境は"ヒーリング環境"[6]，または"治療的にデザインされた環境"[7]といわれることもある．

では，認知症者にかかわる環境にはどのようなものがあるのか．一般的には騒音や光などの刺激，家庭的な物品といった物理的環境と呼ばれるものが想定される．他の主要な環境要因には社会的環境，運営的環境が挙げられる．社会的環境は介護者の意識やかかわりかたが含まれる．たとえば Beer ら[8]の研究では，認知症者に対するスタッフの態度と認知症者の QOL との関連が指摘されている．運営的環境は施設方針やサービスのプログラムが含まれる．具体的には，生活スケジュールの構築などである．また Cohen ら[5]は，物理的環境はそれだけが独立する存在ではない点を指摘している．つまり物理的環境は，社会的・運営的側面と協調しながら作用するものであるという．ただし，本項では認知症者と物理的環境に関係する内容についてのみ詳述する．

❸認知症者と物理的な治療環境の関連性

　認知症者は早期から見当識の障害が生じる．新しくなじみのない施設環境で生活する際には自分の部屋やベッドを見つけることが難しい．手書きの名前や自分自身の写真を置いたり[9]，色や数字を用いて視覚上の区別をつける[10] といった見当識への支援により，認知症者が自分の部屋やベッドを認識しやすくなるという報告も多くなされている．また，日中過ごす空間での刺激の質も重要である．たとえば照明に関する検討では，高照度光を居住者に一定時間当てたり，午後の活動として屋外に出たりすると，居住者の活動レベルを強化するような肯定的な関連を引き起こす[11,12]．音の場合，騒音の程度が高すぎると，認知症者の BPSD の悪化や QOL の低下を招く[13]．一方，適切な音に関する報告もあり[14-16]，BGM および生演奏がアパシー行動に及ぼす効果が検討されている．Holmes ら[14] はアパシー軽減を目的に中等度〜重度認知症者に対して，30 分間隔で BGM，生演奏，または無音の時間をランダムに提供した．その結果，認知症の重症度にかかわらず，生演奏によって活動への取り組みに良好な反応が得られた．

　ほかにも，施設的でない環境をつくるために，家庭的 (homelike) 環境の実装による有用性が報告されている[17-19]．Nijs ら[17] は，家庭的な食事スタイルを用いた際の身体機能や栄養に対する有用性を報告した．また Morgan-Brown ら[18] は，伝統的な施設的環境を家庭的環境へと改築した場合，認知症者の他者に対する相互作用と活動が促進されたと報告している．

　さらに，作業療法士による検討例では，認知症者の ADL を支援するために，個人のニーズを満たすよう改善された環境の効果を調査している[20]．環境調整として，引き出しやクローゼットのドアに項目を可視化したラベルを貼り，気が散るものを除外した．加えて介護者に対してコミュニケーション方法の訓練も併用した介入の結果，5 人のすべての患者における ADL 遂行能力が有意に向上したと報告している．

　これらの結果により，物理的環境の調整が認知症者に及ぼす影響が支持されており[21]，そのような環境的側面を評価するための指針・尺度がいくつか提唱されている．

❹物理的環境の評価尺度とその目的・適応・限界

　認知症に関連する包括的な物理的環境評価方法として，わが国では，Professional Environmental Assessment Protocol (PEAP)[22] を用いることが多い．本来 PEAP は，治療的環境の評定スケール (Therapeutic Environment Screening Scale；TESS)[23] の妥当性検証のために作成された基準であった．TESS の評価尺度はナーシングホーム版として TESS-NH[23] が開発されている．

　PEAP および TESS-NH は，前述したような認知症者に対する治療的効果が示された次元に焦点が当てられている (TESS-NH は修正日本語版として児玉ら[24] によって報告されている)．PEAP および TESS-NH の目的は認知症者に対するケアの環境を考えるうえでの指針を提供することであり，環境をよりよくする際の考えかたや改善の方略を学ぶツールとして用いられる．PEAP および TESS-NH における評価次元を表2-25 に示す．

　PEAP の評価方法は「認知症高齢者への環境支援のための指針」で検索すると無料で

【表2-25】 物理的環境評価の次元

PEAP 評価次元	TESS-NH 評価次元	SCUEQS 評価次元
見当識への配慮	見当識/サイン	見当識/サイン
安全と安心への配慮	出入り口の管理，清潔さ，安全性	メンテナンス，清潔さ，安全性
環境における刺激の質と調整	照明，視覚/触覚の刺激，雑音	照明，視覚/触覚の刺激，雑音
生活の継続性への支援	家庭的雰囲気	家庭的雰囲気
プライバシーの確保	ユニットの独立性，プライバシー	
自己選択への支援	空間/座る場所，屋外へのアクセス	
機能的な能力への支援		
入居者とのふれあいの促進		

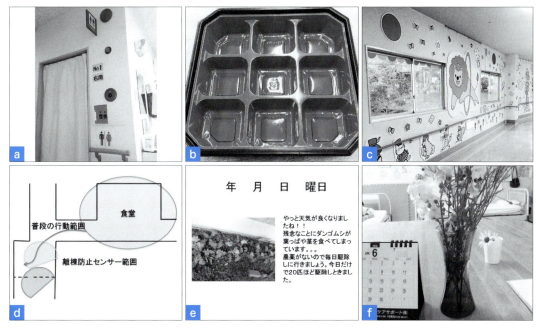

【図2-25】 指針に基づいた環境調整の例
a：上のトイレマークは車椅子の対象者から見えないので，見える位置にも用意する，b：食事を小分けにする場合，弁当のような器を用いると食べたいと思える見た目になる，c：真っ白な壁にさまざまな絵を飾ると雰囲気が変わる，d：対象者の行動範囲に合わせ，たとえばセンサーを扉の位置から扉よりも手前の位置に変えることで，職員が余裕をもった対応をできる，e：以前から行ってきた園芸を日記と合わせて実施し，毎日振り返ることで改めて役割を継続できる，f：季節に合わせた花や野菜，もしくは小道具を置くことで，会話のきっかけになる．

ダウンロードできる．TESS-NH は児玉ら[24]の報告に詳細が記載されている．
　ここでは，それらの指針の評価次元をふまえつつ[25]，臨床的な評価の例を紹介する．見当識への支援では，時間・空間の認知に対する支援や視界の確保が評価される．トイレの位置などをわかりやすくするためにサインを用いることがあるが，このサインの位置も重要である（図2-25a）．車椅子乗車の認知症高齢者の場合，施設にあるトイレのマークが見えない高さになっていることがあるので，見えやすい高さに設置することが重要である．機能的な能力への支援ではセルフケアおよび調理，洗濯，買い物などに対

する認知症者の自立を高める工夫が必要である．食事であれば，機能的な調整だけでなく，食べたいと思えるような食具の選択にも配慮したい（図2-25b）[26]．

環境における刺激の質と調整では視覚刺激や音，香りが検討される．視覚刺激は光のような刺激だけでなく，壁の模様なども調整の対象になる（図2-25c）．安全と安心への支援では，入居者の見守りのしやすさや安全な日常生活の確保がなされているかが評価対象である．できるかぎり自然な監視が重要であり，離棟防止・見守りセンサーを設置する場合などは，対象者の行動パターンや行動範囲に合わせて設置する（図2-25d）．生活の継続性への支援では，慣れ親しんだ行動様式とライフスタイルの継続への支援や，家庭的な環境づくりであるかを評価する．園芸などの趣味を楽しむ場所や，認知症者が以前に行っていた仕事などに応じた役割を提供できるようにする（図2-25e）．

自己選択への支援では，認知症者が空間や居場所を選択するにあたって融通性があるかなどが評価の対象になる．プライバシーの確保では，居室および空間や個別性の状況を評価するだけでなく，プライバシーに関する施設の方針も対象になる．入居者とのふれあいの促進では，ふれあいを引き出す空間の提供，ふれあいのきっかけとなる小道具の提供などが評価対象になる．季節感のあるものを置くだけでも会話のきっかけになることがある（図2-25f）．

PEAPおよびTESS-NH修正日本語版の限界として，これらの尺度は個々の次元ごとに評価する仕様になっている点が挙げられる．そのため，次元ごとの合計点あるいは全次元の総合点を尺度として利用することはできない点に留意が必要である．つまり，チェックリストは物理的環境の評価尺度としての十分な検討を経ていない．

そこで，環境の質を測定する標準的な尺度の開発を目的に，Sloaneら[23]はSpecial Care Unit Environmental Quality Scale（SCUEQS）を開発した．SCUEQSはTESS-NHの項目から構成され，信頼性および妥当性も検証されている．SCUEQSは18項目からなり，照明や雑音，家庭的雰囲気，見当識/サインなどの物理的環境による8つの次元（表2-25）を包括的に客観的に評価し，得点が高いほど認知症者にとってよい物理的環境の状態であると判断される．

以上のように，物理的環境に包含される要素は多様である．これらの評価尺度をセラピストの臨床実践にどのように活用するのかは検討されている例がまだ少ないのが現状である．認知症者に関連する環境を定量的に評価し，個別に症例に合わせた調整を行うことが重要になると思われる．

文献

1) Lawton MP, Nahemow L：Ecology and aging process. Eisdorfer C, Lawton MP（eds）：Psychology of Adult Development and Aging. pp619-674, American Psychological Association, 1973

2) Hall GR, Balkwalter KC：Progressively lowered stress threshold：a conceptual model for care of adults with Alzheimer's disease. *Arch Psychiatr Nurs* 1：399-406, 1987

3) Smith M, Gerdner LA, Hall GR, et al：History, development, and future of the progressively lowered stress threshold：a conceptual model for dementia care. *J Am Geriatr Soc* 52：1755-1760, 2004

4) Cohen-Mansfield J, Werner P：The effects of an enhanced environment on nursing home residents who pace.

Gerontologist 38：199-208, 1998

5) Cohen U, Weisman GD：Holding on to Home：Designing Environments for People with Dementia. The Johns Hopkins University Press, 1991／岡田威海（監訳），浜田裕子（訳）：老人性痴呆症のための環境デザイン—症状緩和と介護をたすける生活空間づくりの指針と手法．彰国社，1995

6) Dijkstra K, Pieterse M, Pruyn A：Physical environmental stimuli that turn healthcare facilities in healing environments through psychologically mediated effects：systematic review. *J Adv Nurs* 56：166-181, 2006

7) Day K, Carreon D, Stump C：The therapeutic design of environments for people with dementia：a review of the empirical research. *Gerontologist* 40：397-416, 2000

8) Beer C, Homer B, Flicker L, et al：A cluster-randomised trial of staff education to improve the quality of life of people with dementia living in residential care：the DIRECT study. *PLoS One* 6：e28155, 2011

9) Gross J, Harmon ME, Myers RA, et al：Recognition of self among persons with dementia：pictures versus name as environmental supports. *Environ Behav* 36：424-454, 2004

10) Motzek T, Bueter K, Marquardt G：Environmental cues in double-occupancy rooms to support patients with dementia. *HERD* 9：106-115, 2016

11) Riemersma-van der Lek RF, Swaab DF, Twisk J, et al：Effect of bright light and melatonin on cognitive and noncognitive function in elderly residents of group care facilities：a randomized controlled trial. *JAMA* 11：2642-2655, 2008

12) Shochat T, Martin J, Marler M, et al：Illumination levels in nursing home patients：effects on sleep and activity rhythms. *J Sleep Res* 9：373-379, 2000

13) Garre-Olmo J, López-Pousa S, Turon-Estrada A, et al：Environmental determinants of quality of life in nursing home residents with severe dementia. *J Am Geriatr Soc* 60：1230-1236, 2012

14) Holmes C, Knights A, Hodkinson S, et al：Keep music live：music and the alleviation of apathy in dementia subjects. *Int Psychogeriatr* 18：623-630, 2006

15) Götell E, Brown S, Ekman SL：The influence of caregiver singing and background music on vocally expressed emotions and moods in dementia care：a qualitative analysis. *Int J Nurs Stud* 46：422-430, 2009

16) Sixsmith A, Gibson G：Music and the wellbeing of people with dementia. *Aging Soc* 27：127-145, 2007

17) Nijs KA, de Graaf C, Kok FJ, et al：Effect of family style mealtimes on quality of life, physical performance, and body weight of nursing home residents：cluster randomized controlled trial. *BMJ* 332：1180-1184, 2006

18) Morgan-Brown M, Newton R, Ormerod M：Engaging life in two Irish nursing home units for people with dementia：quantitative comparisons before and after implementing household environments. *Aging Ment Health* 17：57-65, 2012

19) Cioffi J, Fleming A, Wilkes L, et al：The effect of environmental change on residents with dementia. *Dementia* 6：215-231, 2007

20) Chard, G, Liu L, Mulholland S：Verbal cueing and environmental modifications：strategies to improve engagement in occupations in persons with Alzheimer disease. *Phys Occup Ther Geriatr* 27：197-211, 2009

21) Anderiesen H, Scherder EJ, Goossens RH, et al：A systematic review-physical activity in dementia：the influence of the nursing home environment. *Appl Ergon* 45：1678-1686, 2014

22) Lawton MP, Weisman GD, Sloane P, et al：Professional environmental assessment procedure for special care units for elders with dementing illness and its relationship to the therapeutic environment screening schedule. *Alzheimer Dis Assoc Disord* 14：28-28, 2000

23) Sloane PD, Mitchell CM, Weisman G, et al：The therapeutic environment screening survey for nursing homes (TESS-NH)：an observational instrument for assessing the physical environment of institutional settings for persons with dementia. *J Gerontol B Psychol Soc Sci* 57：69-78, 2002

24) 児玉桂子，長倉真寿美，足立 啓：認知症高齢者のための治療的環境に関する評価項目の検討—The therapeutic environmental screening survey for nursing homes (TESS-NH) 修正日本語版．日本社会事業大学社会事業研究所年報 41：249-270, 2005

25) 下垣 光：環境支援の基本的考え方．老年精神医学雑誌 18：133-138, 2007

26) 田中寛之，永田優馬，石丸大貴，他：早食いに対する食具の工夫：食事形態と介助方法に拒否を示した全失語重度認知症患者の1例．OTジャーナル 52：279-283, 2018

10 活動の取り組みかた（engagement）の評価

check

- ☑ engagement とは，外的な刺激に対して関与もしくは，従事しているその行為のことを指す．
- ☑ 介入の際に用いる活動に対して，認知症者がどのように取り組んでいるのかを観察評価することは重要である．
- ☑ engagement は，用いる活動そのものの特性である刺激属性，人的・物理的環境の特性である環境属性，対象者の好みなどその人の生活歴である個人属性，これら3つから影響を受け，また刺激に対しての engagement の水準は，介入後の対象者の情動・行動に影響を与える．

❶ engagement の概念について

◆ engagement とは

認知症者は，その疾患の進行に伴って徐々に買い物や洗濯など日々の活動に従事（engage）できなくなる．認知症者が日々の活動に対して取り組むことができなくなることは生活障害とも呼ばれ，作業療法の分野では作業遂行障害と呼ばれることがある．認知症者のリハビリテーションに携わる医療・介護職は，再度活動に従事できるようにするために対象者もしくはその環境に対してアプローチしなければならず，そのアプローチの手段の一つとして，対象者の好みに合わせた音楽や手工芸などの活動を用いることも多い．

認知症者のリハビリテーションに携わる医療・介護職は，非薬物的介入としてさまざまな活動を用い，その活動に対して認知症者がどのように従事しているのかについて観察評価する．その評価結果をもとに，対象者の能力や目的に応じた活動を提供して，行動・心理症状（BPSD）の軽減などを図る．

近年，非薬物的介入の一手段として用いるさまざまな作業活動に対して認知症者が「どのように従事しているか（engagement）」の水準が，認知症者の情動や行動に大きな影響を及ぼすことが改めて注目されつつある[1]．

engagement という用語は，リハビリテーション分野でのみ用いられる用語ではなく，他のさまざまな分野でも用いられており，幅広い概念をもっているが，本項では，engagement の概念を認知症者のリハビリテーションに用いている先行研究のみをまとめ，認知症者が活動に対して取り組むことの重要性とその評価の視点を述べる．

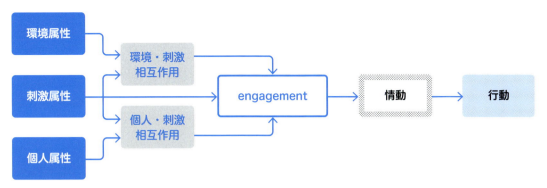

【図2-26】 Comprehensive Process Model of Engagement (CPME)
Engagementは，用いる活動そのものの特性である刺激属性，人的・物理的環境の特性である環境属性，対象者の好みなどその人の生活歴である個人属性から影響を受け，またengagementの水準は対象者の情動・行動に影響を与える．
〔Cohen-Mansfield J, Dakheel-Ali M, Marx MS：Engagement in persons with dementia：the concept and its measurement. *Am J Geriatr Psychiatry* 17：299-307, 2009 より改変〕

◆本項で取り扱う engagement の定義

　作業療法の分野では，対象者が提供される活動に対してどのように取り組んでいるのかについて，その評価の視点や効果についてはこれまでも研究されてきた．しかし，それらの多くは認知症に特化しているわけではなく，作業療法以外の分野においては，その考えかたはいまだ十分に浸透していないと思われる．

　Cohen-Mansfieldら[1]は，2009年に認知症者に対してその人に適した活動に従事することは良好な情動と行動を引き起こすことを述べ，engagementの重要性を改めて指摘した．同時に彼女らの臨床経験と実証研究に基づいて，engagementについての概念モデル（Comprehensive Process Model of Engagement；CPME）（図2-26）を提唱した．その定義によると，engagementは外的な刺激に対して関与，もしくは従事しているその行為とされている．

◆ engagement の概念的枠組み

　CPMEにおいて，engagementは用いる活動そのものの特性である刺激属性，人的・物理的環境の特性である環境属性，対象者の好みなどその人の生活歴である個人属性，これら3つから影響を受けることが示されている．またengagementの水準の高さは，介入後の対象者の情動・行動に影響を与えることを示している．

　CPMEで使用されている用語をもう少し解説する．刺激属性とは，動物介在療法などで用いる動物，ドールセラピーの人形，パズルなど，その活動そのものがもつ意味，目的，物理的な特徴を指す．環境属性とは，騒音，気温，照明の明るさ，周囲の人間の数などを指す．個人属性とは，年齢や性別，趣味・嗜好などを指す．さらに，刺激属性はengagementに直接影響を与えるだけでなく，環境属性，個人属性と相互作用を伴ってengagementに影響を与えることを示している．

　つまり，認知症者に対して活動を提供し，よりよい行動を引き出すためには，刺激・環境・個人の3つの属性とそれらの相互作用も評価することが重要であるといえる．

【表2-26】 engagementの5つの次元

● Rate of refusal of the stimulus
（刺激の拒否の割合；頻度）

● Duration of time that the resident was occupied or involved with stimulus
（その刺激にかかわった，携わった時間；期間）

● Level of attention to the stimulus
（その刺激に対する注意のレベル；注意・覚醒）

● Attitude toward the stimulus
（その刺激または活動に向ける態度；態度）

● Action toward the stimulus
（その刺激に向ける行為；行為）

〔Cohen-Mansfield J, Dakheel-Ali M, Marx MS：Engagement in persons with dementia：the concept and its measurement. *Am J Geriatr Psychiatry* 17：299-307, 2009 より筆者が翻訳〕

❷ engagement の評価について

　ここまで engagement の概念について説明したが，engagement を数値として，量的にその水準の高さを示すにはどのような手段があるのかについてまとめた国内・海外の研究を紹介する．

　Cohen-Mansfield ら[1] は，評価しておくべき engagement の5つの次元を示した（表2-26）．そして，これらの次元を量的に示す評価方法として，Observational for Measurement of the Engagement (OME) がある．OME は，従来知的障害者を対象として用いられてきた尺度であり，それが認知症領域で応用されている[2-4]．OME は，「注意」（刺激に対して視覚的に集中している，操作している，その刺激の方向に体を向ける），「態度」（ポジティブ，ネガティブな表情），「時間」（提供された刺激に従事した時間），「拒否」（刺激に対して対象者が拒否をする割合）の4つの次元で構成されている．

　そのほか，重度認知症者の engagement を測定するための Menorah Park Engagement Scale (MPES) などもある．MPES は Camp らが独自に作成した Montessori-Based Activities と呼ばれる介入手法の効果を測定するために開発された．MPES は，短時間で簡便に活用できるように構成されているため，近年よく使用されるようになっている[5,6]．MPES では engagement の概念を階層的にとらえ，目的とする活動を行っている状態を engagement の水準が高い状態，活動中眠っていたり，目を閉じていて刺激を受けることができない状態を engagement の水準が低い状態と解釈する（図2-27）．

　その他，国内では小川らが，認知症者の活動の質をどのように評価するかについて着目点を翻訳にてまとめており[7]，それらを尺度化するように研究を進めている．

　ほかにも，回想法に特化し活動中の様子を評価するものとして東大式観察評価スケール[8]，音楽療法中の様子を評価するアルボース式音楽療法評価チェックリスト（Arbose Music Therapy Check List；AR-MCL）[9] などがあり，これらも活動特異的な engagement の評価として活用できよう．

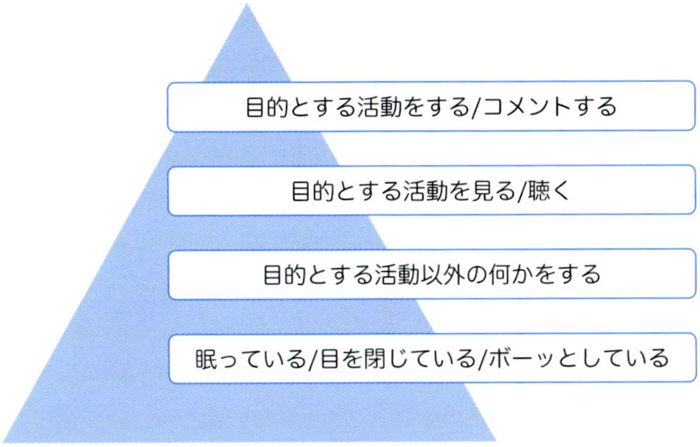

【図 2-27】 Menorah Park Engagement Scale（MPES）における engagement の階層性

MPES では，engagement を階層的にとらえて，その水準を示している．

❸ engagement の水準に影響を与える要因と，engagement の水準が対象者の言動に与える影響

engagement の水準は，認知機能障害や聴覚障害など対象者が有する障害特性によっても大きく影響を受ける．痛みや視覚・聴覚障害を有する者は拒否の割合が高くなること[2]，言語機能など認知機能が高ければ，刺激に対してより長く取り組むことができることなども報告されている[10-12]．性別においても，女性は男性に比べて，活動に長く取り組めることが報告されている[2]．

また，日常生活においてさまざまな活動に従事する機会や活動に接する機会が少なければ，agitation（焦燥感）や，抑うつ，アパシーなどの BPSD が増加することも報告されている[13]．逆に日常的に刺激が少ない施設入所中の認知症者に対して，日常生活のなかで活動へかかわる機会を増やすだけでも，ポジティブな感情を増加させ生活の質（QOL）を改善する可能性があることも報告されている[14]．

❹ engagement を高めるために

これまで述べたように，認知症者に活動を用いて介入する際には，その活動中の engagement の水準を評価し，可能なかぎりその水準を高めるように工夫することは重要である．

筆者ら[15]は，中等度認知症者に対して擬似刺激療法（Simulated Presence Therapy；SPT）と音楽刺激とを与え，engagement の水準と介入直後の agitation 行動の頻度を比較検討した．その結果，対象者にとってよりなじみの深い家族からのビデオレターによる SPT は，音楽刺激と比べてより注意を向けることができ，直後の agitation 行動も軽減していた．また，Cohen-Mansfiled ら[4]は，さまざまな刺激属性をもった活動介入（人形，ロボット，ボランティアとの会話など）を実施し，その活動ごとにどれだけ長く取り組めたかを調査している．結果として，認知症の非薬物療法としてもよく用いられるさまざまな活動介入（人形，ロボット）よりも，対象者のことをよく知る無資格

のボランティアスタッフとの何気ない会話が最も長く集中できたことを報告した.

　つまり，これらの研究から考えられることは，刺激・環境・個人属性を評価せずに，従来からよく実践されている音楽療法やドールセラピーなどの非薬物的介入を単に実施するだけでは，その効果は不十分かもしれないということである．われわれが活動を用いて介入する際には，刺激・環境・個人属性と介入中の engagement の水準を評価したうえで，目的にあった適切な介入手段を選択する必要がある．同時に，介入後には情動や行動なども BPSD の評価尺度などを利用して，介入効果判定を行うべきである．

❺集団リハビリテーションへの応用

　Cohen-Mansfield ら[16] は，集団活動場面においても engagement の概念を活用し，CPME の拡大モデルを提唱した．また，その研究のなかで集団活動における engagement の評価として，Group Observational Measurement of Engagement (GOME) を作成している．GOME は，OME や MPES で測定される個々の engagement の水準を評価するものと，参加人数や参加者同士でポジティブな交流があったかなど，集団の作用を評価するものの 2 側面からなっている．そのほか，集団での参加度・活動度の評価については，すでに国内でも浅野[17] が指標を作成し，集団活動の評価に活用している．

　近年では，集団活動の介入効果指標にも MPES など engagement の評価尺度が活用され，これまで介入の改善効果が判定しづらかった重度・最重度の認知症者に対して介入効果を量的に示す取り組みについての報告もある[18]．

❻今後の方向性

　本項では，engagement の概念，評価尺度などその臨床的応用について解説した．

　すでに海外では複数の評価尺度が開発され臨床研究に活用されているが，国内ではいまだ評価尺度すら少ないのが現状である．

　そのなかでも小川らの研究[7] をはじめとして，筆者らも MPES の日本語版の翻訳権を有しており，現在，臨床的有用性を検討中でもある．今後は MPES だけでなくそれぞれの目的や特徴に応じた複数の尺度の開発が待たれる．

❼おわりに

　engagement の概念は決して難しいものではなく，認知症リハビリテーションに携わる者であれば誰でもこれらの評価の視点をもってかかわっているはずである．「○○療法が効果的である」などさまざまな研究成果が報告されているが，すべての対象者のすべての目的にその「○○療法」が功を奏するわけではない．対象者の engagement の評価は，われわれが個別評価の重要性を改めて考え，見直す機会となる重要な視点である．

文献

1) Cohen-Mansfield J, Dakheel-Ali M, Marx MS：Engagement in persons with dementia：the concept and its measurement. *Am J Geriatr Psychiatry* 17：299-307, 2009

2) Cohen-Mansfield J, Marx MS, Regier NG, et al：The impact of personal characteristics on engagement in nursing home residents with dementia. *Int J Geriatr Psychiartry* 24：755-763, 2009

3) Cohen-Mansfield J, Dalheel-Ali M, Thein K, et al：The impact of stimulus attributes on engagement of nursing home residents with dementia. *Arch Gerontol Geriatr* 49：1-6, 2009

4) Cohen-Mansfield J, Thein K, Dalheel-Ali M, et al：The value of social attributes of stimuli for promoting engagement in persons with dementia. *J Nerv Ment Dis* 198：586-592, 2010

5) Cheong CY, Tan JA, Foong YL, et al：Creative Music Rherapy in an Acute Care Setting for Older Patients with Delirium and Dementia. *Dement Geriatr Cogn Dis Extra* 6：268-275, 2016

6) Perugia G, Rodríguez-Martín D, Boladeras MD, et al：Quantity of Movement as a Measure of Engagement for Dementia. *Am J Alzheimers Dis Other Demen* 33：112-121, 2018

7) Jackie Pool（著），小川真寛（訳）：プール活動レベル―認知症をもつ人の活動評価から個別支援まで．pp136-144，医歯薬出版，2017

8) 黒川由紀子，松田　修，丸山　香，他：回想法グループマニュアル．pp75-78，ワールドプランニング，1999

9) 美原淑子，美原　盤，穂積昭則，他：脳血管性痴呆患者に対する音楽療法の効果 音楽療法評価チェックリストと事象関連電位による検討．日バイオミュージック会誌 18：215-222, 2000

10) Kolanowski A, Buttner L, Litaker M, et al：Factors that relate to activity engagement in persons with dementia. *Am J Alzheimers Dis Other Demen* 21：15-22, 2006

11) Dobbs D, Munn J, Zimmerman S, et al：Characteristics associated with lower activity involvement in long term care residents with dementia. *Gerontologist* 45：81-86, 2005

12) Cohen-Mansfield J, Marx MS, Freedman LS, et al：The comprehensive process model of engagement. *Am J Geriatr Psychiatry* 19：859-870, 2011

13) Cohen-Mansfield J, Dalheel-Ali M, Jensen B, et al：An analysis of the relationships among engagement, agitatied behavior, and affect in nursing home residents with dementia. *Int Psychogeriatr* 24：742-752, 2012

14) Smit D, Lange J, Willemse B, et al：Activity involvement and quality of life of people at different stages of dementia in long term care facilities. *Aging Mental Health* 20：100-109, 2016

15) 田中寛之，永田優馬，石丸大貴，他：家族からのビデオレターによる Simulated Presence Therapy が言語的混乱行動を軽減させた認知症高齢者の一症例．作業療法 36：223-229, 2017

16) Cohen-Mansfield J, Hai T, Comishen M：Group engagement in persons with dementi：the concept and its measurement. *Psychiatry Res* 251：237-243, 2017

17) 浅野有子：時期別「集団」の活かし方．OT ジャーナル 48：949-953, 2014

18) Materne CJ, Luszcz MA, Goodwin-Smith I：Increasing constructive engagement and positive affect for residents with severe and very severe dementia through group-based activities. *Australias J Ageing* 33：E7-E10, 2013

11 QOL（quality of life）

check

- ☑ 重症度によって重要な QOL が異なることを理解する.
- ☑ 軽度〜中等度と重度認知症では用いる QOL 尺度が異なる.

　認知症は重症化すると「死に至る病」であると広く認識されている[1]. 厚生労働省の推計によれば, わが国の認知症者の数は 2010 年で 280 万人, 2025 年には 470 万人に至ると予測されている[2,3]. 認知症者の爆発的な増加といまだ根治的治療が開発されていない現状の目標として, セラピストが生活の質 (QOL) の改善を図ることは非常に重要である.

　しかし, 認知症者の QOL に関する評価は非常に難しい. これは, QOL は主観性を対象とするため, コミュニケーションやアウェアネスの問題により自己評点できない対象者への研究が避けられていたことが理由と考える. ただし, Hoe ら[4] が Mini-Mental State Examination (MMSE) 3 点までの重度認知症者であれば質問に対する受け答えが可能であり, 従来の自己評点式 QOL 評価用紙を用いて測定できると主張し, その内容を支持する研究も報告された[5]. しかし, 重度認知症とは認知機能だけの問題ではなく, 身体機能障害や合併症を含めた全身状態が悪化した状態をも指す. そのため, 認知症の QOL を考慮する場合, ステージ別にとらえる必要があり, たとえば Giebel ら[6] は軽度・中等度・重度認知症者それぞれのステージごとに QOL に寄与する因子を調査したところ, 各ステージで関連する因子が異なっていたと報告している. したがって, 軽度〜中等度と重度認知症者の状態像に基づく QOL 概念と概念背景をふまえた評価尺度を用いて, 認知症者の QOL をとらえることが重要であると考えられる.

❶認知症者に関する QOL 概念

　Ettema ら[7] が認知症者の QOL 領域を年代・筆者ごとに一覧化したものを基に, 近年報告された領域を付け加えて整理し直した認知症者の QOL 概念[7-16]をまとめた (表 2-27).

　認知症の QOL は, 初めに Lawton[8] が提唱した領域以外にも, その対象が拡大している. Rabins ら[10] は自己の認識という領域と, 周囲への応答という領域を概念に含めた. 特に, 周囲との関係は認知症者に特有な QOL 領域と指摘している. この領域に含まれる項目は, 「なじみのものを手にすると喜ぶ, 落ち着く」「安心して生活している場を動いている」「居場所が変わると怒る, 落ち着かない」などであり, 環境と相互作用をもつことができるかを評価している. Brod ら[11] は, 基本的な日常生活活動 (ADL) の遂行能力とは別に, 疲労や睡眠などの身体的 well-being を加えた. ただし, 2000 年以降に発表された認知症者の QOL 概念領域は, 名称に多少の違いはあるものの, 過去

142　chapter 2 ┃ 根拠に基づいた認知症のリハビリテーション評価

【表2-27】 認知症のQOL概念

QOL領域	Lawton (1994)[8]	White-house (1997)[9]	Rabins (1999)[10]	Brod (1999)[11]	Volicer (1999)[12]	Ready (2002)[13]	Ettema (2005)[7,14]	Smith (2005)[15]	Trigg (2007)[16]
認知機能	認知機能	認知機能		疎通能力				認知機能	
情動	情動	well-being	気分と感情	well-being	精神症候	情動	情動		精神
身体機能	行動能力	ADL	身体機能 日常活動 機動性			満足感	緊張した行動	日常活動	機能 機動性 活力
社会関係	社会的に適切な行動	社会交流	社会交流	社会交流			ケア関係 社会関係 社会孤立	社会交流	社会的相互作用
活動への従事	活動への従事		レク活動を楽しむ	自由な活動	意義ある活動		することがある		従事していること
自尊心			自己の気づき			自尊心	セルフイメージ	セルフコンセプト	
環境			周囲への応答				家庭的と感じる		環境
美的感覚				美的感覚					
健康				身体的 well-being 総合知覚	医学的課題			健康	健康 睡眠

〔Ettema TP, Dröes RM, de Lange J, et al：The concept of quality of life in dementia in the different stages of the disease. *Int Psychogeriatr* 17：353-370, 2005；Jonker C, Gerritsen DL, Bosboom PR, et al：A model for quality of life measures in patients with dementia：Lawton's next step. *Dement Geriatr Gogn Disord* 18：159-164, 2004 より改変〕

に提唱された領域から大きな変化はみられない．このなかで，Volicer ら[12]のみが，軽度〜中等度認知症者と重度認知症者のQOLは概念背景が異なることを主張し，重度認知症者に特有な3つの領域を示した．これは，認知症者が重度に至ると精神症状だけでなく，身体症状が出現し合併症が増加することが理由である．1つ目の領域は意義ある活動（meaningful activities）であり，これは重度認知症者のQOLにとって最も大事な領域であると指摘している．2つ目の領域は医学的課題（medical aspects）であり，この領域には，食事の問題，感染症，慢性身体疾患などの医学的状態像が含まれる．3つ目には，情動などを含む精神症候（psychiatric symptoms）が示されている．以上より，1990年代前半にLawtonが認知症者のQOL概念の発端を提唱し，1990年代後年には現在まで用いられる領域の大枠が定まるとともに，軽度〜中等度認知症者と重度認知症者ではQOLの構成概念が異なることが指摘されてきた．

❷認知症者を対象とした QOL 尺度

認知症者のQOL評価尺度に関連するシステマティック・レビュー[17,18]とナラティブレビュー[14,19-21]に収録されている評価尺度と，筆者が手探りで文献検索を行ったなかで，日本版も報告され国内外でよく用いられるQOL評価尺度の概要を以下にまとめておく．現在使用されている認知症者のQOL尺度の多くは，認知症者の社会活動の参加

度, 本人の置かれた環境および家族など周囲の人々との相互関係, ケアの質の反映など を目的として開発されたものであり, 軽度〜中等度の認知症者を対象とするものが主で あった.

Quality of Life in Alzheimer's Disease (QOL-AD)[22) は, 軽度から中等度認知症者 を対象に開発された自己評点式の QOL 評価尺度であり, 身体的健康 (physical health), 活力 (energy), 気分 (mood), 生活環境 (living situation), 記憶 (memory), 家族 (family), 結婚 (marriage), 友人 (friends), 自分自身に関する全般 (self as a whole), 家事をする能力 (ability to do chores around the house), 何か楽しいこと をする能力 (ability to do things for fun), お金 (money), 過去〜現在までの生活全 体 (life as a whole) の 13 項目からなる. 各項目は, よくない (1 点), まあまあよい (2 点), よい (3 点), 非常によい (4 点) で得点化される. 総合得点は 13〜52 点の範囲で 示され, 高い得点ほどよい QOL を示す.

Alzheimer's Disease Related Quality of Life (ADRQL)[10,23) は認知症者の重症度を 考慮せずに使用できる QOL 尺度である. 総合 QOL 得点は, 社会的交流 (social inter-action), 自己の認識 (awareness of self), 活動の楽しみ (enjoyment activities), 情 緒と気分 (feelings and mood), 周囲との関係 (response to surroundings) の 5 つの ドメインに含まれる 47 項目からなる. 得点は, 過去 1 か月の対象者の様子に対してそ の行動がみられたかどうかを「当てはまる」か「当てはまらない」で答え, 各項目の重み づけ得点から算出される. 総合得点は 0〜100 点の範囲で示され, 得点が高いほどよい QOL を表す.

Dementia Quality of Life Instrument (D-QOL)[11) は軽度〜中等度認知症者への自己 評点式 QOL 尺度である. 自尊心 (self-esteem), 肯定的情動 (positive affect), 否定 的情動 (negative affect), 所属感 (feelings of belonging), 美的感覚 (sense of aes-thetics) の 5 つのドメインに含まれる計 29 項目からなる. 各項目が 5 件法 (1〜5 点) で評価され, 総合得点が得られる. 総合得点は 29〜145 点の範囲で示され, 高い得点 ほどよい QOL を示す.

Quality of Life in Late-Stage Dementia (QUALID)[24) は, 重度認知症者を対象とし た行動観察式の QOL 尺度である. この評価尺度は, 全体で 11 項目から構成されており, 実施が容易である. 回答方法は, 最近 1 週間の対象者の行動を通して, 各項目が 5 件 法で示される. 総合得点は 11〜55 点の範囲で示され, 低い得点ほどよい QOL を示す. 日本版も筆者らが報告している[25).

Quality of Life for Dementia (QOL-D)[26,27) は, 軽度から中等度認知症者を対象とし た行動観察式の認知症者用の QOL 評価者尺度である. 陽性感情 (positive affect), 陰 性感情と陰性行動 (negative affect and actions), コミュニケーション能力 (ability of communication), 落ち着きのなさ (restlessness), 他者への愛着 (attachment with others), 自発性と活動性 (spontaneity and activity) の 6 つの領域に含まれる計 31 項 目からなる. 各項目は, 過去 1 か月の対象者から観察された行動に基づき, みられな い (4 週に 1 回未満:1 点), 稀にみられる (週に 1 回〜4 週に 1 回:2 点), ときどき みられる (週に数回:3 点), よくみられる (ほぼ毎日:4 点) の 4 件法で得点化される.

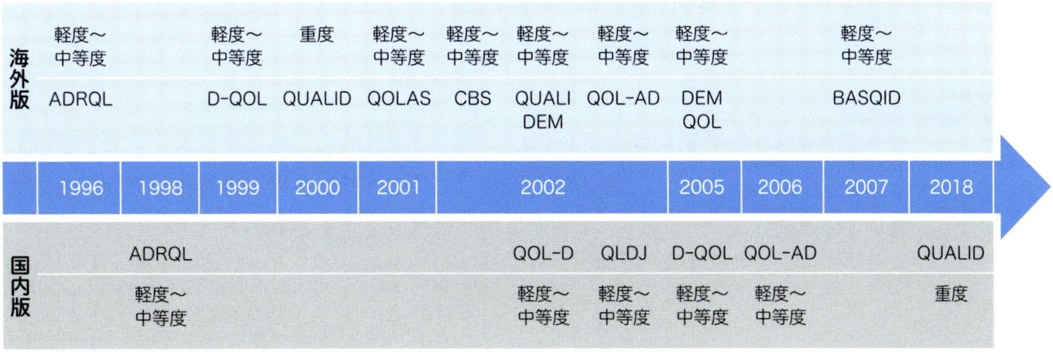

【図2-28】 QOL評価尺度の開発の流れ

ADRQL：Alzheimer's Disease Related Quality of Life, D-QOL：Dementia Quality of Life Instrument, QUALID：Quality of Life in Late-Stage Dementia, QOLAS：Quality of Life Assessment Schedule, CBS：Cornell-Brown Scale for Quality of Life in Dementia, QOL-D：Quality of Life for Dementia, QOL-AD：Quality of Life in Alzheimer's Disease, QLDJ：Quality of Life Instrument for the Japanese elderly dementia, BASQID：Bath Assessment of Subjective Quality of Life in Dementia.

　　　　　総合得点は31～124点の範囲で示され，得点が高いほどよいQOLを表す．

❸日本版QOL尺度の発展

　　　筆者が知る限りのわが国で翻訳・開発されている認知症者用のQOL尺度の概観を図2-28に示す．わが国で開発された評価尺度はQOL-D[26,27]とQuality of Life Instrument for the Japanese elderly dementia (QLDJ)[28]の2つであった．日本語版に翻訳されたのはADRQL[29]，D-QOL[30]，QOL-AD[22]，QUALID[24]の4つであった．

❹認知症のQOL評価方法に関する検討

　　　QOLの評価尺度について，認知機能障害を理由に信頼性・妥当性をもった回答ができないとして認知症を含む精神疾患患者に対する自己報告式QOL評価は注意を要することが指摘されてきた[27]．そのため，認知症QOL評価の方法には自己報告と代理報告のQOL尺度が開発されている．軽度認知症者であれば可能なかぎり自己報告式のQOL評価を用いるべきとされ，コミュニケーションがとれない重度認知症者に至っては代理報告式のQOL評価方法を用いることが推奨されている[31]．自己報告式は病態失認の影響により得点が高くなってしまうこと，代理報告式は介護負担により得点が低くなってしまうことは注意が必要である[32]．また，重度認知症者に用いることができるQOL評価尺度はわずかである．Moyleら[31]のレビューによればそうした尺度は5つであった．さらに，それらの尺度は軽度～中等度認知症者用に開発されたQOL評価尺度を重度認知症者用に改良したものがほとんどである．軽度～中等度認知症者用に開発されてきたQOL評価尺度では，重度認知症者で重要となるQOL領域が異なることから欠損項目が増すこと，および評価項目の内容・段階づけが重度認知症者に適しておらず床効果・天井効果が目立つことが指摘されている[33,34]．よって，重度認知症者に特化したQOL尺度の開発が必要とされている．現在のところ，5つのうちアウトカム指標としての条

件を満たしているのは QUALID[24] だけである.

❺おわりに

　認知症者の QOL 評価尺度を紹介した．重症度特異的に評価尺度を選定する必要だけでなく，個別の症例に合わせた治療目標となる QOL 概念と用いる評価尺度が対応しているのかを理解したうえで，アウトカム指標を選択するとよいだろう.

文 献

1) Mitchell SL, Teno JM, Kiely DK, et al : The clinical course of advanced dementia. *N Engl J Med* 361 : 1529-1538, 2009

2) 宮島俊彦：認知症施策の方向の概要―2012 厚生労働省報告. *Cognition Dementia* 12 : 100-104, 2013

3) 朝田　隆：都市部における認知症者有病率と認知症者の生活機能障害への対応. 厚生労働省科学研究費補助金認知症者対策総合研究事業 平成 23〜24 年度総合研究報告書. pp1-46, 2013

4) Hoe J, Katona C, Roch B, et al : Use of the QOL-AD for measuring quality of life in people with severe dementia—the LASER-AD study. *Age Ageing* 34 : 130-135, 2005

5) Crespo M, Fischer T, Kuhlmey A, et al : Quality of life in dementia care-differences in quality of life measurements performed by residents with dementia and by nursing staff. *Aging Ment Health* 16 : 819-827, 2013

6) Giebel C, Sutcliffe C, Challis D : Activities of daily living and quality of life across different stages of dementia : a UK study. *Aging Ment Health* 19 : 63-71, 2014

7) Ettema TP, Dröes RM, de Lange J, et al : The concept of quality of life in dementia in the different stages of the disease. *Int Psychogeriatr* 17 : 353-370, 2005

8) Lawton MP : Quality of life in Alzheimer disease. *Alzheimer Dis Assoc Disord* 8 : 138-150, 1994

9) Whitehouse PJ, Orgogozo JM, Becker RE, et al : Quality of life assessment in dementia drug development : Position paper from the International Working Group on Harmonization of Dementia Drug Guidelines. *Alzheimer Dis Assoc Disord* 11 : 56-60, 1997

10) Rabins PV, Kasper JD, Kleinman L, et al : Concepts and Methods in the Development of the ADRQL : An instrument for assessing health-related quality of life in persons with Alzheimer's disease. *J Ment Health Aging* 5 : 33-48, 1999

11) Brod M, Stewart AL, Sands L, et al : Conceptualization and measurement of quality of life in dementia : The dementia quality of life instrument (DQOL). *Gerontologist* 39 : 25-35, 1999

12) Volicer L & Bloom-Charette L : Assessment of quality of life in advanced dementia. In Volicer L & Bloom-Charette, Enhancing the Quality of Life in Advanced Dementia. pp3-20, Brunner/Mazel, Philadelphia, 1999

13) Ready RE, Ott BR, Grace J, et al : The Cornell-Brown scale for quality of life in Dementia. *Alzheimer Dis Assoc Disord* 16 : 109-115, 2002

14) Ettema TP, Dröes RM, de Lange J, et al : A review of quality of life instruments used in dementia. *Qual Life Res* 14 : 675-686, 2005

15) Smith SC, Murray J, Banerjee S, et al : What constitutes health-related quality of life in dementia? Development of a conceptual framework for people with dementia and their carers. *Int J Geriatr Psychiatr* 20 : 889-895, 2005

16) Trigg R, Skevington SM, Jones RW, et al : How can we best assess the quality of life of people with dementia? The Bath Assessment of Subjective Quality of Life in Dementia (BASQID). *Gerontologist* 47 : 789-797, 2007

17) Aspden T, Bradshaw SA, Playford ED, et al : Quality-of-life measures for use within care homes : a systematic review of their measurement properties. *Age Ageing* 43 : 596-603, 2014

18) Schölzel-Dorenbos CJ, van der Steen MJ, Engels LK, et al : Assessment of quality of life as outcome in dementia and MCI intervention trials : a systematic review. *Alzheimer Dis Assoc Disord* 21 : 172-178, 2007

19) Bowling A, Rowe G, Adams S, et al : Quality of life in dementia : a systematically conducted narrative review of dementia-specific measurement scales. *Aging Ment Health* 19 : 13-31, 2015

20) Ready RE, Ott BR : Quality of life measures for dementia. *Health Qual Life Outcomes* 1 : 1-9, 2003

21) Schölzel-Dorenbos CJ, Ettema TP, Bos J, et al : Evaluating the outcome of interventions on quality of life in dementia : selection of the appropriate scale. *Int J Geriatr Psychiatry* 22 : 511-519, 2007

22) Logsdon RG, Gibbons LE, Mccurry SM, et al : Assessing quality of life in older adults with cognitive impairment. *Psychom Med* 64 : 510-519, 2002

23) Kasper JD, Black BS, Shore AD, et al : Evaluation of the Validity and Reliability of the Alzheimer's Disease-Related Quality of Life (ADRQL) Assessment Instrument. *Alzheimer Dis Assoc Disord* 23 : 275-284, 2009

24) Weiner MF, Martin-Cook K, Svetlik DA, et al : The quality of life in late-stage dementia (QUALID) scale. *J Am Direct Assoc* 1 : 114-116, 2000

25) Nagata Y, Tanaka H, Ishimaru D, et al : Development of the Japanese version of the Quality of Life in Late-stage Dementia Scale. *Psychogeriatrics* 18 : 106-112, 2018

26) Terada S, Ishizu H, Fujisawa Y, et al : Development and evaluation of a health-related quality of life questionnaire or the elderly with dementia in Japan. *Int J Geriatr Psychiatry* 17 : 851-858, 2002

27) Terada S, Oshima E, Ikeda C, et al : Development and evaluation of a short version of the quality of life questionnaire for dementia. *Int Psychogeriatr* 27 : 103-110, 2015

28) Yamamoto-Mitani N, Abe T, Okita Y, et al : Development of a Japanese quality of life instrument for older adults experiencing dementia (QLDJ). *Int J Aging Hum Dev* 55 : 71-95, 2002

29) 阿部俊子，山本則子，鎌田ケイ子，他：痴呆性老人の生活の質尺度（AD-HRQL-J）の開発．老年精神医学雑誌 9：1489-1499, 1998

30) 鈴木みずえ，内田敦子，金森雅夫，他：日本語版 Dementia Quality of Life Instrument の作成と信頼性・妥当性の検討．日老医学誌 42：423-431, 2005

31) Moyle W, Murfield JE : Health-related quality of life in older people with severe dementia : challenges for measurement and management. *Expert Rev Pharmacoecon Outcomes Res* 13 : 109-122, 2013

32) Conde-Sala J, Turró-Garriga O, Piñán-Hernández S, et al : Effects of anosognosia and neuropsychiatric symptoms on the quality of life of patients with Alzheimer's disease : a 24-month follow-up study. *Int J Geriatric Psychiatry* 31 : 109-119, 2016

33) Gräske J, Verbeek H, Gellert P, et al : How to measure quality of life in shared-housing arrangements? A comparison of dementia-specific instruments. *Qual Life Res* 23 : 549-559, 2014

34) 永田優馬，田中寛之，石丸大貴，他：重度認知症に対する従来の QOL 評価の限界．老年精神医学雑誌 27：429-437, 2016

chapter **3**

根拠に基づいた

認知症の
リハビリテーション介入

知っておくべき薬物療法の メリット/デメリット

1

check

- ☑ 認知症の治療はあくまで非薬物療法が優先である.
- ☑ 緊急時に BPSD 加療についてのみ薬物療法が優先される場合がある.
- ☑ 質の高い認知症治療はオーダーメイドで医療と介護を適切に組み合わせて行う.

❶認知症のリハビリテーションにおける薬物療法の役割と そのメリット/デメリット

2017 年に『認知症疾患診療ガイドライン 2017』が上梓された[1]. このガイドラインは『認知症疾患治療ガイドライン 2010』以来の 7 年ぶりの改訂となり, わが国の認知症治療の中心となる計 6 学会 (日本神経学会が中心となり, 日本神経治療学会・日本精神神経学会・日本認知症学会・日本老年医学会・日本老年精神医学会) 合同で作成委員会を組織し作成されたものである. そこで本項ではこの『認知症疾患診療ガイドライン 2017』の内容をもとに精神科医師の立場から解説を行っていく.

◆認知症の薬物療法

認知症は本書発刊の時点でも根治治療が望めない疾患であろう. 「認知症が治った」という言葉は, 現在, 認知症症状と類似する症状を呈する慢性硬膜下血腫や水頭症が脳神経外科治療などで治癒した際に使われるが, 認知症の場合の根治治療はそれぞれの原因が仮説から定説に変わり, その定説に基づき細胞あるいは蛋白レベルでの修復が可能になって初めて使用できる言葉になるだろう. 現在行われている薬物療法は, 後述するように抗認知症薬などによる症状進行抑制と, 介護困難の原因となる行動・心理症状 (behavioral and psychological symptoms of dementia ; BPSD) 緩和のための非定型抗精神病薬などによる薬物療法であると思われる.

言い換えれば認知症は治癒せぬ疾患であるがゆえに, 現在は薬物療法ありきで治療が進められるが, 薬物療法では症状進行抑制および一部の BPSD の緩和しか行えない. 本来治療の中心は認知症を理解したうえでの非薬物療法, すなわちリハビリテーションや適切なかかわりが行われるべきである. 非薬物療法には副作用はほぼ存在せず安全であるため, かつては非薬物療法のみが行われていた.

抗認知症薬で行う薬物療法による認知機能に対する効果はどの薬剤でも図 3-1 のとおりである. つまり, 認知機能を改善するということではなく, 症状進行抑制である. その期間は長くても数か月〜半年程度が多く, 当初は比較的効果があるが頭打ちになり, あとは症状が進行してしまう. 一方で, BPSD に対する薬物療法はきわめて早く適切に治療すれば数か月で改善を見込める.

150 **chapter 3** 根拠に基づいた認知症のリハビリテーション介入

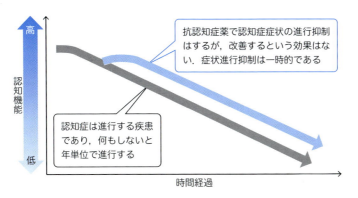

【図3-1】 アルツハイマー型認知症の症状進行と抗認知症薬の関係

ただし，薬物療法の効果は非薬物療法よりは高確率であるのも事実である．つまりある程度確実に効果が得られる薬物療法は covenient なのである．しかし一方で薬物療法には副作用が伴い，それが予後を左右する場合もある．薬物療法による介入を検討する際には必ずそのメリットがデメリットを上回る場合にのみ行うべきである．

次に薬物療法について主に抗認知症薬を中心に取り上げる．

❷抗認知症薬の種類

抗認知症薬は 1999 年ドネペジル，2011 年にメマンチンとリバスチグミン，ガランタミンが追加された．しかしこれらの薬剤は「認知症症状の進行抑制」が保険収載上の効能・効果であり，認知症の BPSD の改善ではないことは十分理解するべきである．ドネペジルの先発薬であるアリセプト®の添付文書にも「効能・効果に関連する使用上の注意」として，抜粋にはなるが「精神症状・行動障害に対する本剤の有効性は確認されていない」「本剤がアルツハイマー型認知症およびレビー小体型認知症の病態そのものの進行を抑制するという成績は得られていない」「アルツハイマー型認知症およびレビー小体型認知症以外の認知症性疾患において本剤の有効性は確認されていない」とある．ただ各種論文には一部 BPSD についても改善を示すという記述があるが，製薬会社の協力関係における利益相反という観点から『認知症疾患診療ガイドライン 2017』では抗認知症薬の BPSD への効果については言及していない．しかし実際には認知症症状の進行抑制目的で抗認知症薬を処方する際には同時に BPSD に対してもなんらかの効果を期待することが多い．現在処方可能な抗認知症薬については表 3-1 に各特徴を示す．作用機序の面からそれぞれには多少の個性はあるが，ドネペジル，ガランタミン，リバスチグミンはコリンエステラーゼ阻害薬に，メマンチンは N-methyl-D-aspartate (NMDA) 受容体拮抗薬にそれぞれ分類される．各治療薬の作用機序として，コリンエステラーゼ阻害薬に分類される薬剤についてはメタ解析で認知機能障害に対する効果への明らかな違いは認められていない[2]．しかし各治療薬について，複数のプラセボ対照とランダム化比較試験における NPI (Neuropsychiatric Inventory) スコアの解析からは BPSD について効果の違いが報告されている．なおコリンエステラーゼ阻害薬の同時処方は認められていない．しかしコリンエステラーゼ阻害薬と NMDA 受容体阻害薬

[表3-1] 抗認知症薬各薬剤の特徴と剤形写真

薬剤	ドネペジル	ガランタミン	リバスチグミン	メマンチン
商品名	アリセプト®（先発薬）ドネペジル「○○」（後発薬）	レミニール®	イクセロン®パッチ リバスタッチ®パッチ	メマリー®
後発品	あり	あり	なし	あり
分類名	コリンエステラーゼ阻害薬	コリンエステラーゼ阻害薬	コリンエステラーゼ阻害薬	NMDA受容体拮抗薬
作用機序	コリンエステラーゼ阻害	コリンエステラーゼ阻害 ニコチン性アセチルコリン受容体アロステリック増強作用	コリンエステラーゼ阻害 ブチリルコリンエステラーゼ阻害	NMDA受容体拮抗
剤形	錠剤、OD錠、細粒、ドライシロップ、内服ゼリー、内用液、ODフィルム	錠剤、OD錠、ドライシロップ、内用液	貼付薬	錠剤、OD錠、ドライシロップ
用法	1日1回内服	1日2回内服	1日1回貼付	1日1回内服
代謝	肝臓	肝臓	肝臓（ただしわずか）	腎排泄
保険適用	軽度から重度（すべての時期）のアルツハイマー型認知症（先発薬・後発薬）レビー小体型認知症（先発薬・後発薬）	軽度から中等度のアルツハイマー型認知症	軽度から中等度のアルツハイマー型認知症	中等度から重度のアルツハイマー型認知症
BPSDに対する効果の報告	プラセボに比較して「抑うつ」「アパシー」「不安」で改善[5]	プラセボに比較して「脱抑制」「異常行動」「興奮/攻撃性」で改善[6]	ドネペジルに比較して75歳以下で「アパシー」「不安」「脱抑制」「食欲低下/食行動異常」「夜間異常/夜間異常行動」に対して改善[8]	プラセボと比較して「興奮/攻撃性（易刺激性/不安定）」「妄想」「幻覚」に改善[9]
主な副作用	食欲不振・悪心・嘔吐・下痢などの消化器症状、高度徐脈、心ブロックなど循環器症状	食欲不振・悪心・嘔吐・下痢などの消化器症状、高度徐脈、心ブロックなど循環器症状	接触性皮膚炎、食欲不振、悪心・嘔吐、下痢などの消化器症状、高度徐脈、心ブロックなど循環器症状	めまい、便秘、体重減少、頭痛など、腎機能障害
剤形写真				

2019年8月現在、処方可能な抗認知症薬とその特徴について文献5、6、8、9および各薬剤の添付文書などにより筆者が組み合わせて作成。特徴となる点を色文字にしてある。

の併用により BPSD については，①ドネペジルとメマンチン併用でドネペジル単剤と比較し「興奮/攻撃性」「易刺激性/不安定」「食欲低下/食行動異常」に有意な改善の報告[3]と，②コリンエステラーゼ阻害薬とメマンチン併用でコリンエステラーゼ阻害薬単剤に比べて「興奮/攻撃性」「易刺激性/不安定」「妄想」「夜間行動異常」に改善の報告[4]がある．

　また，原則的には薬物療法には「認知症症状進行抑制効果」があるのみで「予防効果」がないため，軽度認知障害（mild cognitive impairment；MCI）での投与は認められていない．2017 年より道路交通法改正で 75 歳以上の運転免許更新については医師の診断書が必要なケースが増えたが，それと関連して初期・早期のアルツハイマー型認知症やレビー小体型認知症で抗認知症薬を投与し，有効性があり症状が改善した場合などでも，処方を受けている時点ですでに認知症として診療を行っているという点から，抗認知症薬内服（または貼付）時の運転免許証所持は認められていない．

　以下，薬剤についての説明と各薬剤の代表的剤形についての実物を示す（表 3-1）．

◆具体的な抗認知症薬

≫≫ドネペジル

　ドネペジルは国内メーカーであるエーザイ株式会社によって日本人向けに創薬された世界初の抗認知症薬であり，①血漿中濃度消失半減期が長いこと，②末梢性の副作用が少ないこと，③生体利用率が高く脳移行性もよいこと，の 3 項目を満たす化合物として国内では 1989 年 1 月より臨床試験が開始された．米国においては 1991 年 2 月より臨床試験を開始，1996 年 3 月に申請，優先審査により 1996 年 11 月に承認された．次いで米国の臨床試験データを基本に英国で 1996 年 10 月に申請，1997 年 2 月に承認された．わが国では 1998 年 7 月に申請し，優先審査により 1999 年 10 月承認されている．ドネペジルの先発薬であるアリセプト®にはアルツハイマー型認知症以外にレビー小体型認知症の症状の進行抑制についても 2014 年 9 月に承認され，保険適用となっている．なお，後発薬については当初のアルツハイマー型認知症に加えて，2019 年 3 月からはレビー小体型認知症の症状進行抑制にも保険適用が承認された．

　多くのエビデンスや安全性のデータがあり BPSD に対してはプラセボに比較して「抑うつ」「アパシー」「不安」で改善があったという報告もある[5]．また軽度から重度に至るまで臨床診療現場での使用経験がある薬剤であり，1 日 1 回の服用でよいこと，剤形が「錠剤」「口腔内崩壊（orally disintegration；OD）錠」「細粒」「ドライシロップ」「内服ゼリー」「内用液」「OD フィルム」と多く，症状に応じて使い分けることができることも利点である．アルツハイマー型認知症における認知症状の進行抑制として通常 1 日 1 回 3 mg から開始し，1～2 週間後に 5 mg に増量する．高度のアルツハイマー型認知症患者には，5 mg で 4 週間以上経過後，10 mg に増量し症状により適宜減量する．レビー小体型認知症における認知症症状の進行抑制としても通常 1 日 1 回 3 mg から開始し，1～2 週後に 5 mg に増量する．5 mg で 4 週間以上経過後 10 mg に増量し，症状により適宜減量も行う．

　1 日 1 回投与ということは日常臨床現場では内服管理しやすいということでもある．認知症状態を呈する場合には高齢者が多く，高齢者はすでに服薬数が多いのが特徴であ

る．すでに他の薬剤を内服している場合でも1日1回程度であれば追加で対応できるために家族や介護関係の協力で内服の管理をしやすい．

ドネペジルは末梢のブチリルコリンエステラーゼ阻害作用が少ないが，頻度の高い副作用として食欲不振，悪心，嘔吐，下痢などの消化器症状が挙げられる．また代表的重大副作用としてはアセチルコリンエステラーゼ阻害作用によりQT延長，心室頻拍（torsades de pointesを含む），心室細動，洞不全症候群，洞停止，高度徐脈，心ブロック（洞房ブロック，房室ブロック）などが循環器系副作用として現れることがあるので，特に心疾患（心筋梗塞，弁膜症，心筋症など）を有する患者や電解質異常（低カリウム血症など）のある患者では処方の際に症状変化や心電図での経過観察などを行う必要がある．

≫≫ ガランタミン

ガランタミンは，1952年にコーカサス地方のマツユキソウ（学名 Galanthus woronowii）の球茎から単離された第3級アルカロイドである．ガランタミンの薬理作用として，アセチルコリンエステラーゼに対する阻害作用に加えて，ニコチン性アセチルコリン受容体のアセチルコリンとは異なる部位（アロステリック部位）に結合し，ニコチン性アセチルコリン受容体に対する作用を増強させる薬理作用によりアルツハイマー型認知症に対する効果を示すと考えられ，治療薬として開発された．わが国では臨床試験を経て，「軽度および中等度のアルツハイマー型認知症における認知症症状の進行抑制」の効能・効果で2011年に製造販売承認を取得した．海外ではレビー小体型認知症にもドネペジルと同等の効果があるとして推奨され適応もある．わが国では現時点で保険適用がないが，実際には処方されているようである．

通常，ガランタミンとして1日8 mg（1回4 mgを1日2回経口投与）から開始し，4週後に1日16 mg（1回8 mgを1日2回）に増量する．なお，症状に応じて1日24 mg（1回12 mgを1日2回）まで増量できるが，増量する場合は変更前の用量で4週間以上投与したのちに増量する．副作用についてはドネペジル同様に消化器症状である悪心，嘔吐，下痢が最も多く，重大な副作用も循環器系に留意すべき点は同じである．

ガランタミンのニコチン性アセチルコリン受容体活性を高める効果としてノルアドレナリン・セロトニン・グルタミン酸・GABAといった神経伝達物質の放出が促進され情動安定作用が期待されている．BPSDに対する効果の報告例としてプラセボと比較し「脱抑制」「異常行動」「興奮/攻撃性」で有意に改善があった[6]．またわが国での使用実績下における安全性および有効性の報告では，24週間の観察期間における有効性が用量依存性に増加する一方で，副作用については用量依存性はないという結果であった[7]．

そういったメリットがある一方でドネペジルとの比較では，ガランタミンが「1日2回」という処方回数が必要なこと，有効治療用量の16 mgに達するまでに4週間以上という点がデメリットとして作用する場合がある．

≫≫ リバスチグミン

リバスチグミンはコリンエステラーゼ阻害作用とブチリルコリンエステラーゼ阻害作用も示す中枢移行性の高いカルバメート系化合物として見出された．リバスチグミンは当初はアルツハイマー型認知症患者に対して経口投与を目的として製剤化が行われ，

1997年7月にスイスでカプセル剤が承認されて以降，経口薬は約100か国で承認されている．しかしブチリルコリンエステラーゼ阻害作用もあるため，コリンエステラーゼ阻害薬に共通する副作用である消化器症状（主に悪心，嘔吐）が認められ，これらの副作用は経口投与時の高い最高血漿中薬物濃度，あるいはそれに伴う血漿中薬物濃度の大きな変動に起因するものと考えられた．そのため，経口薬で得られた知見をふまえ，これらの副作用の軽減を目指して薬物動態プロファイルを改善した経皮吸収型製剤（パッチ剤）を開発し，2007年7月に米国で最初に承認され，わが国では2011年4月に「軽度および中等度のアルツハイマー型認知症における認知症症状の進行抑制」の効能・効果で製造販売承認を得た．ガランタミン同様に海外ではレビー小体型認知症にもドネペジルと同等の効果があるとして推奨され適応があり，わが国では現時点で保険適用がないものの実際には処方されているようである．

通常，リバスチグミンとして1日1回4.5 mgから開始し，原則として4週ごとに4.5 mgずつ増量し，維持量として1日1回18 mgを貼付する．また，2015年8月より患者の状態に応じて1日1回9 mgを開始用量とし，原則として4週後に18 mgに増量することもできるようになった．本剤は背部，上腕部，胸部のいずれか正常で健康な皮膚に貼付し，24時間ごとに貼り替える．そのために副作用としては他のコリンエステラーゼ阻害薬同様の消化器症状や循環器系症状に加えて，特に接触性皮膚炎の発症頻度が高い．

ドネペジルとの比較におけるメリットには以下のものがある．まず75歳以下で「アパシー」「不安」「脱抑制」「食欲低下/食行動異常」「夜間異常行動」に対して改善傾向という報告がある[8]．また1日1回の服薬ではなくパッチ剤であり，表3-1のように貼付薬自体に日付を記載できるために状況が可視化される．また，入浴時などに貼りかえればよいということで在宅とデイサービスなどの介護保険を組み合わせるなどして服薬管理ができ，家族や介護者にとって飲み忘れの心配などの介護負担軽減も期待されている．またもともと内服薬の処方がなかった場合や内服拒否が多い場合にも貼付することで対応しやすいことも利点である．

しかし，対象者が老年期であるために老人性乾皮症などの既往があり皮膚炎をおこしやすい状況であること，貼布薬ゆえに認知症者自らはずしてしまうことなども問題点としては挙げられる．皮膚炎については当初より予測される副作用であり，保湿クリームの塗布や貼付する場所を毎回変えるなどの対策が必要である．またすでに服薬中の場合にはパッチ剤はかえって行為を増やすことで不都合な場合もある．さらにドネペジルに比べ急速増量で対応しても，治療推奨用量の18 mgに4週間以上を要すなどガランタミン同様に時間がかかる．

≫≫ メマンチン

メマンチンは，ドイツで開発された，グルタミン酸受容体サブタイプの一つであるNMDA受容体拮抗を作用機序とするアルツハイマー型認知症の治療薬である．本剤は，選択的なNMDA受容体拮抗作用を有し，受容体に対して低親和性で，結合および解離速度が速く，その作用は膜電位依存性を示す特徴を有すること，さらに生理的なグルタミン酸神経活動には影響せずに，過剰なグルタミン酸による神経細胞毒性および記憶・

学習に深く関与する長期増強 (long-term potentiation；LTP) 形成障害に対して抑制作用を有することが示されている．また，*in vivo* 学習障害病態モデルでは，本剤に学習障害抑制作用が認められた．本剤は，2002 年に欧州医薬品庁よりアルツハイマー型認知症を適応として承認され，現在世界約 100 か国で承認されている．わが国でも「中等度および高度アルツハイマー型認知症における認知症症状の進行抑制」の効能・効果が認められ 2011 年 6 月に錠剤 (フィルムコーティング錠) が上市された．また 2013 年12 月に口腔内崩壊 (OD) 錠，2018 年 2 月ドライシロップ剤がそれぞれ剤形追加された．

　通常，メマンチン塩酸塩として 1 日 1 回 5 mg から開始し，1 週 5 mg ずつ増量し，維持量として 1 日 1 回 20 mg を経口投与する．市販後の調査では主な副作用は，めまい 4.7%，便秘 3.1%，体重減少 2.2%，頭痛 2.1％などであった．

　メマンチンにはプラセボと比較して「興奮/攻撃性」「易刺激性/不安定」「妄想」「幻覚」に改善がみられたとの報告[9]がある．また日本人の 633 人の中等度および高度アルツハイマー型認知症患者のうち 318 人にメマンチン，315 人にプラセボを投与した群に分け，初診時より 24 週後に変化があった項目については，認知機能以外で Behavioral Pathology in Alzheimer's Disease (Behave-AD) スコアを 7 カテゴリ (妄想観念，幻覚，行動障害，攻撃性，日内リズム障害，感情障害，不安および恐怖) に分類した「攻撃性」「行動障害」で有意差が生まれた[10]．このような研究により，メマンチンについては攻撃性を改善させる効果および攻撃性をおこさせない可能性があるため，メマンチン処方の際には攻撃性を含めた BPSD に対する効果を期待することが多い．また前述のように作用機序が異なるコリンエステラーゼ阻害薬との併用が可能であり，併用することでさらなる効果を期待することができる．

　ただメマンチンには腎排泄と他のコリンエステラーゼ阻害薬にはない経路がある．高度の腎機能障害 (クレアチニンクリアランス値：30 mL/分未満) のある患者には状態を観察しながら慎重に投与し，維持量は 1 日 1 回 10 mg とする必要がある．メマンチン投与中の場合には血液検査などを定期的に行い，投与状況と身体状態について厳密に把握する必要がある．

❸薬物療法にしかできないこと，非薬物療法にしかできないこと

　誰しも好んで認知症になりたいと思う人はいないだろう．しかし残念ながら 65 歳以上の日本人の 10％近くが罹患し，今後も当面，徐々にその割合が増える見込みである．認知症は治癒できぬゆえに現在はその予防と進行抑制に治療の中心がある．各認知症の発症原因についてはそれぞれ仮説がある一方でいまだに定説がない．しかもそれぞれの認知症者の症状は千差万別であり，それぞれが異なる人生を歩み，異なる生活を送っている．そのため，認知症を診るときに同じ脳の疾病病理や画像所見があっても，それぞれ対応が異なるのは当然であり，画一的な対応ではなくオーダーメイドの対応が必要になる．

◆認知症の発症予防

　まず予防という観点からは高血圧・糖尿病・脂質異常症など生活習慣病が脳血管性認知症の発症に影響していることが知られており，予防には同疾患の適切な治療が必要である．それぞれの疾患について生活習慣の改善を図ったうえで，それでも改善しない場合には降圧薬，血糖降下薬，脂質異常症治療薬などの内服により改善を図ることが脳血管障害全般の予防となる．近年の研究では認知症のなかで最も多いアルツハイマー型認知症については遺伝的要因と加齢が発症促進因子であるが，危険因子として高血圧，中年期の糖尿病・脂質異常症・肥満，喫煙，身体活動の低下，うつ病，男性での頭部外傷などが挙げられ，生活習慣病がアルツハイマー型認知症の病理学的神経変性過程を促進しているという報告が増えている[11]．

◆認知症発症後の薬物療法

　しかしひとたび発症してしまうと，薬物療法として行えるのはその進行を抑制する目的でのアルツハイマー型認知症とレビー小体型認知症に対しての抗認知症薬が主であり，『認知症疾患診療ガイドライン2017』をはじめとするガイドラインでは推奨グレードとして薬物療法が高く提唱されている．現在処方されている抗認知症薬は前述したとおり，あくまでも「認知症症状の進行抑制」であり，基本的にはBPSD加療ではない．レビー小体型認知症についてはパーキンソン症状に対してのレボドパの併用などがあるがこれも広義では症状進行抑制ともいえる．

◆BPSD について

　最も認知症者本人および介護者を苦しめるBPSDについて，医師は抗認知症薬での改善を期待して処方するが，効果については限定的であり期待を超えないことも多々ある．BPSDに対しての症状緩和目的で非定型抗精神病薬や抑肝散などの漢方薬，前頭側頭型認知症（frontotemporal dementia；FTD）への行動障害症状緩和目的で選択的セロトニン再取り込み阻害薬（selective serotonin reuptake inhibitors；SSRI）などが検討される．しかしこの薬物療法については，過去に抗精神病薬などによる死亡率について一部言及されたこともあり[12]，ガイドライン上では抗認知症薬ほど高い推奨グレードではない．

　実際のところ認知症で精神科を受診する，あるいは専門病院へ入院する事例の大半がBPSD加療目的である．筆者らはわが国においてどのようなBPSDがどの程度あれば精神科専門病院で入院治療しているのかについて4施設（大学病院精神科，精神科専門病院）で計140人のBPSD治療目的の入院事例について実態調査した．その結果，主治医が入院の原因と判断したNPIの項目（複数選択可）は興奮，妄想，異常行動，睡眠であった．これらについては薬物療法や病院という枠組みのなかで対応が可能であり，一部症状については早目の医療介入で改善できる余地があった．またBPSD治療を開始してから退院可能と判断するまでの期間については数か月程度であった[13]．つまり認知症では，薬物治療などの介入を行うことでかなり短時間でBPSDが改善する可能性がある．さらに認知症については症状が進行する時期により出現しやすいBPSDは予測

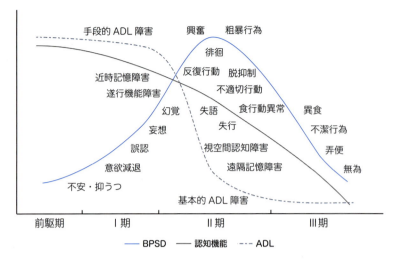

【図 3-2】 アルツハイマー型認知症の症状と臨床経過について
認知機能の低下とそれに伴う ADL の障害および BPSD については，時期によってよくおこる症状などがおおむねわかっており，認知症の時期を把握することが重要である．
〔西川　隆：Alzheimer 病 4）症状と臨床経過．神経内科 72（Suppl.6）：277-283, 2010 より〕

されている（図 3-2）[14]．そのため治療中に出現しやすい症状については薬物療法以外にも介護保険などの社会資源を早い段階で準備し，発生前からあらかじめ対策を行うことも可能である．

◆BPSD への介入スタンス

　薬物療法には効果がある反面，副作用もある．抗認知症薬の副作用は前述したが，BPSD 加療における薬物療法については，「大うつ病」「他者に危害を加える恐れの高い妄想」「自傷・他害の原因となる攻撃性」の 3 要件が 1 つでもあれば薬物療法を検討し，必要な場合には抗精神病薬を含めて開始するべきであるが，それ以外には「非薬物療法や介護保険サービスによる十分な努力を行った後に無効であった場合に試みるべき」と『認知症疾患診療ガイドライン 2017』などでは記されている．つまり BPSD 加療の第一選択は本来，薬物療法ではなく非薬物療法であり，非薬物療法では防ぎきれないような特定の場合のみに薬物療法を組み合わせ（その場合には速やかに薬物療法を導入するべきである），その薬物療法中も同時に非薬物療法を実施すべきである．

◆認知症の非薬物療法について

　非薬物療法については薬物療法よりも性質上，有効性を評価するのが困難という問題がある．そのなかで有効性が高いと考えられているのが，認知機能障害に対する認知刺激療法[15]，日常生活活動（activities of daily living；ADL）に対する運動療法[16]，BPSD に対する音楽療法[17]である．これらについてはアルツハイマー型認知症への治療が多く，一部脳血管性認知症やレビー小体型認知症などへの適応について認知機能の維持改善が考察されている．これらについては関連する項目を参照してもらいたいが，薬物療法と異なり非薬物療法については副作用の報告がほとんどないことが最大のメリットで

あろう．また BPSD の成因についてはさまざまな説があるが，「何もしていない時間に観察される」[18] 点が以前から指摘されている．生理学的にも高齢になるほど睡眠の質は悪化し，日中無活動で無為に過ごし，昼寝などをするために夜間不眠となるという昼夜逆転などは散見される．一方，独居あるいは日中は見守りができない家庭環境も散見される．認知症は医療保険制度と同様に介護保険制度でも対応が可能な疾患である．非薬物療法を実施しているサービスを積極的に活用し無為に日中を過ごすのではなく日中に活動を行ってもらい生活リズムを改善するだけでも症状改善や悪化防止につながると考えられる．

また近年では BPSD について奏効確率の高い対応法をウェブ上でも知ることができる「認知症ちえのわ net (https://chienowa-net.com/)」というサービスもある[19,20]．これは認知症のケアに悩みを抱えている人同士が情報共有するためのコミュニティサイトで，ケアのなかで実施した情報を投稿し，奏効したか否かを同じようにケアで悩んでいる人と共有するものであり，一部の投稿については認知症の専門家の解説も交えている．認知症にかかわる人は誰でも投稿できる．特に BPSD については適切な対応も含めたデータの蓄積が必要であるが，ウェブ上でリアルタイムで更新できるために蓄積が早く，またスマートフォンなどからでも閲覧可能であるなど，利便性が非常に高い．

◆質の高い認知症治療とは

筆者の治療経験からも，『認知症疾患診療ガイドライン 2017』などに記されている指針からも，有効性については劣る部分があるものの認知症治療では非薬物療法を中心に据え，薬物療法ありきではなくあくまで補助としての介入を行い，認知症の時期などによって起こりうる症状を予測し，先手を打って介入や治療を行っていくべきと考えられる．認知症治療で問題がある場合には，おおむねその組み合わせが不足している，あるいは不適切である場合が多い．生活習慣病の場合では，緊急時以外は食生活や生活習慣の改善が行われるべきであり，それでも反応不良の際に薬物療法が導入される．認知症についても同様で，BPSD が著明であり緊急に介入しないといけないような場合以外は生活習慣など基本的な部分を見直して非薬物療法を組み合わせて，その補足として薬物療法を行うという考えかたこそが必要である．医療と介護など治療空間を含めて，適切な組み合わせによる治療介入こそが質の高い認知症治療であるといえよう．

文献

1) 日本神経学会（監修），「認知症疾患診療ガイドライン」作成委員会（編）：認知症疾患診療ガイドライン 2017．医学書院，2017

2) Hansen RA, Gartlehner G, Webb AP, et al：Efficacy and safety of donepezil, galantamine, and rivastigmine for the treatment of Alzheimer's disease：a systematic review and meta-analysis. *Clin Interv Aging* 3：211-225, 2008

3) Cummings JL, Schneider E, Tariot PN, et al：Behavioral effects of memantine in Alzheimer disease patients receiving donepezil treatment. *Neurology* 67：57-63, 2006

4) Grossberg GT, Manes F, Allegri RF, et al：The safety, tolerability, and efficacy of once-daily memantine (28 mg)：a multinational, randomized, double-blind, placebo-controlled trial in patients with moderate-to-severe Alzhei-

mer's disease taking cholinesterase inhibitors. *CNS Drugs* 27：469-478, 2013

5）Feldman H, Gauthier S, Hecker J, et al：A 24-week, randomized, double-blind study of donepezil in moderate to severe Alzheimer's disease. *Neurology* 57：613-620, 2001

6）Herrmann N, Rabheru K, Wang J, et al：Galantamine treatment of problematic behavior in Alzheimer disease：post-hoc analysis of pooled data from three large trials. *Am J Geriatr Psychiatry* 13：527-534, 2005

7）瀧澤真奈美，大西　隆，多月克也，他：アルツハイマー型認知症に対するガランタミンの使用実態下における安全性および有効性．老年精神医学雑誌 26：285-296, 2015

8）Bullock R, Bergman H, Touchon J, et al：Effect of age on response to rivastigmine or donepezil in patients with Alzheimer's disease. *Curr Med Res Opin* 22：483-494, 2006

9）Gauthier S, Loft H, Cummings J：Improvement in behavioural symptoms in patients with moderate to severe Alzheimer's disease by memantine：a pooled data analysis. *Int J Geriatr Psychiatry* 23：537-545, 2008

10）Nakamura Y, Kitamura S, Homma A, et al：Efficacy and safety of memantine in patients with moderate-to-severe Alzheimer's disease：results of a pooled analysis of two randomized, double-blind, placebo-controlled trials in Japan. *Expert Opin Pharmacother* 15：913-925, 2014

11）Kloppenborg RP, van den Berg E, Kappelle LJ, et al：Diabetes and other vascular risk factors for dementia：which factor matters most？ A systematic review. *Eur J Pharmacol* 585：97-108, 2008

12）Arai H, Nakamura Y, Taguchi M, et al：Mortality risk in current and new antipsychotic Alzheimer's disease users：large scale Japanese study. *Alzheimers Dement* 12：823-830, 2016

13）Sugiyama H, Kazui H, Shigenobu K, et al：Predictors of prolonged hospital stay for the treatment of severe neuropsychiatric symptoms in patients with dementia：a cohort study in multiple hospitals. *Int Psychogeriatr* 25：1365-1373, 2013

14）西川　隆：Alzheimer病 4）症状と臨床経過．神経内科 72（Suppl.6）：277-283．2010

15）Woods B, Aguirre E, Spector AE, et al：Cognitive stimulation to improve cognitive functioning in people with dementia. *Cochrane Database Syst Rev*：CD005562, 2012

16）Forbes D, Forbes SC, Blake CM, et al：Exercise programs for people with dementia. *Cochrane Database Syst Rev*：CD006489, 2015

17）Ueda T, Suzukamo Y, Sato M, et al：Effects of music therapy on behavioral and psychological symptoms of dementia：a systematic review and meta-analysis. *Ageing Res Rev* 12：628-641, 2013

18）Cohen-Mansfield J, Marx MS, Werner P：Observational data on time use and behavior problems in the nursing home. *J Appl Gerontol* 11：111-121, 1992

19）數井裕光：認知症の非薬物療法―ケア．BPSD の対応を含めて．特集『認知症疾患診療ガイドライン 2017』を読み解く．Brain Nerve 70：199-209, 2018

20）佐藤俊介，數井裕光：認知症ちえのわ net．老年精神医学雑誌 28：1124-1130, 2017

2 認知症者への リハビリテーション介入

認知的介入

check

- ☑ 認知的介入には，認知刺激療法や認知トレーニング，認知リハビリテーションなどさまざまな方法がある．
- ☑ 認知症者を対象とした認知的介入は，特に軽度から中等度のアルツハイマー型認知症患者において効果が示されている．
- ☑ 認知的介入は，対象者の目的や個別性に沿った介入方法を選択することが重要である．

❶認知的介入の概要

　認知症者の認知機能にはたらきかける介入にはさまざまな方法があるが，Clare ら[1] は，認知刺激療法（Cognitive Stimulation Therapy；CST），認知トレーニング（Cognitive Training；CT），認知リハビリテーション（Cognitive Rehabilitation；CR）の3つの主な方法にまとめている．

　CST は，認知症者が楽しめるさまざまな活動を通して，特定の認知機能の改善に焦点を当てるのではなく，複数の認知機能を刺激し，認知機能や社会機能の全般的な改善を目的とした非特異的な介入方法である．CST は，元来は，現実見当識訓練（Reality Orientation；RO）から発展してきたものであり，その活動には，RO や回想法，社会活動などの要素を含んでおり，通常は社会的相互作用に重点をおいて個人よりも集団での介入が行われる[2]．

　CT は，注意や記憶などの認知機能の特定の領域に特化して標準化された一連の課題を紙面上やコンピュータ上で行うものである．標的となる特定の認知機能の改善や，個別領域の訓練による認知機能全般への波及効果も期待される．課題の難易度は，個々の機能レベルに応じて設定され，個人や集団での介入が行われる．

　CR は，より個人に焦点を当てた方法であり，個別に設定をされた目標に向けてセラピストにより認知症者やその家族などに対して戦略的な介入が行われる．日常生活機能の向上を主な目的として，障害された認知領域でも残存機能を活用したり機能を代償したりするアプローチが用いられる．

❷認知的介入による効果

　認知症者に対する CST の有用性については Woods らのレビュー[3]によって報告され，15 のランダム化比較試験（randomized controlled trial；RCT）がメタ解析され，総被験者数 718 例のデータから認知機能に対して効果があることが示されている〔標準化平

【表3-2】 Woodsらのレビューで解析された論文の概要

著者（発行年）	対象疾患	重症度	介入内容	介入時間など
Ferrarioら（1991）[4]	認知機能障害を有する高齢者	MMSE 18〜25	RO	60分，週5回，21週
Baldelliら（1993）[5]	AD	MMSE 20.6±4.9	RO	60分，週3回，3か月
Breuilら（1994）[6]	認知症（90%がAD）	MMSE 21.5	CST	60分，週2回，5週
Spectorら（2001）[7]	認知症	MMSE 13.1±4.4	CST	45分，週2回，7週
Baldlliら（2002）[8]	AD，VaD	MMSE 20.7±3.0	RO，理学療法	60分，週5回，1か月
Spectorら（2003）[9]	認知症	MMSE 14.4±3.8	CST	45分，週2回，7週
Chapmanら（2004）[10]	probable AD	MMSE 20.9±3.6	CST	90分，週1回，8週
Requenaら（2004, 2006）[11,12]	重度者を除くAD	MMSE 21.3	CST	45分，週5回，24か月
Bottinoら（2005）[13]	AD	MMSE 22.3±3.6	CR，介護者はサポートグループに参加	90分，週1回，5か月
Onderら（2005）[14]	probable AD	MMSE 20.1±3.1	RO	30分，週3回，25週
Buschertら（2011）[15]	健忘型MCI，AD	MMSE 24.9±1.6	AD：CST重視，健忘型MCI：CT重視	120分，週1回，6か月（20セッション）
Coenら（2011）[16]	認知症	MMSE 16.9±5.0	CST	45分，週2回，7週

AD：Alzheimer's disease，VaD：Vascular Dementia，MCI：mild cognitive impairment，MMSE：Mini-Mental State Examination，RO：Reality Orientation，CST：Cognitive Stimulation Therapy，CR：Cognitive Rehabilitation，CT：Cognitive Training

〔Woods B, Aguirre E, Spector AE, et al：Cognitive stimulation to improve cognitive functioning in people with dementia. *Cochrane Database Syst Rev* 15：CD005562, 2012 より〕

均値（standardized mean difference；SMD）：0.41（95%信頼区間0.25〜0.57）〕（表3-2）[4-16]．対照群と比較してCST群では，Mini-Mental State Examination（MMSE）で1.74点（95%信頼区間1.13〜2.36），アルツハイマー病評価尺度（Alzheimer's Disease Assessment Scale-cognitive subscale；ADAS-cog）で2.27点（95%信頼区間0.99〜3.55）の改善があり，1〜3か月後のフォローアップ期間中の効果の持続も示されている．さらに二次解析の結果，対象者の自己報告による生活の質（quality of life；QOL）とwell-being〔SMD：0.38（95%信頼区間0.11〜0.65）〕やスタッフの評価によるコミュニケーションと社会的交流〔SMD：0.44（95%信頼区間0.17〜0.71）〕においても効果が認められている．その他の気分（自己評価・スタッフ評価）や日常生活活動（ADL），全般的行動機能，問題行動に関しての効果は認められなかった．

CTとCRの効果について検討したレビュー[17]では，11のCTと1つのCRに関するRCTが解析された（表3-3）[18-29]．CTでは，メタ解析の結果，対象者と主介護者のいずれにおいても認知機能や情緒，ADLなどについての改善効果のエビデンスは示されなかった．CRでは，Clareら[29]の報告のみが該当しメタ解析は行われていないが，Clareら[29]やThiviergeら[30]により目標の遂行度と満足度や手段的日常生活活動（instrumental ADL；IADL）などへの有用性が示されている．Kallioら[31]は，前述のBahar-Fuchsらにより解析された12のRCTを含む31のRCTをレビューし，介入方法のばらつきか

【表 3-3】 Bahar-Fuchs らのレビューで解析された論文の概要

著者（発行年）	対象疾患	重症度	介入内容	介入時間など
Beck ら（1988）[18]	AD，混合型認知症	MMSE 15〜20	CT：個別	30〜40分，週3回，6週
Heiss ら（1994）[19]	probable AD	MMSE 14〜25	CT：個別	60分，週2回，24週
Quayhagen ら（1995）[20]	AD	MDRS 90 以上	CT：個別	60分，週6回，12週
De Vreese ら（1998）[21]	AD	CDR 1〜2	CT：個別	45分，週2回，12週
Quayhagen ら（2000）[22]	AD（70% 以上），VaD，PD	MDRS 100 以上	CT：個別	60分，週5回，8週
Davis ら（2001）[23]	probable AD	MMSE 21.8±4.0	CT：個別	60分，週1回，5週
Koltai ら（2001）[24]	AD	CDR 0.5〜1	CT：個別または集団	60分，週1回，5〜6週
Cahn-Weiner ら（2003）[25]	probable AD	MMSE 24.3±2.2	CT：集団	45分，週1回，6週
Loewenstein ら（2004）[26]	AD，probable AD	MMSE 23.4±2.9	CT：個別	45分，週2回，12〜16週
Galante ら（2007）[27]	AD	MMSE 19〜26	CT：個別	60分，週3回，4週
Neely ら（2009）[28]	AD，VaD	MMSE 22.9±4.1	CT：個別または介護者と2人1組	60分，週1回，8週
Clare ら（2010）[29]	AD	MMSE 18 以上	CR：個別	60分，週1回，8週

AD：Alzheimer's disease，VaD：Vascular Dementia，PD：Parkinson's disease，MMSE：Mini-Mental State Examination，CDR：Clinical Dementia Rating，MDRS：Mattis Dementia Rating Scale，CT：Cognitive Training，CR：Cognitive Rehabilitation

〔Bahar-Fuchs A, Clare L, Woods B：Cognitive training and cognitive rehabilitation for mild to moderate Alzheimer's disease and vascular dementia. *Cochrane Database Syst Rev* 5：CD003260, 2013 より〕

らメタ解析は行われていないが，31 のうち 24 の研究において，特に，より集中的で具体的な CT プログラムが行われた場合に，全般的な認知機能や訓練特有の課題に対する改善効果を報告している．日常生活機能への改善効果へのエビデンスは示されていない．

❸ 具体的介入方法の例

◆ 認知刺激療法（CST）

英国では，CST の標準プログラムが開発されており，パーソンセンタードケアを基本理念とし，システマティック・レビューを基に効果が認められた課題を抽出し，構造化されたプログラムとなっている[7]．山中らにより開発された CST の日本版の標準プログラムは全 14 セッション（週 2 回，7 週間）となっている．1 セッションは約 60 分であり，「ウォーミングアップ」「メインアクティビティ」「クールダウン」から構成される．「ウォーミングアップ」では，自己紹介や体操，歌などを通して緊張をほぐし，日付や場所の確認などが行われる．「クールダウン」では，活動の最後に振り返りや次回の予告，歌を歌うなどが行われる．「メインアクティビティ」は CST の中心となる部分で，約 25〜30 分間実施される．セッションごとにテーマが設定されており，感覚刺激課題（身体的ゲームや音楽など），回想的課題（子どものころの話や懐かしいお菓子の試食など），人や人物の同定課題（人や物の呼名，カテゴリ分けなど），日常的な話題による課題（お金の確認と使用，地理に関する質問など）の 4 つのカテゴリに大別される．上記の日本版の標準プログラムは，単盲検 RCT により，認知機能や気分，QOL の改善効果

が報告されている[32].

　CST を週 1 回，14 週間実施した場合の効果について検討した RCT では，介入前後の認知機能や QOL の変化に関して，コントロール群と差が認められなかったことから[33]，このプログラムを行う際には週 2 回の実施が望ましいと考えられる.

◆認知トレーニング (CT)

　系統的な CT を行った Loewenstein らの研究では，軽度のアルツハイマー型認知症 (Alzheimer's disease；AD) 者を対象に，全 24 セッション（週 2 回，各 45 分，12〜16 週間）の個別介入が実施されている[26]．介入内容は，顔と名前をセットで記憶する課題，時間と場所の見当識課題，物品の想起課題，注意の持続と視覚運動課題，生活課題（両替や支払い），メモリーノートの使用からなり，対照群では，同じ回数と頻度で知的刺激課題（記憶や注意，問題解決を含むコンピュータゲーム）が個別に実施されている．結果として，介入群ではトレーニング課題と類似の課題で改善を示し，顔と名前の想起，見当識，認知処理速度，生活課題は 3 か月後も効果が持続している.

　簡便で効果的な高齢者向けの CT の一つに学習療法（音読・計算トレーニング）があり，認知症者においても効果が認められている[34]．Kawashima らの米国の施設入所中の認知症者を対象にした研究では，対象者中心の個別介入となっており，1 人の支援者が 2 人の対象者をサポートし，課題の遂行が困難な対象者には 1 対 1 で支援者がつくようになっている[34]．計算課題は，対象者が簡単に完了できるような設定となっており，数唱からかけ算まで段階づけられている．音読課題も段階づけられており，1920〜1980 年代にかけての対象者の日常生活などに関連するものをテーマに，中等度の認知症者では 17〜28 単語，軽度の認知症者では 30〜50 単語の，対象者の日常生活や経験に関する文章で構成されている．介入を通し，支援者は対象者に称賛を与え，問題を解くことができない場合は解決できるように導き，難しい場合はパフォーマンスを称賛するようにしている．30 分間のセッションで，音読課題と計算課題の時間は約 20 分であり，残りの 10 分は対象者と支援者の感情的なつながりを深めるための会話が行われる．この研究では，6 か月間の介入により，コントロール群に対し介入群では MMSE が有意に改善し，6 か月後のフォローアップでは，介入群で MMSE と Frontal Assessment Battery (FAB) が有意に改善している．また，介入群の AD 者において Minimum Data Set による気分の悪化得点の改善がみられている.

◆認知リハビリテーション (CR)

　Clare らによる地域在住の初期 AD 者 69 人を対象とした単盲検 RCT の研究では，週 1 回 1 時間の CR を 8 週間実施している[29]．プログラムは個々の対象者にとって意味のある目標となるように設定されており，介入内容は，新しい情報を学習する技術の練習や注意の持続の訓練，およびストレスの管理方法などからなる．プラセボ介入群とコントロール群を比較し，CR 群のみがカナダ作業遂行測定 (Canadian Occupational Performance Measure；COPM) の遂行度と満足度で有意に改善を示し，行動変化は fMRI (functional magnetic resonance imaging) の結果でも裏づけられている.

164　chapter **3**　根拠に基づいた認知症のリハビリテーション介入

❹効果的な対象者と今後の課題

　Woods ら[3]や Bahar-Fuchs ら[17]のレビューで解析された CST や CT，CR の研究の対象患者では AD が最も多く，次いで脳血管性認知症（vascular dementia；VaD）であった．重症度については，ベースラインの MMSE は 20 点前後と軽度〜中等度の研究が多かった．英国国立医療技術評価機構（National Institute for Health and Care Excellence；NICE）のガイドライン[35]やわが国の『認知症疾患診療ガイドライン』においても軽度〜中等度認知症者の支援として推奨されており，CST や CT，CR などを用いた認知的介入は，軽度〜中等度の特に AD 者に対して効果的と考えられる．

　前述のレビューでは[3,17,31]，被験者背景や治療の内容，介入の実施時間・頻度，継続時間，研究の質などのばらつき，介入方法の定義の不明瞭さといった課題もあり，より質の高い研究が求められている．また，パーキンソン（Parkinson）病に伴う認知症への CST の研究もなされてきているが[36]，多くは AD 者を対象としているため，認知症の種類に応じた効果の検討も必要である．

　認知症者を対象に認知的介入を行う際には，先行研究の症例や介入方法を参考に，対象者の目的や個別性に沿った介入方法を選択することが重要である．

文　献

1) Clare L, Woods R：Cognitive training and cognitive rehabilitation for people with early-stage Alzheimer's disease：a review. *Neuropsychol Rehabil* 14：385-401, 2004

2) Huntley JD, Gould RL, Liu K, et al：Do cognitive interventions improve general cognition in dementia? A meta-analysis and meta-regression. *BMJ Open* 5：e005247, 2015

3) Woods B, Aguirre E, Spector AE, et al：Cognitive stimulation to improve cognitive functioning in people with dementia. *Cochrane Database Syst Rev* 15：CD005562, 2012

4) Ferrario E, Cappa G, Molaschi M, et al：Reality orientation therapy in institutionalized elderly patients：Preliminary results. *Arch Gerontol Geriatr* 12：139-142, 1991

5) Baldelli MV, Pirani A, Motta M, et al：Effects of reality orientation therapy on elderly patients in the community. *Arch Gerontol Geriatr* 17：211-218, 1993

6) Breuil V, De Rotrou J, Forette F, et al：Cognitive stimulation of patients with dementia：Preliminary results. *Int J Geriatr Psychiatry* 9：211-217, 1994

7) Spector A, Orrell M, Davies S, et al：Can reality orientation be rehabilitated? Development and piloting of an evidence-based programme of cognition-based therapies for people with dementia. *Neuropsychol Rehabil* 11：377-397, 2001

8) Baldelli MV, Boiardi R, Fabbo A, et al：The role of reality orientation therapy in restorative care of elderly patients with dementia plus stroke in the subacute nursing home setting. *Arch Gerontol Geriatr*（Suppl）8：15-22, 2002

9) Spector A, Thorgrimsen L, Woods B, et al：Efficacy of an evidence-based cognitive stimulation therapy programme for people with dementia：randomised controlled trial. *Br J Psychiatry* 183：248-254, 2003

10) Chapman SB, Weiner MF, Rackley A, et al：Effects of cognitive-communication stimulation for Alzheimer's disease patients treated with donepezil. *J Speech Lang Hear Res* 47：1149-1163, 2004

11) Requena C, López Ibor MI, Maestú F, et al：Effects of cholinergic drugs and cognitive training on dementia. *Dement Geriatr Cogn Disord* 18：50-54, 2004

12) Requena C, Maestú F, Campo P, et al：Effects of cholinergic drugs and cognitive training on dementia：2-year follow-up. *Dement Geriatr Cogn Disord* 22：339-345, 2006

13) Bottino CM, Carvalho IA, Alvarez AM, et al：Cognitive rehabilitation combined with drug treatment in Alzheimer's disease patients：a pilot study. *Clin Rehabil* 19：861-869, 2005

14) Onder G, Zanetti O, Giacobini E, et al : Reality orientation therapy combined with cholinesterase inhibitors in Alzheimer's disease : randomised controlled trial. *Br J Psychiatry* 187 : 450-455, 2005

15) Buschert VC, Friese U, Teipel SJ, et al : Effects of a newly developed cognitive intervention in amnestic mild cognitive impairment and mild Alzheimer's disease : a pilot study. *J Alzheimers Dis* 25 : 679-694, 2011

16) Coen RF, Flynn B, Rigney E, et al : Efficacy of a cognitive stimulation therapy programme for people with dementia. *Ir J Psychol Med* 28 : 145-147, 2011

17) Bahar-Fuchs A, Clare L, Woods B : Cognitive training and cognitive rehabilitation for mild to moderate Alzheimer's disease and vascular dementia. *Cochrane Database Syst Rev* 5 : CD003260, 2013

18) Beck C, Heacock P, Mercer S, et al : The impact of cognitive skills remediation training on persons with Alzheimer's disease or mixed dementia. *J Geriatr Psychiatry* 21 : 73-88, 1988

19) Heiss WD, Kessler J, Mielke R, et al : Long-term effects of phosphatidylserine, pyritinol, and cognitive training in Alzheimer's disease. A neuropsychological, EEG, and PET investigation. *Dementia* 5 : 88-98, 1994

20) Quayhagen MP, Quayhagen M, Corbeil RR, et al : A dyadic remediation program for care recipients with dementia. *Nurs Res* 44 : 153-159, 1995

21) De Vreese L, Verlato C, Emiliani S, et al : Effect size of a three-month drug treatment in AD when combined with individual cognitive retraining : preliminary results of a pilot study. *Eur Arch Psychiatry Clin Neurosci* 248 : 41-42, 1998

22) Quayhagen MP, Quayhagen M, Corbeil RR, et al : Coping with dementia : evaluation of four nonpharmacologic interventions. *Int Psychogeriatr* 12 : 249-265, 2000

23) Davis RN, Massman PJ, Doody RS : Cognitive intervention in Alzheimer disease : a randomized placebo-controlled study. *Alzheimer Dis Assoc Disord* 15 : 1-9, 2001

24) Koltai DC, Welsh-Bohmer KA, Schmechel DE : Influence of anosognosia on treatment outcome among dementia patients. *Neuropsychol Rehabil* 11 : 455-475, 2001

25) Cahn-Weiner DA, Malloy PF, Rebok GW, et al : Results of a randomized placebo-controlled study of memory training for mildly impaired Alzheimer's disease patients. *Appl Neuropsychol* 10 : 215-223, 2003

26) Loewenstein DA, Acevedo A, Czaja SJ, et al : Cognitive rehabilitation of mildly impaired Alzheimer disease patients on cholinesterase inhibitors. *Am J Geriatr Psychiatry* 12 : 395-402, 2004

27) Galante E, Venturini G, Fiaccadori C : Computer-based cognitive intervention for dementia : preliminary results of a randomized clinical trial. *G Ital Med Lav Ergon* 29 : B26-32, 2007

28) Neely AS, Vikstrom S, Josephsson S : Collaborative memory intervention in dementia : caregiver participation matters. *Neuropsychol Rehabil* 19 : 696-715, 2009

29) Clare L, Linden DE, Woods RT, et al : Goal-oriented cognitive rehabilitation for people with early-stage Alzheimer disease : a single-blind randomized controlled trial of clinical efficacy. *Am J Geriatr Psychiatry* 18 : 928-939, 2010

30) Thivierge S, Jean L, Simard M : A randomized cross-over controlled study on cognitive rehabilitation of instrumental activities of daily living in Alzheimer disease. *Am J Geriatr Psychiatry* 22 : 1188-1199, 2014

31) Kallio EL, Öhman H, Kautiainen H, et al : Cognitive Training Interventions for Patients with Alzheimer's Disease : A Systematic Review. *J Alzheimers Dis* 56 : 1349-1372, 2017

32) Yamanaka K, Kawano Y, Noguchi D, et al : Effects of cognitive stimulation therapy Japanese version (CST-J) for people with dementia : a single-blind, controlled clinical trial. *Aging Ment Health* 17 : 579-586, 2013

33) Cove J, Jacobi N, Donovan H, et al : Effectiveness of weekly cognitive stimulation therapy for people with dementia and the additional impact of enhancing cognitive stimulation therapy with a carer training program. *Clin Interv Aging* 9 : 2143-2150, 2014

34) Kawashima R, Hiller DL, Sereda SL, et al : SAIDO learning as a cognitive intervention for dementia care : a preliminary study. *J Am Med Dir Assoc* 16 : 56-62, 2015

35) National Institute for Health and Care Excellence : Dementia ; assessment, management and support for people living with dementia and their carers (NICE guideline NG97). 2018

36) McCormick SA, McDonald KR, Vatter S, et al : Psychosocial therapy for Parkinson's-related dementia : study protocol for the INVEST randomised controlled trial. *BMJ Open* 7 : e016801, 2017

ADL 介入

【 軽度認知障害・軽度認知症 】

check

- ☑ IADL 介入にあたっては，各行為を認知的プロセスや工程に分けて遂行度を観察し，ADL 介入ポイントを探ることが重要となる．
- ☑ ADL の直接的な介入において，手順や気づき，適切な判断を促すためには手がかり (cue) が重要となる．
- ☑ 戦略的 ADL 介入に課題指向型運動練習によるスキル構築 (STOMP) がある．
- ☑ 記憶補助のための生活支援機器が流通している．

❶ IADL と認知機能

　軽度認知障害 (MCI)・軽度認知症の時期においては，金銭管理や服薬管理などの複雑な生活行為の遂行機能が早期に低下する．洗濯は手段的日常生活活動 (IADL) のなかで最も低下しにくいことが明らかになってきた (図 3-3)[1,2]．この複雑な生活行為である IADL パフォーマンスは，処理速度[3]やエピソード記憶[4]など認知機能が関与することは知られているが，なかでも複雑な目標指向行動を計画し実行するためのプロセスである遂行機能が重要な役割を担っている．正常老化では精神的柔軟性と抑制機能が[5,6]，MCI では問題解決能力，self-initiation，エラー検出，自己監視などが[7]，アルツハイマー型認知症 (AD) ではそれらに加え作業記憶，精神制御など複合的な認知機能が関係している[8]．これらは，すべての IADL が，目標設定，計画，実行，確認という認知的プロセスを経ていることを示している．したがって ADL への介入にあたっては，IADL

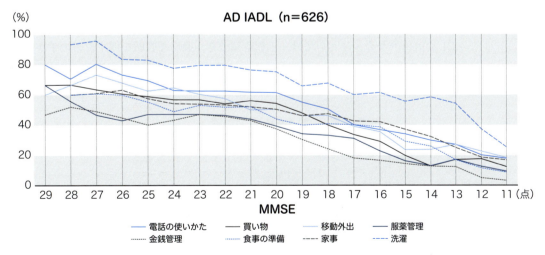

【図 3-3】 アルツハイマー型認知症 (AD) 患者における認知機能低下に伴う IADL の低下様式

〔池田　学：厚生労働科学研究費長寿科学総合研究事業「生活行為障害の分析に基づく認知症リハビリテーションの標準化に関する研究」平成 27 年度総括・分担報告書．pp1-3, 2016 より〕

パフォーマンスに関係する認知機能練習を実施するのではなく，まずは各行為を認知的プロセスや工程に分けて遂行度を観察し，ADL 介入ポイントを探ることが重要となる．

❷工程分析と ADL 介入

Bier ら[9]は，IADL プロフィールを用い正常老化における各 IADL を目標設定，計画，実行，確認に分け質的分析を行っている．買い物では目標設定が，食事の準備では計画の自立度が低下して言語補助を必要とし，複雑な予算作成（金銭管理）や情報収集に関しては全項目で低下するが，特に「確認」で低下が顕著であったとしている．このように IADL 項目によって認知的難易度とプロセスの相違がある．

筆者らの生活行為工程分析表（Process Analysis of Daily Activity for Dementia；PADA-D）を用いた軽度 AD 患者〔（Mini-Mental State Examination；MMSE）20 以上〕の分析[10]では，家事（掃除・洗濯・買い物以外）では「生活用品の管理」が，買い物では「支払い」が（図 3-4），服薬管理では「残薬確認」が他の工程と比較し，自立度が低下傾向であった．「生活用品の管理」は，「冷蔵庫の中身の把握」「郵便物・請求書などの書類の整理」「季節に応じた衣服の出し入れ」の項目から構成されるが，これらはすべて習慣的行為であり，展望記憶，自己監視，エラー検出など高度な認知機能を要する．冷蔵庫の中に腐敗食品や同じ食品が大量にあることは，認知症初期に多く観察される現象の一つであり，賞味期限や個数，置き場所を明示した張り紙による対応が一般的である．買い物の「支払い」は，「レジに並ぶ」「提示額に見合った現金を出す」「残額を確認する」の 3 項目であるが，軽度者の場合，特に後者の 2 つでエラーが検出される．財布にコインが増加するが，紙幣で対応することも一つの問題解決法となる．金銭管理においては，「家計管理」や「銀行・郵便局での使用」に比し，「日常的な現金使用」の自立度が最も高かった．Okonkwo ら[11]の報告においても MCI 患者では「現金取引」は健康老人と同程度の自立度であったが，「銀行の通帳管理」「請求書の管理」が顕著に障害されていた．

以上のように，軽度の状態では，使用頻度が比較的少ない中長期的な管理が必要な生活行為に，まず支援が必要となる．障害の理由はさまざまであるため，個々の状況をしっかりと把握することが肝要である．

ADL の直接的な介入においては，手順や気づき，適切な判断を促すための手がかり（cue）が重要となる．Tappen ら[12]はスキル練習と一般刺激介入の支援方法を，言語的

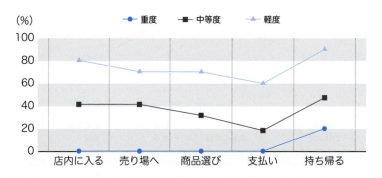

【図 3-4】　AD 患者の重症度別「買い物」の生活行為工程分析

手がかり，非言語的手がかり，身体ガイド，部分介助，全面介助に分類している．一般に非言語的手がかりには，行為観察，視覚教示，聴覚刺激，ジェスチャーなどが含まれる．行為観察 (action observation) は，セラピストなど第三者が行為を実行し，対象者が注意深く観察することで動作手順を再確認し，模倣，実行につなげていく[13]．視覚教示は，写真や図表，最近ではタブレット型 PC などを用いて記憶の補助や動作確認を行い，スキル学習を促すものであり，古くから活用されている．これは，手順のエラーに対して工程ごとの連続写真や動画[14] の提示，選択や判断のエラー(例：乾燥していない状態で洗濯物をたたむ，調味料の種類・量のミス，おたまとしゃもじのミスなど)に対して，図と説明の視覚提示を行うものである．また，介護者側の介助方法の統一化の目的でも使用されている．聴覚刺激は，時間教示やタイマーセット，エラー，注意教示など電子機器を中心とした日常生活用具で頻繁に活用されている．たとえば，レンジや洗濯機，ポット湯沸かしの終了時や予定時刻のアラームなどの時間教示，炊飯器や IH コンロのセット完了，リモコン操作や洗濯機の稼働中の操作エラー教示などがある．これらは標準装備となっている機器が多いが，高機能化に伴い選択肢が増加しているため，シンプルな設定 (電源とスタートのみなど) を固定した状態で記憶補助に使用したいところである．

　有効な手がかりについて，画一的なものがないことは言うまでもなく，所要時間やエラーのタイプ，頻度，場面などさまざまな要因を評価，想定して最適なものを探索していくのが有効と思われる．

❸戦略的 ADL 介入

　Ciro ら[15,16] によって開発された課題指向型運動練習によるスキル構築 (Skill-building through Task-Oriented Motor Practice；STOMP) は，課題依存型神経可塑性 (task-dependent neuroplasticity) と運動学習原理に基づいており，課題特異的練習 (task-specific training) と集中練習によって新しい行動を教示するというエビデンスを応用したものである．脳損傷者などを対象にした課題指向型練習を応用して，認知症者の個別の日常生活課題に対し，課題を段階づけ[17,18]，環境 (使用する道具など) を修正し，頻繁な賞賛を与えるなど心理面にも配慮して[19] スキル学習を行う．特に，認知症の陳述記憶よりも残存しやすい手続き記憶を引き出すためのスキル練習[20] に対し，誤りなし学習法[21] を使用して相乗効果を狙っている (表 3-4)[15]．予備研究の段階であるが，目標達成度 (Goal Attainment Scaling；GAS) や遂行度・満足度〔カナダ作業遂行測定 (COPM)〕，介護負担スケール (Caregiver Burden Scale；CBS) で改善を認めており[15]，同スケールにおいて在宅・病院による改善率の差はなかったとしている[16]．

　Dookey ら[22] は軽度から中等度の認知症者に対して訪問作業療法により服薬管理や調理など IADL の評価結果に基づき，環境調整 (引出しにラベルを貼るなど)，介護者へのアプローチ (日課の構造化など)，地域基盤の援助 (社会資源情報の提供など) といった 3 つの領域の介護戦略を提供した結果，介護者の介護負担感が有意に減少し，本人の肯定感情を表す頻度やセルフケアの参加状態も有意に改善したと報告している．

【表3-4】 STOMP介入モデルの概要

評価	計画	実施
個別目標設定	実際の生活課題は実践可能なステップに分割した	練習は運動学習理論によって構成される
評価者と介護者のパフォーマンスの比率	実際のシーケンスに組み込まれた補完的な修正	
	A) 環境修正	A) 反復でのブロック練習
	B) 認知戦略	B) 頻繁な言語による賞賛
	C) 課題修正	C) 誤りなし学習
		D) 実際の生活用品を用いた状況に適した環境
各段階を通しての治療関係の持続		

〔Ciro C, Dao H, Anderson M, et al：Improving daily life skills in people with dementia：Testing the STOMP intervention model. *J Alzheimer's Dis Parkinsonism* 4：165, 2014 より〕

❹生活行為の記憶補助のための支援機器

　　近年，国の後押しもあり[23]IoT（Internet of Things）技術の援用や記憶を補助する支援機器が急増している．服薬対策では，飲み忘れ・飲み間違いなどの問題に対し，服薬カレンダー[24]が普及してきているが，服薬状況の確認などに人的負担は避けられない状況である．服薬支援機器[25]は，市販機器にて若干の相違はあるものの，定時にお知らせタイマー（家族の声への変更や薬剤師による薬の用途説明などの補助機能付き）の教示があり，必要な薬を引き出したか否かを確認することができたり，IoTにて引き出しの有無や時刻を介護者などにリアルタイムで知らせる機能もある[26]．これによって，時間，種類・量，残薬の確認作業を補える．また，大切な物を置き忘れる，見つからないといった状況は正常老化においても頻繁にあるが，センサーを大切な物に設置することで，物から一定距離離れるとブザーが鳴ったり，親機から信号を送るとアラートが鳴るなどの便利な支援機器も市販されている．さらに，複雑な生活行為の一つであるスケジュール管理は，メモ帳やカレンダーに記載するなどの手段をとることが多いが，タイムリーな確認を忘れるため実用的でないケースも多い．そこでスマートフォンのリマインダー機能によって予定時刻と用事を教示する機能を活用している若年性認知症者や健康高齢者が徐々に増えつつある．最近は，記憶補助に特化した日常生活支援ツールも開発されている[27]．

文献

1) Katrin J, Marinella D, Carina W, et al：Mild cognitive impairment and deficits in instrumental activities of daily living：a systematic review. *Alzheimers Res Ther* 7：17, 2015

2) 池田　学：厚生労働科学研究費長寿科学総合研究事業「生活行為障害の分析に基づく認知症リハビリテーションの標準化に関する研究」平成27年度総括・分担報告書. pp1-3, 2016

3) Wadley VG, Okonkwo O, Crowe M, et al：Mild cognitive impairment and everyday function：Evidence of reduced speed in performing instrumental activities of daily living. *Am J Geriatr Psychiatry* 16：416-424, 2008

4) Gold DA, Park NW, Troyer AK, et al：Compromised naturalistic action performance in amnestic mild cognitive

impairment. *Neuropsychology* 29：320-333, 2015

5) Johnson JK, Lui LY, Yaffe K：Executive function, more than global cognition, predicts functional decline and mortality in elderly women. *J Gerontol A Biol Sci Med Sci* 62：1134-1141, 2007

6) Jefferson AL, Paul RH, Ozonoff A, et al：Evaluating elements of executive functioning as predictors of instrumental activities of daily living (IADLs). *Arch Clin Neuropsychol* 21：311-320, 2006

7) De Vriendt P, Gorus E, Cornelis E, et al：The process of decline in advanced activities of daily living：A qualitative explorative study in mild cognitive impairment. *Int Psychogeriatr* 24：974-986, 2012

8) Martyr A, Clare L：Executive function and activities of daily living in Alzheimer's disease：A correlational meta-analysis. *Dement Geriatr Cogn Disord* 33：189-203, 2012

9) Bier N, Belchior Pda C, Paquette G, et al：The Instrumental Activity of Daily Living Profile in Aging：A Feasibility Study. *J Alzheimers Dis* 520：1361-1371, 2016

10) 田平隆行：生活行為工程分析表 (Process Analysis of Daily Life Performance for Dementia：PADLP-D) による地域在住 AD 患者の生活行為工程障害と残存の特徴. 厚生労働科学研究費長寿科学総合研究事業「生活行為障害の分析に基づく認知症リハビリテーションの標準化に関する研究」平成 29 年度総括・分担報告書. 2018

11) Okonkwo OC, Wadley VG, Griffith HR, et al：Cognitive correlates of financial abilities in mild cognitive impairment. *J Am Geriatr Soc* 54：1745-1750, 2006

12) Tappen RM：The effect of skill training on functional abilities of nursing home residents with dementia. *Res Nurs Health* 17：159-165, 1994

13) Douma JG, Volkers KM, Vuijk PJ, et al：The effects of video observation of chewing during lunch on masticatory ability, food intake, cognition, activities of daily living, depression, and quality of life in older adults with dementia：a study protocol of an adjusted randomized controlled trial. *BMC Geriatr* 4：16：37, 2016

14) Mihailidis A, Boger JN, Craig T, et al：The COACH prompting system to assist older adults with dementia through handwashing：An efficacy study. *BMC Geriatr* 8：28, 2008

15) Ciro C, Dao H, Anderson M, et al：Improving daily life skills in people with dementia：Testing the STOMP intervention model. *J Alzheimer's Dis Parkinsonism* 4：165, 2014

16) Ciro C, Poole J, Skipper B, et al：Comparing Differences in ADL Outcomes for the STOMP Intervention for Dementia in the Natural Home Environment Versus a Clinic Environment. *Austin Alzheimers Parkinsons Dis* 1：1-7, 2014

17) Rogers JC, Holm MB, Burgio LD, et al：Improving morning care routines of nursing home residents with dementia. *J Am Geriatr Soc* 47：1049-1057, 1999

18) Bourgeois MS, Camp C, Rose M, et al：A comparison of training strategies to enhance use of external aids by persons with dementia. *J Commun Disord* 36：361-378, 2003

19) Yamaguchi H, Maki Y, Yamagami T：Overview of nonpharmacological intervention for dementia and principles of brain activating rehabilitation. *Psychogeriatrics* 10：206-213, 2010

20) Clare L, Jones RS：Errorless learning in the rehabilitation of memory impairment：a critical review. *Neuropsychol Rev* 18：1-23, 2008

21) Voigt-Radloff S, de Werd MM, Leonhart R, et al：Structured relearning of activities of daily living in dementia：the randomized controlled REDALI-DEM trial on errorless learning. *Alzheimers Res Ther* 9：22, 2017

22) Dookey NR, Hinojosa J：Improving quality of life for person with Alzheimer's disease and their family caregivers：Brief occupational therapy intervention. *Am J Occup Ther* 58：561-569, 2004

23) 厚生労働省：ロボット技術の介護利用における重点分野. 2017
(https://www.meti.go.jp/press/2017/10/20171012001/20171012001-1.pdf)

24) 三寺隆之，島田　潔：在宅診療の留意点. *Medicina* 53：1808-1811, 2016

25) 河野愛弓，大野ゆう子，木戸倫子：早期認知症高齢者を対象とした服薬支援製品に求められる機能についての検討. 日早期認知症会誌 10：18-26, 2017

26) 服薬支援機器『e お薬さん』. ドラッグマガジン 60：46-47, 2017

27) 藤田高史，能登谷晶子，加藤清人，他：アルツハイマー病者に記憶補助ツールを用いた場合の服薬管理効果―「あらた」を用いた予備的研究. 日本作業療法学会抄録集 51：404, 2017

【 中等度・重度認知症 】

check

- ☑ 中等度・重度認知症者における ADL 障害に対する介入研究の根拠は乏しいが，ADL が改善している事例は多数報告されている.
- ☑ ADL 介助（介入）のタイミングは，対象者がエラーをおこしたその瞬間に最小限の介助（介入）をすることが重要である.

❶中等度・重度認知症の ADL 障害に対する介入についての先行研究

◆先行研究のまとめ

　これまで，中等度から重度認知症者の ADL は，抗コリンエステラーゼ阻害薬などの薬物介入に対するセカンドアウトカムとしても採用されており，その改善効果も認められ，中等度・重度の時期においても ADL 障害への介入の必要性が示唆されている[1].

　一方，非薬物的介入では，Laver ら[2]によるシステマティック・レビューの研究において，軽度まで含めた認知症者全体における非薬物的介入の ADL に及ぼす影響を調査しており，運動やさまざまな心理社会的介入が機能的減退を遅らせることを報告している. しかし，このレビューに含まれている研究の対象者のほとんどが，軽度から中等度の認知症であり，重度に進行した認知症者を含んでいるものはほとんどない. その数少ない重度認知症者を含めた Neal ら[3]と Forrester ら[4]の研究においても，バリデーション療法やアロマテラピーによる介入であり，介入前後で ADL 改善には効果がなかったことを報告している. また，中等度から重度認知症者のみを対象とした身体活動介入による ADL の影響を調査した Burge ら[5]のレビューでは，身体活動介入においても効果はかなり限定的であることを報告している.

　つまり，これまでのところ，中等度から重度認知症者に対する非薬物的介入では，ADL を改善させることがかなり難しいことがわかる. しかしながら，ナーシングホームの認知症入所者において，入所後 6 か月後で ADL が改善している一群が存在していること[6]や，事例レベルではあるが行動・心理症状（BPSD）に合わせた適切なマネジメントによって ADL が改善した症例も報告[7]されており，認知症が進行したといっても必ずしも ADL が改善しないわけではない.

　にもかかわらず，各介入研究における目覚ましい改善効果は得られていない. その理由として，筆者は複数の問題があると考えている. 第 1 に，既存の ADL 尺度では重度認知症者にとって床効果を呈し信頼性に欠けるなどアウトカム指標の不正確さの問題[8-10]，第 2 に各対象者のエンゲージメントやアドヒアランスなど治療介入に取り組む姿勢が介入効果に影響を及ぼすにもかかわらず，それらの領域の評価がなされていないこと[11,12]，第 3 に，本書の ADL 評価の項（➡ 56 頁）でも指摘しているが重度認知症者の ADL 障害の要因は多様であることが推測されているにもかかわらず，認知訓練や運動介入など単一の介入手段のみを用いているケースが多いこと，などが挙げられる.

　つまり，この時期の認知症者に対する ADL 介入についての先行研究は，介入前に計

172　chapter 3 ┃ 根拠に基づいた認知症のリハビリテーション介入

画する研究デザイン上の問題があると思われる．事例レベルでは多くの ADL 改善の報告がなされていることからも，認知症が重度に至っても研究デザインの工夫によって ADL 改善を客観的に示すことは可能なのではないだろうか．

◆ADL 改善の可能性

　ADL 評価の項（→ 56 頁）で述べたように，重度の時期に至れば，ほとんどの ADL で全介助となることが多い．したがってわずかに発揮できる能力や協力動作をどのように長く維持するのか，またそれはいつ，どのようなタイミングで発揮できるのかを把握し，環境条件を整えることが必然的に対象者の最大パフォーマンスを引き出す頻度を増やし，結果として ADL の改善につながることが予測できるだろう．また，進行した認知症者は介護者による介助が必要となるため，介護者のケアスキルなども ADL の改善に非常に重要となる．

　これは軽度認知症者でも同様であり，これまでの先行研究においても，軽度認知症者に対する介入について効果が示されているものの多くは，対象者への直接介入に加えて，介護者に対するケアスキルやストレス対処法の教育，物理的な環境調整などを含めたマルチコーポネント（多要素）からなる介入プログラム[13,14]を実施したものである．これらを重度認知症者向けに修正すれば，十分に ADL の改善の可能性は残されていると思われる．

❷ADL 介入についての臨床的ポイント

　続いて，実際のリハビリテーション場面で ADL 介入はどのように展開するのかについて述べる．

◆手続き記憶の活用

　手続き記憶は，大脳基底核に障害を有するパーキンソン（Parkinson）病や進行性核上性麻痺などの皮質下病変を有する疾患では障害されるが，アルツハイマー型認知症では，比較的保たれていることがすでに知られている．手続き記憶を利用した活動介入については多くの報告がなされており，その有効性は確認されている．もちろん，手続き記憶を活かした ADL 介入もすでに多く実践されている．Ogawa ら[15]は，着衣障害を抱える対象者の着替え始める前の癖などを把握し，その行為を促す際に開始部分だけを介助することでスムーズに着衣が完了した例を紹介している．手続き記憶は若いときからの積み重ねであり，一人ひとり特有の癖や習慣をもっていることも多い．そのため，対象者の生活歴や独自の手順なども評価できれば，よりスムーズな介入が可能となる．

◆工程分析の評価結果の活用

　次に，ADL 評価の項で説明した ADL の工程分析（→ 58 頁）から得られた評価結果をもとに，介入ポイントについて述べる．

　ADL の介入のポイントは，まず工程分析の結果から 1 人でできている工程は，原則対象者 1 人で実施させ，できない箇所は可能なかぎり最小限の介助で実施させること

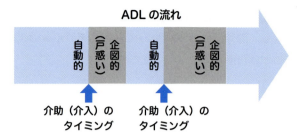

【図 3-5】 ADL 介助（介入）のタイミング
エラーがおきた瞬間や本人の混乱がみられ始めたその瞬間を狙って，最小限の介助（介入）を行う（➡）．そうすることで本人が混乱状態に陥る前に即座に本来の工程に戻ることが可能な場合も多い．
〔小川敬之：アルツハイマー型認知症の生活行為障害の意味づけと介入．MB Med Reha 164：17-22, 2013 より改変〕

【表 3-5】 症例の手洗いの工程分析

手洗い	自立	言語的手がかり	非言語的手がかり	身体介助	全介助協力	全介助非協力
石けんをつける	○					
蛇口を開ける			○			
手を洗う	○					
蛇口を閉める	○					
紙をとる			○			
手を拭く	○					
紙を捨てる	○					

蛇口をひねる前に紙をとる

手を拭く前に，紙を捨てる（ゴミ箱を開ける）

症例は，手洗いの際に，蛇口をひねって水を出す前に紙をとろうとしたり，水で手を洗ったあとに紙で手を拭く前に紙を捨てるなど，手順の省略が認められた．

である．そのため，ADL が遂行され始めれば，介助者は見守りを行う．そして，エラーがおきた瞬間や本人の混乱がみられ始めたその瞬間を狙って，対象者が必要とする最小限の介助（介入）を行う．そうすれば，混乱が頂点に達する前に本来の流れに戻ることが可能な場合も多い（図 3-5）[16]．つまり，対象者がエラーレスな状況になるように，介助者が介助（介入）をし続ける必要がある．もし，介助（介入）のタイミングを逸してしまい，本来の ADL の流れに戻ることができなくなった場合は，少し時間を空け混乱が収まってからその ADL の手順をもう一度初めから仕切り直して開始することも重要である．

表 3-5 と図 3-6 に工程分析の例を挙げる．手洗いを行っている症例には，蛇口をひねって水を出す前に紙をとろうとしたり，水で手を洗ったあと，手を拭く前に紙を捨てる（ゴミ箱を開ける）など，手順の省略が認められた（表 3-5）．そのため，介助（介入）としては，蛇口をひねって水を出す本来の工程に戻れるように指差しにより視覚的に動作を誘導（非言語的指示）し，紙で手を拭く場合も同様に指示を行った（図 3-6）．

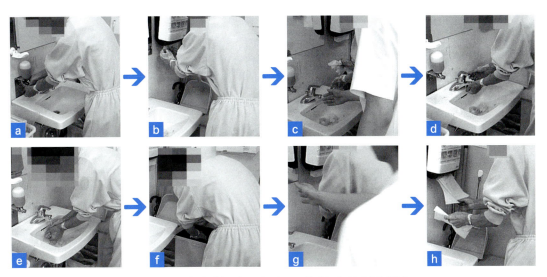

【図 3-6】 工程分析からみる ADL 介助（介入）のタイミング（表 3-5 を図式化）
a：**正常**．石けんをつける．b：**エラー**．蛇口をひねって水を出す前に紙をとる．c：**介助（介入）**．非言語的手がかりにて蛇口をひねるように指示（指差し，視覚的誘導）．d：**正常**．蛇口をひねって水を出す．e：**正常**．手を洗う．f：**エラー**．手を拭く前に紙を捨てる（ゴミ箱を開ける）．g：**介助（介入）**．非言語的手がかりにて，紙で手を拭くように指示（指差し，視覚的誘導）．h：**正常**．手を拭く．

ほかにも，小川[16)]の文献に介入ポイントが詳述されているので参照してほしい．

◆環境調整による ADL 介入

続いて，環境面からの ADL 支援について述べる．環境といっても，ここでは物理的な環境のみを指す．中等度や重度認知症者にとって環境の調整は非常に重要である．注意機能障害から自分の ADL 遂行上，適切な聴覚的・視覚的情報に注意を向けることが難しくなる段階であるこの時期は，騒音や照明の程度が焦燥感を増長させ[17)]，結果として ADL に影響を及ぼすこともある．典型的な例でいえば，注意が転導しやすい患者が，視覚的にも聴覚的にも注意が逸れやすい食堂で，食事に注意が向かずに自力摂取できない例などが挙げられる．

残存する ADL を発揮するためには，本人ができるだけ慣れ親しんだ環境，自然に動作が出てくるような雰囲気をつくることが重要である．とても簡単な例であるが，重度認知症者の歩行練習で，目の前に椅子がある場合とない場合では，もちろん椅子があるほうが視覚的に理解しやすく，動作が誘発されやすい（図 3-7）．

重度認知症者の場合，介護者は対象者が ADL を遂行する能力がないと思い込んでいる場合も多く，実際，図 3-7 の症例も筆者が環境調整を行うまでは，すべての ADL が全介助であった．しかし，椅子を置くなど視覚的に動作が誘発されやすい環境調整を行えば十分に移動・移乗動作が可能で，本症例もトイレで排泄（時間誘導）ができるまでに至った．このように，環境の調整によって本人の残存能力が発揮できれば介護者の支援方法も変わり，それが結果として ADL 改善につながることもある．

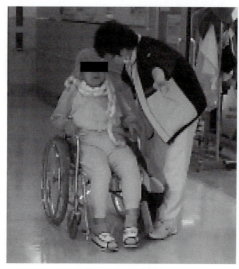 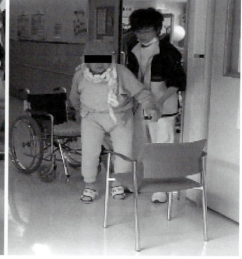

椅子がない環境：動作が誘発されない　　　　椅子がある環境：動作が誘発される

【図 3-7】 環境調整による ADL 介入
言語能力が低下した症例（本症例は MMSE 1 点）は，言葉だけでは動作を誘導できないことも多いため，視覚的に理解しやすい環境を設定することで動作が誘発できることも多い．

❸中等度・重度認知症の ADL 障害に対する介入効果の示しかたについて
◆エビデンスの構築のために

　これまで述べたように，認知症はたとえ中等度以降，最重度に至っても介入方法があり，なんらかの ADL 改善が認められる例は多く経験される．介入の効果を示すには，介入の結果，対象者の ADL に変化がおこったことを具体的な事象で報告し，さらに評価尺度などを用いて数的に示すことが求められる．しかし，これまでのところ，中等度や重度認知症者の場合，既存の評価尺度ではその効果を鋭敏に測定できないことなどが原因で，この時期の ADL 介入のエビデンスとしては事例報告レベルにとどまっているのが現状である．

　作業療法の分野に関していえば，カナダ作業遂行測定（COPM）などを用いて，ADL 変化に関する満足度の改善を量的に示している報告もあるが，それらは必ずしも能力の変化を反映しているとはいえず，評価者バイアスがかかることも予測できる．

　今後は，これまでの評価方法や介入方法など研究デザインに関する問題点を解決することも求められる．現状のままでは，「重度認知症者は ADL が改善しない」という思い込みに基づく不適切な対応により，認知症者にとって不利益な状況が継続しかねない．認知症リハビリテーションに携わる職種は ADL 介入の効果検討にも力を尽くしてほしい．

文献

1) Feldman H, Gauthier S, Hecker J, et al：A 24 week, randomized, double-blind study of donepezil in moderate to severe Alzheimer's disease. *Neurology* 57：613-620, 2001

2) Laver K, Dyer S, Whitehead C, et al：Interventions to delay functional decline in people with dementia：a systematic review of systematic reviews. *BMJ Open* 6：e010767, 2016

3) Neal M, Barton Wright P：Validation therapy for dementia. *Cochrane Database Syst Rev* (3)：CD001394, 2009

4) Forrester LT, Maayan N, Orrell M, et al：Aromatherapy for dementia. *Cochrane Database Syst Rev* (2)：CD003150, 2014

5) Burge E, Kuhne N, Berchtold A, et al：Impact of physical activity on activities of daily living in moderate to severe dementia：a critical review. *Eur Rev Aging Phys Act* 9：27-39, 2012

6) Carpenter GI, Hastie CL, Morris JN, et al：Measuring change in activities of daily living in nursing home residents with moderate to severe cognitive impairment. *BMC Geriatr* 6：7, 2006

7) 田中寛之，永田優馬，石丸大貴，他：早食いに対する食具の工夫―食事形態と介助方法に拒否を示した全失語重度認知症患者の1例．OTジャーナル 52：279-283, 2018

8) 田中寛之，永田優馬，石丸大貴，他：重度認知症患者の残存するADL評価における既存の尺度の限界．作業療法 36：105-108, 2017

9) Galasko DR, Schmitt FA, Thomas S, et al：Detailed assessment of activities of daily living in moderate to severe Alzheimer's disease. *J Int Neuropsychol Soc* 11：446-453, 2005

10) Tappen RM：Development of the refined ADL Assessment Scale for patients with Alzheimer's and related disorders. *J Gerontol Nurs* 20：36-42, 1994

11) Rolland Y, Pillard F, Klapouszczak A, et al：Exercise program for nursing home residents with Alzheimer's disease：a 1-year randomized controlled trial. *J Am Geriatr Soc* 55：158-165, 2007

12) Cheong CY, Tan JA, Foong YL, et al：Creative Music Therapy in an acute care setting for older patients with delirium and dementia. *Dement Geriatr Cogn Dis Extra* 6：268-275, 2016

13) Gitlin LN, Winter L, Dennis MP, et al：Targeting and managing behavioral symptoms in individuals with dementia：a randomized trial of a nonpharmacological intervention. *J Am Geriatr Soc* 58：1465-1474, 2010

14) Gitlin LN, Winter L, Dennis MP, et al：A biobehavioral home-based intervention and the well-being of patients with dementia and their caregivers：the COPE randomized trial. *JAMA* 304：983-991, 2010

15) Ogawa N, Hosomi J, Koura S, et al：Intervention for several behavioral disorders in Alzheimer's-type dementia. *Psychogeriatrics* 12：133-136, 2012

16) 小川敬之：アルツハイマー型認知症の生活行為障害の意味づけと介入．*MB Med Reha* 164：17-22, 2013

17) 出貝裕子，勝野とわ子：介護老人保健施設における認知症高齢者のagitationと騒音レベルの関連．老年看 12：5-12, 2007

作業療法介入

check

☑ 認知症者に対する作業療法介入には，地域在住または施設入所の対象者・介護者に対して，①個々の心身機能や興味・関心に合わせた作業の提供，②ADL/IADL の遂行技能向上のための代償手段の導入，③介護者への指導，④複合的なプログラムの報告がある．

☑ 作業療法介入は，認知症者の ADL/IADL の自立度向上，BPSD の軽減，QOL の向上，うつ症状の改善，介護者の負担感軽減，費用対効果の面において効果が示されている．

☑ 作業療法介入の対象と内容，効果については限定的であり，今後はより多くの質の高い介入研究が必要である．

❶認知症者に対する作業療法介入

わが国における作業療法は，「人々の健康と幸福を促進するために，医療，保健，福祉，教育，職業などの領域で行われる，作業に焦点を当てた治療，指導，援助である．作業とは，対象となる人々にとって目的や価値をもつ生活行為を指す」と定義されている．一方で，作業療法自体が広義の意味をもつため，介入内容については，ADL/IADL 介入や環境調整，音楽療法や認知リハビリテーションといった各論の報告が多い．そのため，国内外を見渡しても「認知症者に対する作業療法 (occupational therapy)」に関する介入研究の効果と限界については十分に検証されていない．

本項では，国内外の「認知症者に対する作業療法 (occupational therapy)」の介入研究について系統的にレビューし，作業療法介入の効果と限界について述べる．

❷「認知症者に対する作業療法介入の効果」に関する文献レビュー

2019 年 1 月時点における国内外の医学文献データベース (Cochrane Library, PubMed, PsycINFO, 医学中央雑誌, メディカルオンライン) を検索した．検索語は「Dementia Occupational Therapy」と「認知症　作業療法」とし，介入内容に「作業療法/Occupational Therapy」が含まれている「臨床比較試験」のみを対象とした．アメリカ作業療法協会 (AJOT) のシステマティック・レビュー[1]や日本作業療法士協会のガイドライン[2]も公開されているが，本項では割愛する．

検索の結果，51 件の研究論文が抽出され，重複と不採用論文を除外した 9 件の論文について調査した．表3-6 にアブストラクトフォームを示す．

❸作業療法介入の対象と内容

作業療法介入の対象者は，海外の報告では地域在住高齢者が多く，わが国の報告ではすべて施設入所者に対して行われていた．介入期間は 5 週間〜6 か月と報告によって幅があったものの，介入頻度はおおむね週 1 回が多かった．認知症の重症度としては，軽度から中等度を対象とした報告が多く，重度認知症者を対象とした報告については，

ADL/IADL への介入はみられず，小集団での複合的なプログラムの提供が多かった．

　介入内容としては，①個々の心身機能や興味・関心に合わせた作業の提供[3-7]，②ADL/IADL の遂行技能向上のための代償手段の導入[8-12]，③介護者への指導（対処行動や社会資源の活用，作業に関する環境調整など）[3,5,8-12]，④複合的なプログラム（回想法やリアリティ，オリエンテーション，運動，レクリエーションなど）[13-16] が提供されていた．地域在住者に対しては対象者と介護者に対して個別介入が実施され，施設入所者に対しては集団作業療法が提供される傾向があった．作業療法介入の導入にあたり，対象者や介護者と面談を行い，カナダ作業遂行測定（COPM）や認知症高齢者の絵カード評価法（Assessment by the Picture Cards for the Elderly with Dementia；APCD），作業に関する自己評価・改訂版（Occupational Self Assessment version 2；OSA-II）などの作業に基づく評価を行い，目標設定を行っている報告も散見された．

❹作業療法介入の効果

　先行研究では，①ADL/IADL 自立度の改善[7,8,13,15]，②行動・心理症状（BPSD）の軽減[3,13,15,16]，③QOL の向上[6,14-16]，④うつ症状の改善[4,15]，⑤認知機能の改善[6,7]，⑥介護者の負担感[3,7,8] と自己統制感の軽減[9]，⑦高い費用対効果[8,12] の 7 点において作業療法介入の効果が報告されている．BPSD については，作業療法介入により焦燥や攻撃性，不安，錯乱，妄想，幻覚に対する効果は示されているが，Hermans らのシステマティック・レビュー[17] は，BPSD のなかでも徘徊に関してはエビデンスがないことが報告されている．認知機能においても，有意な改善を認めなかったとの報告もあるため，対象や介入内容を吟味したうえで介入戦略を検証する必要がある．また，Voigt-Radloff らの報告[12] によると，Graff らの Community Occupational Therapy in Dementia（COTiD）[8-10] をドイツで導入した効果を検証したが有意な効果を認められなかった．これは，言語や文化の異なる介入方法をそのまま導入することの難しさと，作業療法の評価・介入に関するトレーニングの重要性を示唆している．

❺作業療法介入の限界

　これまで，作業療法介入の対象・内容・効果について示したが，多くの非薬物療法と同様に作業療法介入にも限界がある．これまで示した先行研究は，軽度から中等度の認知症者を対象としており，コミュニケーションが困難な人や身体疾患を呈している人は除外されている．重度認知症者に対する介入や身体疾患を合併した認知症者を対象とした介入研究が望まれる．

　また，介入内容についても包括的なプログラムが多いため，各介入内容とアウトカムの対比の検証が必要と思われる．実臨床においては先行研究の作業療法介入をそのまま導入することは難しく，対象者の個別性に合わせて工夫する必要がある．Voigt-Radloffら[12] の報告が示しているように，わが国の社会制度や文化に合わせた地域在住認知症者に対する作業療法介入の開発と効果検証が今後の課題と考えている．

【表 3-6】 認知症者の作業療法介入に関するサマリー

著者 （発行年）	デザイン	対象/ セッティング	認知症 重症度	介入 期間	介入内容	アウトカム
Gitlin LN (2008)	RCT	56 例（介入群 27 例 vs 対照群 29 例） MMSE<23・地域在住	—	4 か月	TAP：4 か月にわたる作業療法士（OT）による 8 回のセッション，6 回の訪問（それぞれ 90 分），および 2 回（15 分）の電話連絡 個々の心身機能や興味・関心に合わせた作業の提供＋家族への対応指導	介入群：BPSD の減少（CMAI：シャドーウィング・反復質問，過活動・焦燥・攻撃性） 介護者の介護時間減少，義務・対応の習熟度・自己効力感・単純化の技術が向上
Nakamae T (2014)	RCT	認知症と診断された 36 例（AD：28 例，VaD：8 例）（介入群 17 例 vs 対照群 19 例）・施設入所者	軽度から重度	6 週間	PAROT：毎週 40 分・6 セッションの生産活動を実施 おはぎとおにぎりをつくり，食べながら関連したエピソードを話し合う	介入群：うつ症状（MOSES・CSDD）が改善 群間比較では，有意な改善を認めた項目はなかった
Gitlin LN (2010)	RCT	60 人の認知症者と介護者・地域在住	軽度から中等度	4 か月	8 セッションの作業療法 TAP（患者の維持されている能力，以前の役割，習慣および興味を特定し，カスタマイズされた活動を開発し，そして彼らの使用法について家族を訓練するためのプログラム）	TAP：「物事を行う」ための時間の 79.2% および「勤務中」である時間の 79.6% の費用対効果が高かった
Graff MJ (2008)	RCT（単一盲検）	135 例の認知症者＋介護者・地域在住（65 歳以上）	軽度から中等度	5 週間	5 週間・10 セッションの作業療法 認知行動療法的介入・代償手段としての生活用具の使用練習・介護者への対処行動の指導	費用対効果の検証 介入群は 3 か月間で 1,748 ユーロ低い
Graff MJ (2007)	RCT（単一盲検）	135 例の認知症者＋介護者（介入群 68 例 vs 対照群 67 例）・地域在住（65 歳以上）	軽度から中等度	5 週間	5 週間・10 セッションの作業療法 認知行動療法的介入・代償手段としての生活用具の使用練習・介護者への対処行動の指導	対象者：QOL（DQOL）・全般的健康度（PHQ-9）・気分症状（CSD）の改善 介護者：QOL（DQOL）・全般的健康度（GHQ-12）・気分症状（CSD）の改善，人生に対する統制感の向上
Graff MJ (2006)	RCT（単一盲検）	135 例の認知症者＋介護者（介入群 68 例 vs 対照群 67 例）・地域在住（65 歳以上）	軽度から中等度	5 週間	5 週間・10 セッションの作業療法 認知行動療法的介入・代償手段としての生活用具の使用練習・介護者への対処行動の指導	対象者：AMPS の運動技能とプロセス技能が改善，ADL の遂行度（IDDD）も改善．改善は 3 か月後も持続 介護者：介護負担感（SCQ）が軽減し，3 か月後も効果は持続

（つづく）

⑥まとめ

　作業療法介入は個別性の高い包括的なプログラムであり，生活機能の改善だけでなくQOL 向上や BPSD 軽減，介護者の負担感軽減，費用対効果の面からも効果が示されている．しかしながら，実臨床では認知症者は合併症を呈していたり，環境因子に問題を抱えていたりするため，より個別性の高い対応が要求される．これまで報告されている介入のエビデンスを参考にしながら，個々に合わせた介入戦略が求められる．

【表 3-6】（つづき）

著者 （発行年）	デザイン	対象/ セッティング	認知症 重症度	介入 期間	介入内容	アウトカム
Voigt- Radloff S (2011)	RCT (single- blind)	141 例の認知症 者（介入群 71 例 vs 対照群 70 例）・地域在住	軽度から 中等度 (MMSE 14〜24)	5 週間	5 週間・10 セッションの作業療法 認知行動療法的介入・代償手段 としての生活用具の使用練習・ 介護者への対処行動の指導	対照群と比較して，日常活 動およびタスク分析につい て有意な差を認めなかった
Kumar P (2014)	RCT（オープ ンラベル）	77 例の認知症者 （介入群 36 例 vs 対照群 41 例）・ 地域在住（メモ リークリニック外 来患者）	MMSE と MoCA-J で軽度と 中等度に 分類 MMSE< 11 は除外	5 週間	70 分・10 セッション・5 週間の 作業療法プログラム ①リラクゼーション：10 分 ②運動（ストレッチ・ボールトレー ニング）：10 分 ③個別活動（整容・更衣・家事）： 15 分 ④認知課題（デュアルタスク：読 みながら歩く・音楽を聞きなが ら絵を描く・パズル） ⑤レクリエーション活動（テーブ ルゲーム・TV 鑑賞・歌・おしゃ べり）	介入群は QOL（WHOQOL- BREF）の全体が有意に改善 下位項目では，身体面・心 理面・環境面の項目が有意 に改善した
Kumar P (2016)	RCT（オープ ンラベル）	100 例の認知症 者 群分け：不明 地域在住（メモ リークリニック外 来患者）	軽度から 重度	5 週間	毎週 2 回のセッション リラクゼーション・身体活動・個 別活動・認知課題・レクリエーショ ンからなるプログラム	介入群：うつ症状（GDS）・ ADL（BADL）・身体能力 テスト（MPPT）・認知機能 (MMSE)・BPSD（BEHAVE- AD)・QOL（WHOQOL- BREF）で改善

RCT：randomized controlled trial（ランダム化比較試験），　MMSE：Mini-Mental State Examination，　TAP：Treatment of Aphasic Perseveration，　BPSD：behavioral and psychological symptoms of dementia（行動・心理症状），　CMAI：Cohen-Mansfield Agitation Inventory（コーエン・マンスフィールド agitation 評価票），　AD：Alzheimer's disease（アルツハイマー型認知症），　VaD：vascular dementia（脳血管性認知症），　PAROT：Productive Activities with Reminiscence in Occupational Therapy，　MOSES：Multidimensional Observation Scale for Elderly Subjects（高齢者用多元観察尺度），　CSDD：Cornell Scale for the Assessment of Depression in Dementia，　DQOL：Dementia Quality of Life Instrument，　PHQ-9：Patient Health Questionnaire-9，　CSD：Current Source Density，　GHQ-12：General Health Questionnaire-12，　AMPS：Assessment of Motor and Process Skills，　ADL：activities of daily living（日常生活活動），　IDDD：The Interview for Deterioration in Daily Living Activities in Dementia，　SCQ：Social Communication Questionnaire（対人コミュニケーション質問紙），　MoCA-J：Montreal Cognitive Assessment-Japanese version，　WHOQOL-BREF：World Health Organization Quality of Life –BREF，　GDS：Geriatric Depression Scale（老年期うつ病評価尺度），　BADL：basic activities of daily living（基本的日常生活活動），　MPPT：Modified Physical Performance Test，　Behave-AD：Behavioral Pathology in Alzheimer's Disease

文　献

1) Letts L, Edwards M, Berenyi J, et al：Using occupations to improve quality of life, health and wellness, and client and caregiver satisfaction for people with Alzheimer's disease and related dementias. *Am J Occup Ther* 65：497-504, 2011

2) 日本作業療法士協会：作業療法ガイドライン　認知症. 2019
http://www.jaot.or.jp/wp-content/uploads/2014/05/guideline_Dementia-1.pdf

3) Gitlin LN, Winter L, Burke J, et al：Tailored activities to manage neuropsychiatric behaviors in persons with dementia and reduce caregiver burden：a randomized pilot study. *Am J Geriatr Psychiatry* 16：229-239, 2008

4) Nakamae T, Yotsumoto K, Tatsumi E, et al：Effects of productive activities with reminiscence in occupational therapy for people with dementia：a pilot randomized controlled study. *Hong Kong J Occup Ther* 24：13-19, 2014

5) Gitlin LN, Hodgson N, Jutkowitz E, et al：The cost-effectiveness of a nonpharmacologic intervention for individuals with dementia and family caregivers：the tailored activity program. *Am J Geriatr Psych* 18：510-519, 2010

6）篠原和也，二村元気，山田　孝：認知症高齢者に対する人間作業モデルを用いた作業療法の効果の検討—比較臨床試験による予備的研．作業行動研 19：143-150, 2015

7）篠原和也，二村元気，山田　孝：認知症高齢者に対する人間作業モデルを用いた作業療法の比較臨床試験．作業行動研 20：171-178, 2016

8）Graff MJ, Adang EM, Vernooij-Dassen MJ, et al：Community occupational therapy for older patients with dementia and their caregivers：cost effectiveness study. *BMJ* 336（7636）：134-138, 2008

9）Graff MJ, Vernooij-Dassen MJ, Thijssen M, et al：Effects of community occupational therapy on quality of life, mood, and health status in dementia patients and their caregivers：a randomized controlled trial. *J Gerontol A Biol Sci Med Sci* 62：1002-1009, 2007

10）Graff MJ, Vernooij-Dassen MJ, Thijssen M, et al：Community based occupational therapy for patients with dementia and their caregivers：randomised controlled trial. *BMJ* 333（7580）：1196, 2006

11）Dooley NR, Hinojosa J：Improving quality of life for persons with Alzheimer's disease and their family caregivers：brief occupational therapy intervention. *Am J Occup Ther* 58：561-569, 2004

12）Voigt-Radloff S, Graff M, Leonhart R, et al：A multicentre RCT on community occupational therapy in Alzheimer's disease：10 sessions are not better than on consultation. *BMJ Open* 1：e000096, 2011

13）Pickel S, Grässel E, Luttenberger K：Efficacy of an occupational group therapy in degenerative dementias：a controlled study in the nursing home setting. *Psychiatr Prax* 38：389-396, 2011

14）Kumar P, Tiwari SC, Goel A, et al：Novel occupational therapy interventions may improve quality of life in older adults with dementia. *Inte Arch Med* 7：26, 2014

15）Kumar P, O'Connel M, Tiwari SC, et al：Effects of a novel occupational therapy programme for older people with mild to moderate dementia：a randomized control trial. *Age Ageing* 45：35-36, 2016

16）和久美穂，野垣　宏，児玉理恵：認知症高齢者の周辺症状軽減と QOL 向上における作業療法の効果．日認知症ケア会誌 11：648-664, 2012

17）Hermans DG, Htay UH, McShane R：Non-pharmacological interventions for wandering of people with dementia in the domestic setting. *Cochrane Database Syst Rev* 24：CD005994, 2007

音楽介入（Music Therapy）

- 音楽介入（MT）は音楽を聴いたり，歌唱や演奏活動などを組み合わせたプログラムで行われる非薬物療法の一つである．
- MTはBPSDの行動障害や，抑うつ，不安に対する効果がある可能性がある．
- MTは活動の幅広さや段階づけの豊富さから，認知症の各期に応じた介入を可能とする．

❶ Music Therapy（MT）とは

　音楽介入（Music Therapy；MT）とは，日本音楽療法学会では「音楽のもつ生理的，心理的，社会的はたらきを用いて，心身の障害の回復，機能の維持改善，生活の質（QOL）の向上，行動の変容などに向けて，音楽を意図的，計画的に使用すること」と定義されている．『認知症疾患診療ガイドライン2017』[1]では，認知症に対する心理・社会的療法における刺激に焦点を当てた治療と位置づけられ，エビデンスレベルは「C（弱）」であるものの非薬物療法の一つとして「2C（弱い推奨）」とされている．

　MTは音楽を聴く受動的音楽療法と，歌唱や楽器演奏などの能動的音楽療法に大きく分かれ，これらを組み合わせて実践されることが多い．さらにこれらは，実施形態から個別または集団でプログラム構成がなされる．

❷ Music Therapyの効果

　認知症高齢者に対して実施されたMTの効果を検証したレビューについて，認知機能や行動・心理症状（BPSD）に関するものを中心に述べていく．

　Uedaら[2]のシステマティック・レビューとメタアナリシスの報告では，好みの音楽または身近な音楽を用い，歌唱や楽器演奏または生演奏鑑賞などを組み合わせ，平均して36分/日，2～3回/週，10週実施した結果，不安に対して中程度の，行動症状に対しては若干の効果を示していた（図3-8）．さらに3か月以上MTを行った場合には不安

	標準化平均差	95% 信頼区間	
抑うつ	−0.32	−0.68	0.04
不安	−0.64	−1.05	−0.24
行動症状	−0.49	−0.82	−0.17

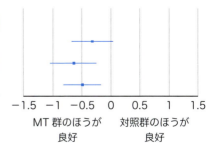

【図3-8】 認知症者に対する音楽介入（MT）の効果
〔Ueda T, Suzukamo Y, Sato M, et al：Effects of music therapy on behavioral and psychological symptoms of dementia：A systematic review and meta-analysis. Age Res Rev 12：628-641, 2013 より改変〕

	MT介入期間	標準化平均差	95%信頼区間	
抑うつ	3か月以上	−0.43	−0.9	0.04
	5週以上3か月未満	−0.19	−0.78	0.41
不安	3か月以上	−0.93	−1.72	−0.13
	5週以上3か月未満	−0.43	−0.82	−0.03

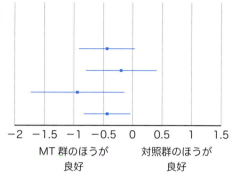

【図3-9】 認知症者に対する音楽介入（MT）介入期間の違いによる効果
〔Ueda T, Suzukamo Y, Sato M, et al：Effects of music therapy on behavioral and psychological symptoms of dementia：A systematic review and meta-analysis. *Age Res Rev* 12：628-641, 2013 より改変〕

に対して非常に良好な影響を及ぼすとした（図3-9）．Livingstonら[3]の報告では，3つのランダム化比較試験（RCT）を用いてレビューを行った結果，MTを行った集団は通常のケア集団と比較して全般的な興奮や不安に対して改善の効果がみられるとしている．このほか，Vasionyteら[4]は19の研究から行動・認知・生理学的尺度・感情面へのメタアナリシスを行い，MT介入は有効であり認知症者のQOLを向上させる可能性があると述べている．コクラン・ライブラリー（Cochrane Library）におけるレビュー[5]においては，最低でも5回以上のMT活動介入により，抑うつ症状の軽減と全体的な行動問題の改善については中等度の効果があるが，不安や感情，QOLに与える効果については低度であり，また，認知機能への影響はごく小さいか，ないとしている．以上により，BPSDに対するMTの有効性についてはほぼ確立されているといえる．しかし，なかには症状軽減が認められないという報告もあり，いまだ結果の一貫性が低いことから，今後はより実証性の高い研究が行われる必要がある[6]．

このほか予防の観点から，Vergheseら[7]の報告では，週に3回以上楽器演奏を行う人は認知症になるリスクが演奏を行わない人の0.32倍であるとし，楽器演奏が認知症を予防する可能性があることを示唆している．音楽を奏でることが認知症の予防につながるのであれば，趣味やQOLの観点からも健常高齢者にとって有益な情報と考える．

❸ Music Therapy の実施方法

音楽は自分で演奏することのほかに聴くだけという活動も可能であるため活動の幅が広く，また楽器演奏では，容易なものから難易度の高いものまで個人の音楽レベルに合わせた段階づけも可能なことから，認知症の各期に応じて活動を提供することができる．Clairら[8]は著書のなかで，認知症の各期に応じた音楽療法を紹介しており，演奏経験がある初期の認知症者であれば手続き記憶として技術が十分に備わっているため反射的に演奏できることが多く，このような慣れ親しんだ活動のなかでの成功体験は認知症となったことで失った能力を補う機会となるとしている．中期になると足で拍子をとる・手拍子するなどの方法での音楽反応が観察され，歌唱ではよく知られている昔の曲や，よい思い出や経験に関連した曲がより対象者から反応を引き出す可能性が高いが，

1	2	1	1
うさぎ	おーいし	かのや	まー

3	1	2	1
こぶな	つーりし	かのか	わー

2	1	3	1
ゆぅめは	いいまも	めぇぐーぅ	りぃてー

1	1	3	2	1
わすれ	がーたき	ふる	さ	とー

1	GBD（Gの和音）
2	DF#A（Dの和音）
3	CEG（Cの和音）

【図 3-10】 音名を数字に変換した対象者用楽譜の例

原曲のままでは音域が高いことが多いため，音域を下げたり速さを調整するなどの配慮が必要としている．末期になると音楽は BGM としての活用が多くなることから不快な刺激とならないか十分に注意する必要があり，歌唱においては慣れ親しんだ曲を無伴奏で歌うことによりよい反応が現れやすいとしている．詳細は原著を確認してもらいたいが，簡潔に内容を紹介した．このほか筆者の経験上，言語的コミュニケーションが難しくなった段階でも発声または唸ることができれば，その音・リズムを拾い上げて音楽と同期させることで前言語的コミュニケーションをとることが可能であることから，MTは認知症に適した活動であると感じている．

　また，ドレミなどの音名は理解できなくても，ドを 1，レを 2 など，音名を数字に置き換えた楽譜を用いることによって認知症者でも演奏が可能となる．筆者らは対象者用にアレンジした楽譜を用いてトーンチャイム演奏を実践してきたので，その一部を紹介する[9,10]．一般的に文部省唱歌などのシンプルな曲は 3 コードで構成されている（たとえば，「ふるさと（ト長調）」では G・D・C のコード）．このコードを 1・2・3 と数字に置き換えると図 3-10 のような楽譜となる．参加者におのおの担当の番号を伝え，指揮に応じて当該箇所で鳴らすことができれば演奏となる．この方法では認知症が進行した人でも指揮へ反応することさえできれば合奏が可能となるので，介護施設職員の対象者のとらえかたがよい意味で変化することを多く経験した．

❹Music Therapy の効果の測定法—MT の効果を客観的に示すには

　MT を用いたリハビリテーションの目的は，基本的に MT 中のみに変化が観察されるのではなく，MT の効果が生活にも波及し，対象者にとって少しでもよい方向へ変化することである．このように，MT の治療目標が認知機能の改善や BPSD の軽減などであるならば，これらを評価しうる既存の標準化された評価尺度を用いるのが望ましいことはいうまでもない．また，このことは他職種と共通言語を用いて対象者の状態を把握するという観点からも重要と考える．

　しかし，認知症の進行に伴い日常生活では反応の乏しくなってしまった対象者が，MT 中にだけ良好な反応を見せることがあるのも事実である．このような MT における活動評価には，わが国では主に観察にて評価する渡辺らの認知症用愛媛式音楽療法評価

表（Ehime Music Therapy Scale for Dementia；D-EMS）[11,12]が用いられる．また，近年，McDermott ら[13]により認知症における MT に特有のアウトカム尺度を視覚的評価スケール（Visual Analogue Scale；VAS）にて評価する MiDAS（Music in Dementia Assessment Scales）が開発された．MiDAS は，活動への興味，反応，自発性，参加，楽しみという 5 項目を VAS で評価し，個人的に注目すべき肯定的・否定的反応をチェックリストにて補足するものである．MiDAS では，活動中にみられる問題点ではなく，対象者が見せる肯定的な面について評価していくことが最大の特徴である．現時点では日本語版はまだ作成されておらず，今後の開発が期待される．

❺Music Therapy の適応と限界

音楽は生活のなかに存在する身近なものであるが，その好みは個々人により異なる．そのため，用いる音楽は何でもよいというわけではなく，ある人にとっては用いられる音楽により気分を害し症状悪化につながることもある[14]．また，過去に音楽経験のある人ほど求める音楽レベルが高く，臨床で行う音楽活動への失望感を耳にすることも少なくない．さらに，MT は副作用が少ないと一般的にいわれているが，実際にはなんらかの活動介入を行うのだから当然反作用も考えられる．定ら[15]が MT の介入においては，認知症罹患前の経験や好み，生活習慣などをふまえ，現在の生活習慣を調査したうえで進めることが重要と述べているように，当たり前のことではあるが，対象者の過去の音楽経験や音楽歴をふまえたうえで実施を検討することが MT 介入の大前提となる．

❻まとめ

MT は非薬物療法の一つに位置づけられ，BPSD の行動障害の軽減や，抑うつ・不安を改善する可能性がある．音楽は身近な活動として導入が容易であることや聴くだけでも活動を可能とすることから，認知症が進行した対象者にとっても有効な活動として長期的な介入が期待できるが，このとき，音楽の好みや個別性，対象者の音楽歴を考慮することを忘れてはいけない．

文献

1）日本神経学会（監修），「認知症疾患診療ガイドライン」作成委員会（編）：認知症疾患診療ガイドライン 2017．医学書院，2017

2）Ueda T, Suzukamo Y, Sato M, et al：Effects of music therapy on behavioral and psychological symptoms of dementia：A systematic review and meta-analysis. *Age Res Rev* 12：628-641, 2013

3）Livingston G, Kelly L, Lewis-Holmes E, et al：Non-pharmacological interventions for agitation in dementia：systematic review of randomised controlled trials. *Br J Psychiatry* 205：436-442, 2014

4）Vasionyte I, Madison G：Musical intervention for patients with dementia：a meta-analysis. *J Clin Nurs* 22：1203-1216, 2013

5）van der Steen JT, Smaling HJ, van der Wouden JC, et al：Music-based therapeutic interventions for people with dementia. *Cochrane Database Syst Rev* 7：CD003477, 2018

6）岩永　誠：認知症高齢者に対する音楽療法．老年精神医学雑誌 28：1374-1379，2017

7）Verghese J, Lipton RB, Katz MJ, et al：Leisure Activities and the Risk of Dementia in the Elderly. *N Engl J Med*

348：2508-2516, 2003

8）Clair AA, Memmott J：Therapeutic Uses of Music with Older Adults, 2nd Ed. pp 67-100, American Music Therapy Association, 2008. 廣川恵理（訳）：高齢者のための療法的音楽活用 第 2 版. pp70-100. 一麦出版社, 2017

9）杉原式穂，浅野雅子，竹田里江，他：施設高齢者を対象とした園芸療法と音楽療法の比較. 精神医 51：41-48, 2009

10）浅野雅子，杉原式穂，小松洋平，他：音楽活動を援助する学生の心理面と高齢者イメージの変化—在宅高齢者に対するトーンチャイムを用いた音楽活動において. 西九州リハ研究 2：21-26, 2009

11）渡辺恭子，酉川志保，西川　洋，他：痴呆症状を呈する高齢者における痴呆用愛媛式音楽療法評価表の有用性. 老年精神医学雑誌 11：805-814, 2000

12）渡辺恭子：老年期認知症患者を対象とした音楽療法に関する研究. pp57-68, 147-160, 風間書房, 2008

13）McDermott O, Orrell M, Ridder HM：The development of Music in Dementia Assessment Scales (MiDAS). *Nordic J Music Ther* 24：232-251, 2015

14）Clair AA, Memmott J：Therapeutic uses of music with older adults, 2nd Ed. pp 1-33, American Music Therapy Association, 2008. 廣川恵理（訳）：高齢者のための療法的音楽活用 第 2 版. pp10-41. 一麦出版社, 2017

15）定　翼，平田幸一：認知症の非薬物療法の導入. 認知神科学 16：164-170, 2015

Simulated Presence Therapy

check

- ☑ SPT は家族など対象者の身近な人からのオーディオ・ビデオメッセージを掲示する非薬物療法の一つである.
- ☑ SPT は BPSD, 特に agitation に対して有効である.
- ☑ SPT はあくまで一時的な介入法なので家族（人）に取って代わるものではない.

❶Simulated Presence Therapy（SPT）とは

　　Simulated Presence Therapy (SPT) とは, Woods ら[1] が開発した行動・心理症状 (BPSD) に対する非薬物療法の一つで, 家族からの語りをオーディオ・ビデオテープに録音・録画し, 家族の存在を擬似的に再現させることで感情を刺激する療法である. SPT は家族からの語りが遠隔記憶にある楽しい感情を呼び起こし, 快適さをもたらすという仮説に基づき開発された. アメリカ精神医学会の分類では感情に焦点を当てたアプローチに分類されている[2].

　　この SPT は重要な非薬物療法であると指摘されている[3] にもかかわらず, Douglas ら[4] の非薬物療法のレビューには含まれておらず, これまであまり注目されてこなかった.

❷Simulated Presence Therapy の効果—SPT はどの BPSD に対して有効なのか

　　BPSD のなかでも, 明らかな理由もなく繰り返し悪態をついたり, 服を脱ぐなど社会通念からみて不適切な言動である agitation は, アルツハイマー型認知症 (AD) 高齢者[5] や長期療養施設の患者に多く認められ[6], 介護者と患者本人の双方にとって苦痛で well-being を低下させるため, できるかぎり早期に改善させることが重要である[7]. Agitation を改善するためには, 回想法や音楽療法などの非薬物療法を行うことが推奨されている[8] が, これらの治療法は agitation の軽減に一定の効果を示しているものの, いまだエビデンスは十分に確立されてはいない (chapter 2-**4**「agitation」➡ 76 頁).

　　Woods ら[1] が初めて行った SPT では, ナーシングホームの入所者の興奮などの agitation を軽減でき, 笑顔を引き出すことができたと報告した. Zetteler[3] の SPT のシステマティック・レビューでは, agitation の軽減に中等度の効果があり, 環境に対し適切な行動を増やすが, 研究報告は少ないためにいまだ検討の余地があるとも指摘している (図 3-11). これまで, SPT は agitation の軽減に対して効果的であるとの報告がいくつかなされており, 音楽刺激を用いた介入よりも SPT のほうが agitation の軽減に有効であったとの報告もある[9].

❸Simulated Presence Therapy の実施方法—SPT の実施上のルール

　　SPT は家族からの語りを録音・録画する機材が必要で, 特に, ビデオレターの SPT を実施する場合では, 録画するためのビデオ, 再生するためのテレビやデッキなどの機材が必要であり, 決して簡便には実施できないことが問題であった. しかし, 近年さま

研究（発行年）	標準化平均差	95%信頼区間	
Woods (1995)	3.221	1.479	4.994
Miller (2001)	0.926	0.041	1.811
Garland (2007)	0.478	0.101	0.856
Cheston (2007)	1.139	0.112	2.166
計	0.7	0.377	1.023

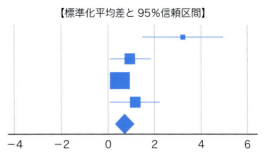

【図3-11】 SPTの研究のメタアナリシス

メタアナリシスによって，SPTはBPSDに対して有意な改善効果を示している．

〔Zetteler J：Effectiveness of simulated presence therapy for individuals with dementia：a systematic review and meta-analysis. *Aging Ment Health* 12：779-785, 2008 より改変〕

【表3-7】 SPTの素材となるトピック

a：筆者らがSPTの素材として用いたライフヒストリーカルテの項目

幼児期～児童期
- ふるさと
- 家族関係・学校，友達

青年期～成人期
- 職業・仕事
- 結婚
- 趣味

壮年期～老年期
- 日課，休日の過ごしかた
- 家族からみた本人の印象に残っている姿
- 生きがい，自慢できること

b：Millerらの報告をもとにしたSPTの素材となりうるトピック

- 子どもや孫
- ペットなどの動物
- 歌や音楽
- 仕事
- 子どものころの思い出
- 好みの食べ物
- 旅行
- 宗教
- 誕生日/記念日
- 同窓会

〔a：田中寛之，山本祐子，永田優馬，他：ライフヒストリーカルテの作成―生活史を多職種で共有する意義．老年精神医学雑誌 25：801-808, 2014 より；b：Miller S, Vermeersch PE, Bohan K, et al：Audio presence intervention for decreasing agitation in people with dementia. *Geratr Nurs* 22：66-70, 2001 より改変〕

ざまなIT機器が発展し，iPadのようなカメラ付きタブレット型PCを活用すれば，簡便に録画・再生が可能となったため，上記の問題点を解決でき，より簡便にSPTを実践できるようになった．

筆者らが実際に行ったSPTの準備から実践に至るまでの手順を以下に示す[10]．

①対象者の家族に協力を依頼し，家族との2回の面接を通してビデオレターを作成する．1回目の面接には，対象者の生活歴が記載されたライフヒストリーカルテ（表3-7a）[11]の情報と，MillerらがSPT実施の際に利用したガイドラインの項目（表3-7b）[12]を家族に掲示しながら，対象者の好きだったこと，趣味，家族との思い出などについて家族に語ってもらう．面接は約30分程度とし，内容はボイスレコーダーに録音する．

②実施者は，ボイスレコーダーで確認しつつ語られた内容を対象者の生活史の各時期の出来事ごとに文章化し，朗読して15分程度となるように台本を作成する．

③2回目の面接時には，実施者が作成した台本と事実に相違がないか，追加・削除した

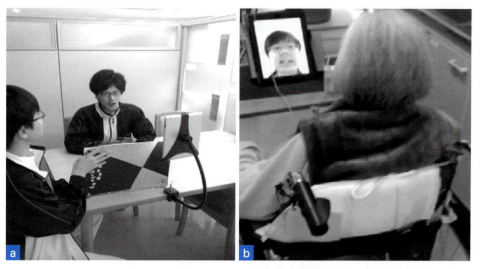

【図3-12】 iPadでビデオレターを撮影している様子とSPTを行っている様子
a：実施者が台本を持ち，対象者の家族は台本を読みながらiPadの画面に向かって撮影する．
b：撮影された動画を対象者に提示し，SPTを行っている．

いところはないかを家族に確認してもらう．
④ビデオレターの撮影は図3-12aに示すように実際にiPadの画面に向かって撮影した．撮影時に「リラックスして」「ゆっくりと」「大きな声で」「文章が終わればカメラのほうを向いてください」と重要なポイントを家族に伝え，撮影中も実施者がジェスチャーで簡単に指示を行いつつビデオ撮影を行う．
⑤SPTの実施は，椅子や車椅子に座らせた対象者の前にiPadを設置して行う（図3-12b）．

❹Simulated Presence Therapyの効果の測定法—SPTの効果を客観的に示すには

　SPTはagitationを含むBPSDの軽減を目的とする非薬物療法であるため，効果を測定する際はこれらの症候を標的とする評価尺度を用いることが望ましい．BPSDの尺度はNeuropsychiatric Inventory（NPI）など多数あるが，agitationに特化したものとしては行動観察式のコーエン-マンスフィールドagitation評価票（Cohen-Mansfield Agitation Inventory；CMAI）が挙げられる（chapter 2-❹「BPSDの出現モデルと評価」➡63頁）．

　しかし，これらの評価尺度はそれぞれのBPSDについて，日常生活における平均的な発現頻度や重症度を評価するものであり，実施直後の改善状態を測定するには鋭敏性に欠けるという限界がある．そのため，効果判定のための分析方法としては，NPIやCMAIなどの評価に加えて，SPT介入中やその直後の様子も観察し，効果の有無を評価したほうがよい．実際，Garlandら[9]や筆者ら[10]は介入前および介入後にそれぞれ観察期間を設け，介入前後と介入中のBPSDの発現頻度を比較検討し，SPTの効果を報告している．

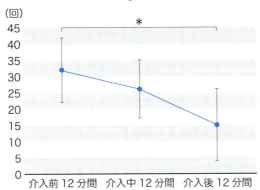

【図 3-13】 SPT の効果
agitation が介入直前と比較して介入直後は有意に軽減している．＊p＜0.05
〔田中寛之，永田優馬，石丸大貴，他：家族からのビデオレターによる Simulated Presence Therapy が言語的混乱行動を軽減させた認知症高齢者の一症例．作業療法 36：223-229，2017 より改変〕

❺Simulated Presence Therapy の適応と限界

　これまでは SPT の効果について示したが，SPT も認知症者すべてに対して適応するとはいえない．SPT は録音・録画機器を使用するため内容が同一のものとなり，記銘力が残存している軽度から中等度の初期の対象者にとっては，SPT を複数回実施すると内容を覚えてしまうため，効果が認められなくなるだけでなく，逆に agitation を誘発してしまう危険性もはらんでいる．実際，Werner ら[13]は SPT の効果が認められる対象者の特徴として，中等度から重度に認知機能が障害されている人であることを報告した．

　また，筆者ら[10]が報告した症例では，SPT の実施直後には agitation の軽減がみられたが（図 3-13)，介入前と 5 日間の介入後において CMAI の変化はみられなかった．Cohen-Mansfield ら[7]も SPT 介入前と比較し，介入中は効果が得られたが，2 週間の介入後に CMAI は有意に改善しなかったことを報告している．つまり，SPT は介入中や介入直後は効果があるが，日常生活上では agitation が出現し続けていたことが推測できる．これは，ビデオレターは，根本的な BPSD の治療にはならないが，一時的な軽減には役立つことを示唆するものといえよう．実際 Cohen-Mansfield ら[14]は他の研究で，ロボットやビデオよりも人との 1 対 1 の会話・交流に最も注意・関心が向けられ，集中できる時間も長く，その間 agitation が出現しないことを報告している．この研究からも SPT があくまでも一時的で擬似的な療法であり，実際に会話することに取って代わるものではないということがいえる．

❻まとめ

　SPT は，準備までに一定の時間はかかるが，iPad などのタブレットを用いれば複数のビデオレターも 1 台で作成可能で，携帯可能であるため場所を問わず簡便に実施で

きる点では，今後，中等度から重度認知症者を対象とした ADL 介入として有効な非薬物療法である可能性がある．しかし，これらはあくまで対象者の BPSD を軽減させる治療手段の「一つ」であり，対象者の家族との会話や交流に優るものではないことを考慮しなければならない．

文献

1) Woods P, Ashley J：Simulated presence therapy：using selected memories to manage problem behaviors in Alzheimer's disease patients. *Geriatr Nurs* 16：9-14, 1995

2) American Psychiatric Association：Practice guideline for the treatment of patients with Alzheimer's disease and other dementias of late. *Am J Psychiatry* 154：1-39, 1997

3) Zetteler J：Effectiveness of simulated presence therapy of simulated presence therapy for individuals with dementia：a systematic review and meta-analysis. *Aging Ment Health* 12：779-785, 2008

4) Douglas S, James I, Ballard C：Non-pharmacological interventions in dementia. *Adv in Psychiatr Treat* 10：171-179, 2004

5) Reisberg B, Borestein J, Fransen E, et al：Remediable behavioral symptomatology in Alzheimer's disease. *Hosp Community Psychiatry* 37：1199-1201, 1986

6) Cariaga J, Burgio L, Flynn W, et al：A controlled study of disruptive vocalizations among geriatric residents in nursing homes. *J Am Geriatr Soc* 39：501-507, 1991

7) Cohen-Mansfield J, Werner P：Management of verbally disruptive behaviors in nursing home residents. *J Gerontol A Biol Sci Med Sci* 52：369-377, 1997

8) 深津　亮：認知症に対する非薬物療法．老年精神医学雑誌 18：653-657, 2007

9) Garland K, Beer E, Eppingstall B, et al：A comparison of two treatments of agitated behavior in nursing home residents with dementia：simulated family presence and preferred music. *Am J Geratr Psychiatry* 15：514-521, 2007

10) 田中寛之，永田優馬，石丸大貴，他：家族からのビデオレターによる Simulated Presence Therapy が言語的混乱行動を軽減させた認知症高齢者の一症例．作業療法 36：223-229, 2017

11) 田中寛之，山本祐子，永田優馬，他：老年期の精神医療における多職種協働の実践例報告 (4) ライフヒストリーカルテの作成―生活史を多職種で共有する意義．老年精神医学雑誌 25：801-808, 2014

12) Miller S, Vermeersch PE, Bohan K, et al：Audio presence intervention for decreasing agitation in people with dementia. *Geratr Nurs* 22：66-70, 2001

13) Werner P, Cohen-Mansfield J：Characterization of Family-Generated Videotapes for the Management of Verbally Disruptive Behaviors. *J Appl Gerontol* 19：42-47, 2000

14) Cohen-Mansfield J, Thein K, Dakheel-Ali M, et al：The Value of Social Attributes of Stimuli for Promoting Engagement in Persons with Dementia. *J Nerv Ment Dis* 198：586-592, 2010

生活リズムアプローチ

【 Balancing Arousal Controls Excesses (BACE) の紹介 】

check

- ☑ 1日の生活全体から認知症者を支援することも重要である.
- ☑ BACE は活動スケジュールをコントロールして，agitation の減少を図るアプローチである.

❶生活全体から支援する必要性

　現在に至るまで，認知症者に対する非薬物的な介入が多く報告されているが，その実施形態（いつ，どのように実施するのか）について着目すると，①一定時間，限られた枠組みのなかで集中的に行われるアプローチと，②1日を通して日常ケアのなかで継続的に行われるアプローチの2つに大別することができる[1]．たとえば，①の限られた枠組みのなかでのアプローチについては，回想法や音楽療法，または個別化された活動/意義ある活動介入などが挙げられる．なかでも個別化された活動/意義ある活動介入は対象者の関心や好み，もしくは能力に合わせて活動を提供するものであるが，近年，認知症ケアやリハビリテーションにおいて用いられることが多いと思われる．しかしながら，その介入の効果については，問題行動やネガティブな感情に対する好影響はわずかしかなく[2]，その得られた効果の持続時間も介入セッションを行っている時期に制限されるという限界も指摘されている[3]．

　一方で，そのような限界をふまえて，限られた時間的枠組みにとどまらずに，生活全体からアプローチを行う介入手段もいくつか開発されている．1日の生活全体の傾向として，認知症者は1日の多くの時間を眠って過ごしており[4]，起きている時間さえも何もすることなく無為に過ごしている[5]といった身体的低活動の問題を呈していることが多い．また，睡眠時間が長く活動時間が狭小化されているだけでなく，その限られた活動時間も頻回な午睡により分断される[6]といった睡眠–覚醒（休息–活動）リズム障害の問題も呈している．このような身体活動の低下や睡眠–覚醒（休息–活動）リズム障害といった1日の生活全体の問題は行動・心理症状（BPSD）[7,8]や日常生活活動（ADL）[9,10]に影響することが報告されている．そのため，1日の生活全体をとらえて認知症者を支援する重要性も指摘されている．本項では，日常ケアのなかで継続的に行われるアプローチの一例を概説する．

❷1日を通した支援の例

　1日を通して継続的に行われるアプローチの例として，Balancing Arousal Controls Excesses (BACE) 介入が挙げられる[11]．介入の理論的背景は Model of Imbalance in Sensoristasis (MIS)[12] の考えかたに基づいており（図3-14），覚醒状態と感覚刺激の不均衡から生じる精神的不快に焦点を当てている．長時間の過剰な感覚刺激は認知症者の

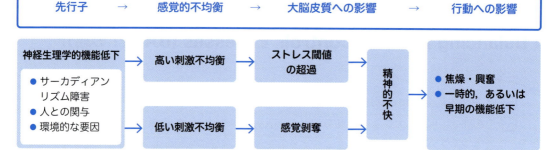

【図 3-14】 Model of Imbalance in Sensoristasis
〔Kovach CR：Sensoristasis and imbalance in person with dementia. J Nurs Scholarsh 32：379-384, 2000 をもとに筆者訳〕

ストレス閾値を超過し，覚醒状態が低い際にはその不均衡の影響はさらに強くなる．一方で長時間の感覚刺激の欠如もまた感覚剥奪の状態を引き起こし，認知症者へ精神的な不快を与える．そのため，過剰な感覚刺激または感覚剥奪と認知症者の覚醒状態の間に均衡がとれていない場合に，精神的不快をきっかけとして agitation 行動が出現または増悪するということをモデルは示唆している．つまり，感覚刺激に合わせて高い覚醒状態と低い覚醒状態の均衡がとれた状態で生活を送ることにより agitation 行動をコントロールすることができると考えられている．

❸ BACE 介入の実施方法

BACE 介入は高い覚醒状態と低い覚醒状態の均衡がとれるように対象者の日々の活動スケジュールをコントロールするものである．介入は 3 相から構成されており，phase 1 は対象者の覚醒状況と agitation 行動の評価の時期，phase 2 は覚醒不均衡の適正の判断と計画の時期，phase 3 は新しい活動スケジュールを実践する時期である．

Phase 1 では，午前 8 時〜午後 8 時の 12 時間，覚醒状態と agitation 行動の状況を 15 分ごとに評価する．Phase 2 では，得られた情報に基づいて覚醒の不均衡を判断し，その不均衡状態が減じるように新たな生活スケジュールを計画する．なお，覚醒不均衡状態とは睡眠，活動なし，最低の覚醒，高い覚醒のうち，覚醒状態が 1.5 時間以上持続している状態と定義されている．Phase 3 では，phase 1 の実施後 7 日以内に新たな生活スケジュールを実践する．

❹ BACE 介入の効果

BACE 介入に関する研究・実践例を表 3-8 に示す．Kverno ら[13]による systematic literature review では，BACE 介入のエビデンスは Level Ⅰ/moderate と位置づけられており，介入エビデンスとしてはある程度示されたものといえる．実際の例では，Kovach ら[11]は 2004 年には重度認知症者を対象として agitation 行動の軽減を目的に BACE を用いた介入を報告している．Kovach らは agitation 行動を Visual Analog Scale (VAS) を用いて 0〜100 の程度で測定した．介入群では BACE 介入前後で agitation の程度が 38.97 から 30.54 へ有意に低下した．一方で，コントロール群では 32.59 から

【表 3-8】 BACE 介入の実践結果

研究者・施設	Kovach ら（2004 年），13 の長期ケア施設
対象者	BACE：n=36，通常ケア：n=42，MMSE：0～15 点，FAST：6～7
評価尺度	Arousal States in Dementia Scale Cohen-Mansfield Agitation Inventory の visual analog scale 午前 8 時～午後 8 時，15 分ごとに 3 分間の観察
研究デザイン	二重盲検無作為割り当て，pretest-posttest phase 1（評価）：12 時間の観察 phase 2（治療）：活動スケジュールの個別化 phase 3（再評価）：12 時間の観察
結果	BACE 実施群：agitation 減少，コントロール群：変化なし
エビデンス 強さ/質	Level Ⅰ/moderate

MMSE：Mini-Mental State Examination，FAST：Functional Assessment Staging

〔Kverno KS, Black BS, Nolan MT, et al：Research on treating neuropsychiatric symptoms of advanced dementia with non-pharmacological strategies, 1998-2008：a systematic literature review. *Int Psychogeriatr* 21：825-843, 2009 より一部改変〕

32.25 と変化は認められなかった．さらに，覚醒状態と感覚刺激が均衡している状況で生じた agitation スコアに変化がなかったが，不均衡の状況で生じた agitation スコアについては 41.68 から 35.26 へと有意に低下したとしている．BACE 介入を用いた報告は Kovach ら[11)] の一報だけであるが，特に覚醒状態と感覚刺激の不均衡に関連する agitation への効果が認められている．

❺BACE 介入の適応と限界

BACE 介入のエビデンスレベルは Level Ⅰ/moderate であるが，その介入研究や実践例はいまだわずかしか報告されていない．また対象も重度認知症者のみであり，軽度や中等度といった他の重症度の認知症者に対しても同様の効果が得られるかどうかは定かでない．

BACE の実践は 1 日 12 時間，15 分ごとの観察評価と，その評価に基づいた生活スケジュールの再構築が求められるため，時間的かつ人的な負担は大きいといえる．そのため，セラピストだけでなく，多職種，特に看護師や介護士といった病棟スタッフとの連携・協働が BACE 介入を実践するためには不可欠になるであろう．また固定化されている施設生活のスケジュールから対象者に個別化したスケジュールへ変更するため，普段の臨床場面ですべての対象者に実施するのは現実的ではない．ゆえに，覚醒状態と感覚刺激の不均衡が agitation 行動に強く関連している対象者の選定が重要であると思われる．

文 献

1）松田　修：認知症に対する非薬物療法の現状と課題—BPSD の予防と治療を中心に．老年精神医学雑誌 28：1331-1334，2017

2) Möhler R, Renom A, Renom H, et al : Personally tailored activities for improving psychosocial outcomes for people with dementia in long-term care. *Cochrane Database Syst Rev* 2 : CD009812, 2018

3) Kolanowski A, Litaker M, Buettner L, et al : A randomized clinical trial of theory-based activities for the behavioral symptoms of dementia in nursing home residents. *J Am Geriatr Soc* 59 : 1032-1042, 2011

4) Brown DT, Westbury JL, Schüz B : Sleep and agitation in nursing home residents with and without dementia. *Int Psychogeriatr* 27 : 1945-1955, 2015

5) Kolanowski A, Litaker M : Social interaction, premorbid personality, and agitation in nursing home residents with dementia. *Arch Psychiatr Nurs* 20 : 12-20, 2006

6) Fetveit A, Bjorvatn B : Sleep duration during the 24-hour day is associated with the severity of dementia in nursing home patients. *Int J Geriatr Psychiatry* 21 : 945-950, 2006

7) Valembois L, Oasi C, Pariel S, et al : Wrist Actigraphy : A Simple Way to Record Motor Activity in Elderly Patients with Dementia and Apathy or Aberrant Motor Behavior. *J Nutr Health Aging* 19 : 759-764, 2015

8) Moran M, Lynch CA, Walsh C, et al : Sleep disturbance in mild to moderate Alzheimer's disease. *Sleep Med* 6 : 347-352, 2005

9) Burge E, Berchtold A, Maupetit C, et al : Does physical exercise improve ADL capacities in people over 65 years with moderate or severe dementia hospitalized in an acute psychiatric setting? A multisite randomized clinical trial. *Int Psychogeriatr* 29 : 323-332, 2017

10) Carvalho-Bos SS, Riemersma-van der Lek RF, Waterhouse J, et al : Strong association of the rest-activity rhythm with well-being in demented elderly women. *Am J Geriatr Psychiatry* 15 : 92-100, 2007

11) Kovach CR, Taneli Y, Dohearty P, et al : Effect of the BACE intervention on agitation of people with dementia. *Gerontologist* 44 : 797-806, 2004

12) Kovach CR : Sensoristasis and imbalance in person with dementia. *J Nurs Scholarsh* 32 : 379-384, 2000

13) Kverno KS, Black BS, Nolan MT, et al : Research on treating neuropsychiatric symptoms of advanced dementia with non-pharmacological strategies, 1998-2008 : a systematic literature review. *Int Psychogeriatr* 21 : 825-843, 2009

運動介入

check
- ☑ 認知症を発症した対象者では，高頻度に筋力の低下を認める．
- ☑ 生活動作に必要な筋力水準が存在する．
- ☑ レジスタンストレーニングは，認知症を発症した対象者の筋力の向上と生活動作障害の改善に有効である．

❶運動介入の適応と限界

　認知症を発症した高齢者では，骨格筋量の低下，運動単位の発火頻度の低下，主動筋と拮抗筋における共収縮の増加などの加齢に伴う生理的な変化に加えて，課題に対する最大努力の困難さや大脳基底核および中脳の機能障害に起因する相反性抑制機能の障害などにより，筋力が顕著に低下する．図3-15は，認知症を発症した高齢者の膝伸展筋力を測定した結果である[1]．1回目と2回目の測定値が対角線上に分布していることから，認知症を発症した高齢者に対する筋力測定の再現性が高いことがわかる．また，認知症を有さない80歳台の高齢者の膝伸展筋力が約55～70 Nmとされていることから[2]，認知症を発症した高齢者では顕著に筋力が低下していることがわかる．

　このような筋力の低下によって，歩行，移乗，階段昇降，下衣更衣などの生活動作が障害されることが知られている．図3-16は，膝伸展筋力体重比によって生活動作の可否を予測した場合の適中率を示している[3]．陽性適中率と陰性適中率がともに高いポイントをカットオフ値とすると，歩行には0.6 Nm/kg，下衣の更衣とトイレ動作には0.8 Nm/kg，移乗には1.2 Nm/kgの筋力が必要であることがわかる．また，図3-17は，膝伸展筋力から歩行の際に必要な補助具を予測した結果を示している[4]．80％の確率で歩行が自立する水準をみると，歩行器歩行には0.17 Nm/kg，T字杖歩行には0.43 Nm/kg，フリーハンド歩行には0.57 Nm/kgの筋力が必要であることがわかる．さらに，これら

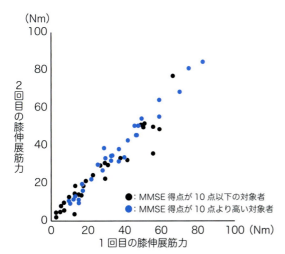

【図3-15】 認知症を発症した高齢者の膝伸展筋力
MMSE：Mini-Mental State Examination
〔Suzuki M, Yamada S, Inamura A, et al：Reliability and validity of measurements of knee extension strength obtained from nursing home residents with dementia. Am J Phys Med Rehabil 88：924-933, 2009より〕

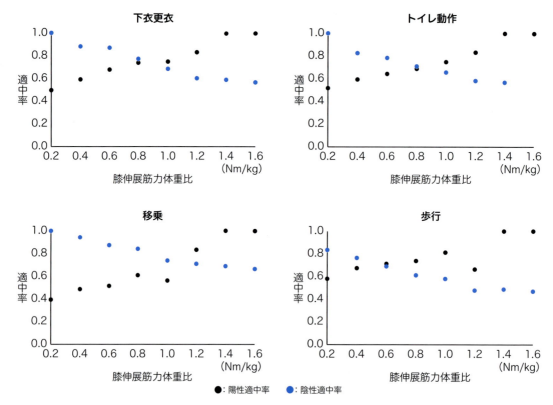

【図 3-16】 膝伸展筋力体重比による生活動作可否の予測
〔Suzuki M, Kirimoto H, Inamura A, et al：The relationship between knee extension strength and lower extremity functions in nursing home residents with dementia. *Disabil Rehabil* 34：202-209, 2012 より〕

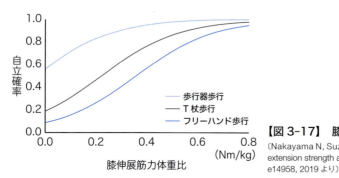

【図 3-17】 膝伸展筋力体重比による歩行補助具の予測
〔Nakayama N, Suzuki M, Hamaguchi T：Relationship between knee extension strength and gait styles in patients with dementia. *Medicine* 98：e14958, 2019 より〕

　の水準と図 3-15 に示した筋力の分布を見比べてみると，筋力が生活動作や歩行に必要な水準を下回っている対象者や水準付近である対象者が多いことがわかる．そのため，たとえ生活動作が自立している対象者でも，膝伸展筋力体重比が各動作に必要な水準付近であった場合には，数日間の不活動などによって容易に動作が困難になることが推測できる．

　このような筋力低下に伴う生活動作障害の発生リスクの高さから，筋力増強を目的としたレジスタンストレーニングをはじめとする運動介入の必要性が高いものと考えられる．また，図 3-15 に示したように，認知症を発症した高齢者における筋力測定の再現性が高いことから，個々の対象者の筋力を基に負荷量を調節したトレーニングプランを

立案することも可能であると考えられる．ただし，筋力測定のような非日常的な条件では十分な筋力を発揮できない対象者も存在するため，運動機能と生活動作の双方を観察する視点が必要になる．

❷運動介入の実施方法

レジスタンストレーニングでは，対象者の1レペティション・マキシマム (one repetition maximum；1 RM) に基づいて負荷強度が決定される．1 RMを測定する際には，まずストレッチングやウォーミングアップのあとに，軽い負荷量で筋力測定の方法に慣れるようにする．その後，予想される最大重量で重錘を挙上する．挙上に成功したら少し負荷を増量して再度挙上し，失敗したら少し負荷を減量して再度挙上する．測定の間には3分以上の休憩時間を設けるとともに[5]，測定は5回程度までとして疲労の影響に考慮する．また，1 RMの測定に際しては，伸張性収縮に伴う筋損傷に注意する必要がある．

筋力増加をもたらす負荷量は1 RMの60％以上とされているが[6]，非鍛錬者の場合にはトレーニング開始初期の負荷量を1 RMの40％程度に設定してトレーニング動作の習熟を図り，動作が習熟するのに伴って徐々に負荷量を上げていく．

レジスタンストレーニングの目安として，反復回数は10回前後 (8〜12回)，セット数は3セット以上にする．セット間の休憩は筋疲労を考慮し，3分程度を目安にするとよい．レジスタンストレーニングに伴う筋蛋白合成の増加は運動の48時間後も維持されていることから[7]，トレーニングは1〜2日の休息日を設けて週2〜3日実施するのがよいとされている．

またトレーニング効果は，関節角度，運動速度，収縮様式に依存して生じることが知られている．たとえば，等尺性のレジスタンストレーニングでは，トレーニングした関節角度において筋力増強効果が最大になる．また，等張力性のレジスタンストレーニングでは，トレーニングした運動速度や収縮様式において筋力増加効果が最大になる[8,9]．そのため，さまざまな関節角度・運動速度・収縮様式を組み合わせた複合的なレジスタンストレーニングを行うことが理想的とされている．

❸運動介入の効果

Liuら[10]によるメタ分析において，週に2〜3回のレジスタンストレーニングによって高齢者の下肢筋力と生活動作能力が改善することが示され，現在臨床ではさまざまなレジスタンストレーニングが認知症を発症した高齢者に対して実施されている．Thomasら[11]は，認知症を発症した対象者に週に3回のレジスタンストレーニングを実施したところ，筋力増強と生活動作の改善が得られたことを報告している．Santana-Sosaら[12]は，認知症を発症した対象者に対してレジスタンストレーニング，関節可動域練習，バランス練習からなる複合的トレーニングを12週間実施し，生活動作能力が向上したことを報告している．Rollandら[13]は，20分間の運動を週に2回，1年間にわたって実施し，運動機能と生活動作の維持に効果を認めたとしている．Hauerら[14]は，週に2回のレジスタンストレーニングに加えて，歩行，階段昇降，立ち上がりな

どの生活動作練習を3か月間にわたって実施したところ，筋力および生活動作が改善したことを報告している．また，歩行より高い強度の運動を週3回以上行った群では，それ以下の群よりもアルツハイマー病および脳血管性認知症を発症する割合が低いことが示されている[15]．

❹まとめ

認知症を発症した高齢者では，多様な認知機能障害や心理症状に加えて顕著に下肢筋力が低下しており，歩行，移乗，階段昇降，下衣更衣などの生活動作に障害をきたす．そのため，認知症を発症した高齢者への介入プランを策定する際には，対象者の認知機能や心理症状を評価することに加え，筋力低下をはじめとする運動機能障害や生活動作障害をいかにして把握し，運動介入を行うかということが重要になる．

文献

1) Suzuki M, Yamada S, Inamura A, et al：Reliability and validity of measurements of knee extension strength obtained from nursing home residents with dementia. *Am J Phys Med Rehabil* 88：924-933, 2009

2) 平澤有里，長谷川輝美，松下和彦，他：健常者の等尺性膝伸展筋力．PTジャーナル 38：330-333, 2004

3) Suzuki M, Kirimoto H, Inamura A, et al：The relationship between knee extension strength and lower extremity functions in nursing home residents with dementia. *Disabil Rehabil* 34：202-209, 2012

4) Nakayama N, Suzuki M, Hamaguchi T：Relationship between knee extension strength and gait styles in patients with dementia. *Medicine* 98：e14958, 2019

5) Gandevia SC：Spinal and supraspinal factors in human muscle fatigue. *Physiol Rev* 81：1725-1789, 2001

6) Seynnes O, Fiatarone Singh MA, et al：Physiological and functional responses to low-moderate versus high-intensity progressive resistance training in frail elders. *J Gerontol A Biol Sci Med Sci* 59：503-509, 2004

7) Phillips SM, Tipton KD, Aarsland A, et al：Mixed muscle protein synthesis and breakdown after resistance exercise in humans. *Am J Physiol* 273：E99-107, 1997

8) Higbie EJ, Cureton KJ, Warren GL, et al：Effects of concentric and eccentric training on muscle strength, cross-sectional area, and neural activation. *J Appl Physiol* 81：2173-2181, 1996

9) Hortobágyi T, Barrier J, Beard D, et al：Greater initial adaptations to submaximal muscle lengthening than maximal shortening. *J Appl Physiol* 81：1677-1682, 1996

10) Liu CJ, Latham NK：Progressive resistance strength training for improving physical function in older adults. *Cochrane Database Syst Rev* CD002759, 2009

11) Thomas VS, Hageman PA：Can neuromuscular strength and function in people with dementia be rehabilitated using resistance-exercise training? Results from a preliminary intervention study. *J Gerontol A Biol Sci Med Sci* 58：746-751, 2003

12) Santana-Sosa E, Barriopedro MI, López-Mojares LM, et al：Exercise training is beneficial for Alzheimer's patients. *Int J Sports Med* 29：845-850, 2008

13) Rolland Y, Pillard F, Klapouszczak A, et al：Exercise program for nursing home residents with Alzheimer's disease：a 1-year randomized, controlled trial. *J Am Geriatr Soc* 55：158-165, 2007

14) Hauer K, Schwenk M, Zieschang T, et al：Physical training improves motor performance in people with dementia：a randomized controlled trial. *J Am Geriatr Soc* 60：8-15, 2012

15) Laurin D, Verreault R, Lindsay J, et al：Physical activity and risk of cognitive impairment and dementia in elderly persons. *Arch Neurol* 58：498-504, 2001

認知症者とのコミュニケーション

check

- ☑ コミュニケーションを充実させることで行動・心理症状（BPSD）は軽減できる.
- ☑ 言語機能やコミュニケーション能力の特性をよく知る.

　認知症者の攻撃性を抑えるために向精神薬を使用しても，コミュニケーション障害があると攻撃性は変わらないという報告[1]があるように，コミュニケーションは認知症者のBPSDにも影響を及ぼす．障害水準と機序を意識しながら援助することにより，認知症者の心理状態を安定させ，BPSDを軽減することができるかもしれない.

　一方で，コミュニケーション障害は，間接的に認知症者の行動上の問題とつながり，介護者にとってもストレスとなる[2].介護者にある程度のゆとりがなければ，じっくりと認知症者にかかわることができない．専門家は認知症者と介護者の間をつなぐ重要な役割をも担っている．そして，そのような援助が認知症者や介護者のQOLの向上につながるのではないだろうか.

　本項では，認知症で認められる代表的な失語タイプの症状の特徴を記すとともに，その対応，さらには，言語機能以外の行動特性への対応について述べる.

❶言語機能そのものの障害（失語タイプ）とその対応

　保たれている機能を活かしながら会話を行うことが大前提である．たとえば，聴覚的理解が保たれているが，口頭表出が著しく障害されている場合は，closed questionで問いかけを行う．あるいは書字能力が保たれているなら，口頭表出の代替として書字を利用するといった具合である.

◆失名詞失語（健忘失語）から超皮質性感覚失語への移行

　超皮質性感覚失語（transcortical sensory aphasia；TCSA）は典型的アルツハイマー病（AD）で認められる失語症タイプであり，失名詞失語（健忘失語）から始まる．喚語困難が認められ，それを補うための「あれ」「これ」などの代名詞や迂言の多用が特徴的である．代名詞が多用されると情報が少なくなるため内容が空虚となったり，迂言によりまとまりのない話となり聞き手は理解しづらくなる．書字では漢字の想起困難がみられる．一方で，音韻や統語はおおむね保たれている．理解面では聴覚性短期記憶障害や語義の理解障害もみられるようになる．さらに進行すると，音韻の聞き取りも困難となり，相手の話している単語を聞き取れなくなる．発話面においては語性錯語が認められるようになるが，復唱能力は保たれており，TCSAの様相を呈する．語義失語を呈する意味性認知症（semantic dementia；SD）とは異なり，呼称の際の語頭音ヒントは有効である場合が多い.

　対応として，聴覚的理解の低下を示す場合，文字（漢字単語）や絵・写真を提示しながら話を進めるとよい．また，ゆっくりと平易な文で話しかけることを心がける．錯語がみられたとしても，それを訂正したり言い直しをさせたりすることは避ける．認知症者が伝えたいことを推測する必要がある.

中等度から重度のADはバーバルなコミュニケーションよりもノンバーバル（ジェスチャーの理解・表出，感情表現など）なコミュニケーション能力が保たれやすい[3]．ノンバーバルの要素も取り入れながら会話をすると伝わりやすいため注目に値する．また，ADでは記憶障害が影響して会話が進みにくいことがあるため，過去の写真などを利用すると記憶を補える．

◆LPA

ADの非典型例でみられるlogopenic progressive aphasia（LPA）は，喚語困難に伴う自発話の停滞，呼称障害，文および句の復唱障害が中核症状とされる[4]．発話面では，speechの障害は認めず，明らかな文法障害も認めないが，自発話や呼称で音韻性錯語が目立つ．自発話では発話速度が低下し，喚語困難や音韻性錯語のために内容が空虚となることがある．例としては，「かどまつ」の呼称は「かでない，かでまつ，かどまつ」と音韻性錯語を呈するが，自己修正により正答に至ることもある．内言語は比較的保たれているが，音韻性錯語により目標語到達に時間を要するのである．言語理解はおおむね保たれているが，言語性短期記憶障害のために提示された文が長くなると理解困難となる．神経画像所見では，MRIで左シルビウス裂周辺領域の後部または頭頂葉の顕著な萎縮，SPECTやPETで左シルビウス裂周辺領域の後部や頭頂葉の顕著な血流低下または代謝低下を認めるのが特徴であるとされる[4]．

対応として，会話場面では，ゆっくりとできるだけ容易で短い文で話しかけ，多くの情報を盛り込まないようにする．また，急かすと音韻性錯語が増加し発話がさらに停滞するため，ゆったりとした雰囲気をつくり，文脈から本人の意思を推測しながら話を進めるようにする．

◆PNFA

progressive non-fluent aphasia（PNFA）では，言語理解はおおむね保たれているが，非流暢性発話となる．先述したとおり，臨床像がさまざまであるため非流暢性発話の要因もさまざまであるが，なかでも「失構音のみ」「文法障害のみ」「失構音と文法障害」という3タイプに分け検討した報告では，最も多いのが「失構音と文法障害の合併」で，最も稀なのが「失構音のみ」のタイプであるとしている[5]．なかには呼称，復唱や音読の要素的言語機能は保たれているにもかかわらず，自発話になると発話内容が貧困になるなど叙述の障害がみられるタイプもあり，このように初期に力動性失語を呈し，ブローカ（Broca）失語に至るという場合もある．進行に伴い，言語理解は障害され，発話量はさらに減少し，やがて緘黙となる．神経画像所見では，前頭葉後部から島の萎縮や血流低下を認める．

対応として，口頭による表現ができないことが多いため，代替手段として書字やパソコンを利用する．保たれている機能を使うことにより，本人の自信にもつなげられるかもしれない．

進行性核上性麻痺（progressive supranuclear palsy；PSP）や大脳皮質基底核変性症（corticobasal degeneration；CBD）は上記の症状が初発となることがあるが，speech

の障害を認める場合やこれらの合併もありうる．PSP において力動性失語を呈したという報告が少なからず認められる．Esmonde ら[6]は，要素的言語機能は比較的保たれているが，物語の叙述や談話で障害が認められ，音韻性錯語や構音障害は認められなかったと報告している．

これらへの対応としては，問いかける際には具体的な質問の仕かたをする．たとえば，「日曜日は何をしていましたか？」ではなく，「日曜日はお出かけしましたか？」「誰と行きましたか？」といった質問であると答えやすくなる．

◆語義失語

SD で認められる失語型である．初発症状は喚語困難が目立つ．AD においても初期に喚語困難を認めることがあるが，SD で特徴的なのは，呼称の際，語頭音ヒントが効かないことである．進行に伴い，語想起と語の理解障害の二方向性の障害がみられ，語義失語を認めるようになる．発話において喚語困難や語性錯語を認めるだけではなく，語義の理解障害がみられる．たとえば，会話のなかで，相手の発話に対し，「○○って何ですか？」と単語の意味を尋ねることがある．その場合，文ではなく，語を抽出して尋ねるのが特徴的である．また，「鉛筆はどれですか？」と聞いても，鉛筆を指差すことはできない．さらに，呼称では，語頭音ヒントを出しても無効であり，「えんぴ」とまでヒントを出しても「これは『えんぴ』というのですか」と反応し，正答を示してもピンとこない．復唱や音読は保たれているが，漢字では類音的錯読（例：海老→「かいろう」）が認められる．熟字訓の音読では類音的錯読が如実に現れる．書字においても類音的錯書が認められる．自験例では，家族に対しても敬語を使用するといったこともみられた．これは相手によって変えるべき表現の幅が狭小化しているのではないかと考えられる．

対応として，語が想起できないだけではなく，単語も理解できなくなるため，実物を呈示するなどの非言語的な情報も提供する必要がある．

SD の行動特性を活かし，言語の訓練をパターン化することで，一時的にではあるが日常生活上必要な語彙が再獲得できたという報告[7]がある．家族に「○○って何？」と頻繁に尋ねていたが，その質問も減少したという．うまく訓練をルーチン化したことにより，家族の負担も軽減された可能性がある．また，SD は語の表出が困難となるが，数字の表出は比較的保たれていることが多い．これを利用して，たとえば，道路の名称「大阪高槻京都線」が言えなくとも，数字で「（府道）14 号線」と記憶し，表出できることがある．これも一つの代替手段である．失われた言葉を再獲得させるのではなく，保たれている言葉を長く使えるように援助することもリハビリテーションである．

❷神経学的症状ならびに言語に反映される認知機能障害，行動学的障害への対応

◆運動障害性構音障害

発話速度を低下させると明瞭度が上がるが，般化は難しい．相手がゆっくり話すと，それに引きずられて発話速度が低下することがある．声量低下の場合も同様であり，相

手が大きな声で話すとそれにつられて声量が増すことがある．書字能力が保たれているなら書字を利用する，書字が困難な場合はクローズドクエスチョンで問いかける，などの工夫をする．なかには口腔内に唾液が貯留しているために喋れない（喋らない）場合や，唾液貯留のために発話明瞭度が低下していることもあるため，唾液嚥下を促してから話すように伝えるとよい．

◆エピソード記憶障害

　記憶の障害が要因となって認められるADに特徴的な言語症状である「取り繕い反応」は，質問に答えられずに恥ずかしい思いをしたくないという心理を反映した行動である[8]一方で，話し相手とかかわりを保っていたいという心理がはたらいている可能性があることも否めない．また，他の認知症疾患に比べてADで頻度が高い「振り返り徴候」[9]も，恥ずかしい思いをしたくないために介護者のほうに振り向いて確認をとろうとするのかもしれないが，介護者への依存も示唆している．この行動から，認知症者は人に依存しながらもコミュニケーションを継続させようとしているのかもしれないと考えると，かかわり手は認知症者の言葉の内容にとらわれず，不安を与えないように会話を進める努力をしなければならない．

　失語症でも，それ以外で認められる言語症状でも，発話内容に関して決してとがめるべきではない．とがめれば，「とがめられた」という負の感情だけが残ることになるためである．エピソード記憶が著明に障害されるADにおいて，情動による記憶の増強効果（感情を伴う出来事の記憶は残存する）が報告されている[10]ことからも，特に負の感情となって残りやすい非難や叱責は避けるべきである．

　前述したコミュニケーションを継続させようとする認知症者の行動を，人とかかわりをもち続けたいとする思いの表れとするなら，人からのちょっとした声かけが心の安定につながる可能性がある．たとえば，ADの2.4〜25％に出現する「夕暮れ症候群」[11]は，夕方から夜間にかけて不安，焦燥や徘徊などがみられる症状である．非薬物的介入としてさまざまな手段が試みられているが，その試みのなかで，優しく穏やかな声で話しかけると認知症者を安心させ，不安を減少させるという報告がある[12]．言葉の意味が理解できなくとも，声の調子などによって感情は伝わるため，声かけにも配慮が必要である．また中等度から重度のAD患者において，特に喜びの表情認知はおおむね保たれている[13]ことからも，笑顔で接することは安心を高められるのではないだろうか．

　一方，介護者の立場に立つと，同居する認知症者が毎日何度も同じ話や質問をすることに対しストレスを感じるようになる．そのストレスを軽減させるためにセラピストが介入した報告では，自宅で過ごすAD患者の配偶者にセラピストがかかわりかた（プログラム）を何度も指導し，同じ話や質問を繰り返すなどの行動を減少させたという[14]．その方法は質問されそうな内容に対する回答を記したカード（内容はごくシンプルにして，大きな文字で記載する）をあらかじめ作成しておき，介護者に認知症者が質問すると，そのカードを見るように促し，認知症者が自発的にカードを見ると褒めるという行動を繰り返すというもの，介護者はこのプログラムに満足したという．

　このようにセラピストが介入することによって困惑している介護者のストレス軽減に

つながることがある．介護者と認知症者の関係をよりよいものにするためにも，セラピストの役割は大きい．

◆レビー小体型認知症 (DLB) でみられる幻覚

不十分な覚醒状態ではコミュニケーションが成立しにくいため，会話は覚醒しているときに行う．幻視や妄想などで興奮しているときには安心させる言葉がけをする．たとえば，「虫がいる」と訴える場合には，「殺虫剤をまいたから大丈夫」と安心させるように対応する．多くの場合，記憶は保たれているため覚醒している際に会話をし，不安を取り除いておく．

介護者に対してのケアも重要で，特に人物誤認については家族が困惑することがあるため，家族に対して人物誤認に関する情報提供を行い，その症状も変動するということを伝えておく．

◆前頭側頭型認知症 (FTD) の思考の浅薄化

FTD の行動特性として，刺激に対して適当に反応してしまい，質問に対してもよく考えずに即答してしまうことがある．たとえば，「今日，娘さんは来ましたか？」と問うと「来ました」と即答するが，直後に「来てないのですか？」と聞くと「来てません」と答え，結局どちらかわからない場合がある．このような場合は，選択肢を文字呈示し選択させると正しい反応が得られることがある．

◆アパシー

アパシー(apathy) によりコミュニケーションがとりにくい場合，直接的に会話を試みるよりもなんらかの作業的な課題を媒介して会話を進めていくことも一つの手段ではないかと思われる．

いずれにしても対応が難しいが，周囲の人に疾患の特徴についての理解が得られるようにはたらきかけることが先決である．また，認知症者と周囲の人々との壁をつくらないためにも，認知症者とのかかわりのなかで得られた認知症者の情報，たとえば，認知症者との会話の内容や出来事，認知症者の得意とすることなどを伝えることにより，認知症者個人のことをよく知ってもらい，認知症者と他者がコミュニケーションをとりやすい環境をつくることも必要である．

多くの認知症は残念ながら現在の医療では完治することはない．したがって，病状の進行に伴って認知機能も低下する．認知症は進行性であるということを念頭に置いて，保たれている機能を活かしながらコミュニケーションをとることを基本とする．発話のみがコミュニケーション手段ではなく，ノンバーバルな手段 (ジェスチャー，絵や写真など) もコミュニケーションに有用である．

文献

1) Talerico KA, Evans LK, Strumpf NE：Mental health correlates of aggression in nursing home residents with dementia. *Gerontologist* 42：169-177, 2002

2) Savundranayagam MY, Hummrt ML, Montgomery RJ：Investigating the effects of communication problems on caregiver burden. *J Gerontol Psychol Sci Soc* 60：S48-55, 2005

3) Rousseaux M, Sève A, Vallet M, et al：An analysis of communication in conversation in patients with dementia. *Neuropsychologia* 48：3884-3890, 2010

4) Gorno-Tempini ML, Hills AE, Weintraub S, et al：Classification of primary progressive aphasia and its variants. *Neurology* 76：1006-1014, 2011

5) Mesulam MM, Wieneke D, Thompson C, et al：Quantitative classification of primary progressive aphasia at early and mild impairment stages. *Brain* 135：1537-1553, 2012

6) Esmonde T, Giles E, Xuereb J, et al：Progressive supranuclear palsy presenting with dynamic aphasia. *J Neurol Neurosurg Psychiatry* 60：403-410, 1996

7) 一美奈緒子，橋本　衛，小松優子，他：意味性認知症における言語訓練の意義．高次脳機能研 32：417-425, 2012

8) Matsushita M, Yatabe Y, Koyama A, et al：Are saving appearance responses typical communication patterns in Alzheimer's disease? *PLoS One* 13：e0197468, 2018

9) Fukui T, Yamazaki T, Kinno R：Can the 'Head-Turning Sign' be a clinical marker of Alzheimer's disease? *Dement Geriatr Cogn Disord Extra* 1：310-317, 2011

10) Kazui H, Mori E, Hashimoto M, et al：Impact of emotion on memory. Controlled study of the influence of emotionally charged material on declarative memory in Alzheimer's disease. *Am J Psychiatry* 156：216-222, 2000

11) Khachiyants N, Trinkle D, Son SJ, et al：Sundown syndrome in persons with dementia：an update. *Psychiatry Investig* 8：275-287, 2011

12) Rousseaux M, Sève A, Vallet M, et al：An analysis of communication in conversation in patients with dementia. *Neuropsychologia* 48：3884-3890, 2010

13) Guaita A, Malnati M, Vaccaro R, et al：Impaired facial emotion recognition and preserved reactivity to facial expressions in people with severe dementia. *Arch Gerontol Geriatr* 49（Suppl 1）：135-146, 2009

14) Bourgeois MS, Burgio LD, Schulz R, et al：Modifying repetitive verbalizations of community-dwelling patients with AD. *Gerontologist* 37：30-39, 1997

栄養介入

check
- ☑ 健常高齢者の栄養介入による認知機能への効果が理解できる．
- ☑ MCI 高齢者の栄養介入による認知機能への効果が理解できる．
- ☑ 低栄養と認知症の関係について理解できる．

❶認知機能低下を防御する栄養（図3-18）

栄養による認知機能の改善効果は知見にばらつきがあり適応には限界がある．これまでに行われた介入試験では認知症発症予防の効果を認めた試験がある一方，認知機能低下予防や認知症発症予防に効果を示さなかった介入試験も多数あるため，栄養単独による認知症発症予防や認知機能低下予防の効果は一致した見解を得ていないことに留意して参考にしなければならない．

◆抗酸化食品

これまで多くの認知機能保護因子として複数の食品や栄養素が報告されている（図3-18）．お茶，野菜，果物などに含まれるビタミン E（図3-19）は抗酸化ビタミンであり，アルツハイマー型認知症の発症を抑制する効果が期待されている．この関連報告として，ビタミン E 単独よりもビタミン C の併用が有効であったとの報告もある[1,2]．ビタミン E のサプリメントを使用した数少ないランダム化比較試験（RCT）では，軽度認知障害（MCI）に投与して AD への移行を調査しているが，有効性はなかったとしている[3]．ビタミン E を9年間投与して認知機能への効果を確認した報告があるが，こちらも有効性はないとしており[4]，ビタミン E による介入効果は一定の見解を得ていない．以上のことから，抗酸化と関連するビタミンの摂取としてサプリメントを単独で使用し

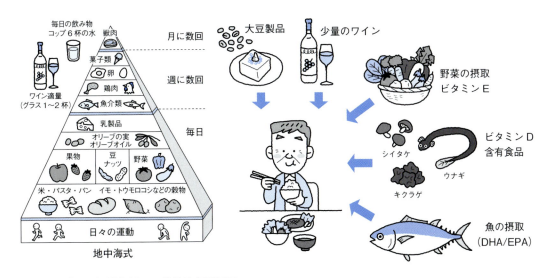

【図3-18】 認知機能低下の栄養的保護因子

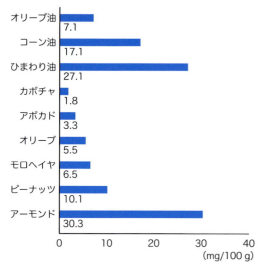

【図3-19】 ビタミンE（α-トコフェロール）含有量の比較
〔日本食品表示成分表2015年版（七訂）文部科学省より一部抜粋〕

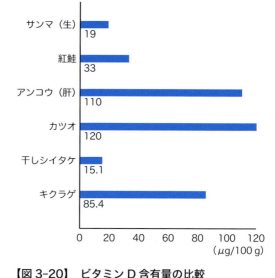

【図3-20】 ビタミンD含有量の比較
〔日本食品表示成分表2015年版（七訂）文部科学省より一部抜粋〕

た場合の認知機能に対する介入効果は否定的である．併せて，ビタミンEの1日あたり400 IU以上の摂取は死亡リスクを上昇させるとの報告もあり，注意が必要である[5]．

◆ ビタミンD（図3-20）

　ビタミンDは認知機能と関連しており，ビタミンD血中濃度が50 nmol/L未満と50 nmol/L以上の2群比較では，高血中濃度の群が認知機能の成績がよかったとの報告がある[6]．また，地域在住高齢女性を対象とした研究では，7年間の追跡結果からビタミンDの摂取が少ない人は将来のアルツハイマー病リスクが高いと報告されている[7]．MCIと血中ビタミンD濃度にも関連があり，血中濃度が低いとMCIのリスクは2.5倍高いとする報告もある[8]．

　一方，アジアの男性高齢者を対象とした研究では，血中のビタミンD濃度低下は"うつ"と関連していたが，認知症の発症には関連しなかったとしている[9]．加えて，介入によりビタミンDが低下している人へ9,000 IUのビタミンDを投与した報告においても，認知機能への効果を認めなかった[6]としており，ビタミンDと認知機能に関して十分な研究がなされているとはいえない．ただし，血中ビタミンD濃度の低下した人に対するサプリメンテーションは，筋機能の改善[10]，転倒予防[11]への有効性を示すエビデンスが多数あり，虚弱や転倒に起因する認知機能低下を防ぐことが期待されるため，間接的な重要栄養素である．

◆ 飲酒

　少量の飲酒は認知症を抑制するとされ，アルコールの種類はポリフェノールを多く含むワインがよいとされる[12]．しかし，アジア人は生来アルコール分解能力が低い人の割合が多く[13]，アルコール使用障害に陥る危険性が非常に高いため，日々のアルコール摂

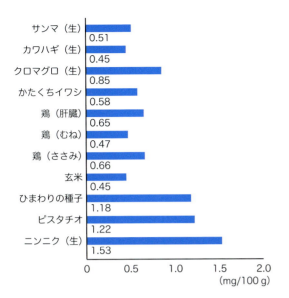

【図 3-21】 ビタミン B₆ 含有量の比較
〔日本食品表示成分表 2015 年版（七訂）文部科学省から一部抜粋〕

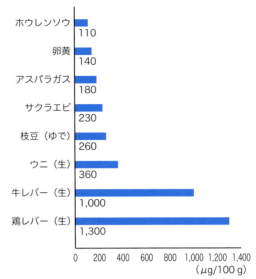

【図 3-22】 葉酸含有量の比較
〔日本食品表示成分表 2015 年版（七訂）文部科学省より一部抜粋〕

取による認知症発症リスク軽減よりも，依存形成のリスクを検討すべきである[14]．特に，1 日あたり 36 g 以上のアルコールを毎日摂取することは将来の認知症発症リスクを高める[15]．認知症発症リスク軽減を目的とした飲酒は奨励されるべきではない．

◆ビタミン B 群，葉酸（図 3-21，22）

ビタミン B 群や葉酸はホモシステインの代謝に関与している．このホモシステインは，血管や神経への毒性が指摘されており，以前から脳血管性認知症やアルツハイマー病との関連が指摘されている[16]．葉酸を用いた RCT をとりまとめたメタアナリシス[17]では，健常高齢者に対する葉酸の提供は認知機能に影響がなかったとしている．また，認知機能が低下している人に対する介入試験も同様に認知機能への影響はなかったとしている．これらのことから現時点では，葉酸による認知機能改善効果はないと考えられている．

◆ω-3 系脂肪酸

魚油に多く含まれるドコサヘキサエン酸（docosahexaenoic acid；DHA）や，エイコサペンタエン酸（eicosapentaenoic acid；EPA）など ω-3 系脂肪酸は，抗炎症作用によりアルツハイマー病予防に有効な可能性がある．これら ω-3 系脂肪酸のうち DHA を健常者 485 人に 24 週間投与した RCT では認知機能低下の予防効果がみられたという報告がある[18]．その他の RCT では，DHA，EPA を投与したが認知機能低下に対する予防効果はなかったとされる[19]．すでに，アルツハイマー病と診断を受けた人を対象とした RCT も複数あるが，いずれも認知機能の低下を予防するに至っていない[20,21]．

そのため，魚油（DHA・EPA）による認知機能改善効果は一定の見解を得ていない．魚油の摂取方法や摂取量，または運動などとの組み合わせによる効果検証が待たれる．

◆大豆製品

大豆製品は，古くから日本食に多く取り入れられており，近年では認知症発症リスクの軽減効果が報告されている[22]．この研究は 1,006 人の 60〜79 歳の認知症がない高齢者を対象に 15 年間前向きに観察したもので，大豆を摂取している人はアルツハイマー病発症リスクが 35% 低かったとしている．これは味噌，豆腐，豆乳などを取り入れた和食が認知症発症予防に役立つ可能性を示している．また，健常者を対象とした大豆ペプチド摂取の試験では，集中力の持続，情報処理能力の向上による記憶力の改善が報告されている[23]．

この大豆による認知機能改善のメカニズムとして，カテコールアミン神経伝達物質の代謝回転の亢進[24]や神経栄養因子の発現亢進[25]が示唆されており，代表的な関与成分としてセリルチロシンがある[24]．

しかしながら，大豆製品を使用した RCT も他の食品や栄養素の介入試験と同様に結果が一定ではないため，研究デザインの優れた質の高い研究が待たれる．

◆低栄養

低栄養は「身体機能の障害をきたす可能性のある，除脂肪体重の低下した状態」と定義[26]され，健康な生命活動を行えない状態である．低栄養の評価として①6 か月で 2〜3 kg 以上の体重減少，②BMI 18.5 未満が用いられている．この低栄養の発生率について健康な地域在住高齢者では 1.0% とされるが，在宅アルツハイマー病患者では 5% と 5 倍の発生率である[27]．つまり，低栄養は認知症と強く関連していると考えられ，栄養状態の改善を行うことが非常に重要である．しかしながら，高齢者は若年者と比較して食事摂取内容を改善しても体重が回復しにくいことが報告[28]されており，効果的な低栄養改善プログラムの確立が望まれる．

❷栄養介入を通じた認知症予防および認知機能改善の限界

栄養はすべての人に必要なエネルギー源であると同時に，特定の栄養素は認知機能の改善や認知症発症リスクの低減に効果が期待されるものである．しかしながら，介入試験における結果の不一致（効果があったとする報告となかったとする報告が多数存在）があり，この背景には被験者の栄養状態がコントロールされていないことなどの要因があるとされている．そのため，統制された質の高い栄養介入研究が進展することが重要であり，食事や栄養による認知症予防法，認知機能改善方法の確立が望まれる．加えて，栄養介入だけに着目するのではなく，セラピストは対象者に対し運動習慣の獲得や社会参加を促し，高齢期の認知機能低下の予防にも介入していくことが肝要である[29]．

文献

1) Zandi PP, Anthony JC, Khachaturian AS, et al：Reduced risk of Alzheimer disease in users of antioxidant vitamin supplements：the Cache County Study. *Arch Neurol* 61：82-88, 2004

2) Grodstein F, Chen J, Willett WC：High-dose antioxidant supplements and cognitive function in community-

dwelling elderly women. *Am J Clin Nutr* 77：975-984, 2003

3) Barnes DE, Yaffe K：Vitamin E and donepezil for the treatment of mild cognitive impairment. *N Engl J Med* 353：951-952, 2005

4) Kang JH, Cook N, Manson J, et al：A randomized trial of vitamin E supplementation and cognitive function in women. *Arch Intern Med* 166：2462-2468, 2006

5) Miller ER 3rd, Pastor-Barriuso R, Dalal D, et al：Meta-analysis：high-dosage vitamin E supplementation may increase all-cause mortality. *Ann Intern Med* 142：37-46, 2005

6) Balion C, Griffith LE, Strifler L, et al：Vitamin D, cognition, and dementia：a systematic review and meta-analysis. *Neurology* 79：1397-1405, 2012

7) Annweiler C, Rolland Y, Schott AM, et al：Serum vitamin D deficiency as a predictor of incident non-Alzheimer dementias：a 7-year longitudinal study. *Dement Geriatr Cogn Disord* 32：273-278, 2011

8) Annweiler C, Fantino B, Schott AM, et al：Vitamin D insufficiency and mild cognitive impairment：cross-sectional association. *Eur J Neurol* 19：1023-1029, 2012

9) Chan R, Chan D, Woo J, et al：Association between serum 25-hydroxyvitamin D and psychological health in older Chinese men in a cohort study. *J Affect Disord* 130：251-259, 2011

10) Sato Y, Iwamoto J, Kanoko T, et al：Low-dose vitamin D prevents muscular atrophy and reduces falls and hip fractures in women after stroke：a randomized controlled trial. *Cerebrovasc Dis* 20：187-192, 2005

11) Halfon M, Phan O, Teta D：Vitamin D：a review on its effects on muscle strength, the risk of fall, and frailty. *Biomed Res Int* 2015：953241, 2015

12) Orgogozo JM, Dartigues JF, Lafont S, et al：Wine consumption and dementia in the elderly：a prospective community study in the Bordeaux area. *Rev Neurol Paris* 153：185-192, 1997

13) 原田勝二：飲酒―日本人のアルコール代謝酵素の遺伝的多型. 最新医学 57：630-640, 2002

14) Schwarzinger M, Pollock BG, Hasan OSM, et al：Contribution of alcohol use disorders to the burden of dementia in France 2008-13：a nationwide retrospective cohort study. *Lancet Public Health* 3：e124-e132, 2018

15) Sabia S, Elbaz A, Britton A, et al：Alcohol consumption and cognitive decline in early old age. *Neurology* 82：332-339, 2014

16) Ho RC, Cheung MW, Fu E, et al：Is high homocysteine level a risk factor for cognitive decline in elderly? A systematic review, meta-analysis, and meta-regression. *Am J Geriatr Psychiatry* 19：607-617, 2011

17) Malouf R, Grimley Evans J：Folic acid with or without vitamin B12 for the prevention and treatment of healthy elderly and demented people. *Cochrane Database Syst Rev*：CD004514, 2008

18) Yurko-Mauro K, McCarthy D, Rom D, et al：Beneficial effects of docosahexaenoic acid on cognition in age-related cognitive decline. *Alzheimers Dement* 6：456-464, 2010

19) van de Rest O, Geleijnse JM, Kok FJ, et al：Effect of fish oil on cognitive performance in older subjects：a randomized, controlled trial. *Neurology* 71：430-438, 2008

20) Quinn JF, Raman R, Thomas RG, et al：Docosahexaenoic acid supplementation and cognitive decline in Alzheimer disease：a randomized trial. *JAMA* 304：1903-1911, 2010

21) Freund-Levi Y, Basun H, Cederholm T, et al：Omega-3 supplementation in mild to moderate Alzheimer's disease：effects on neuropsychiatric symptoms. *Int J Geriatr Psychiatry* 23：161-169, 2008

22) Ozawa M, Ninomiya T, Ohara T, et al：Dietary patterns and risk of dementia in an elderly Japanese population：the Hisayama Study. *Am J Clin Nutr* 97：1076-1082, 2013

23) Nakamori T, Maebuchi M, Okuda J, et al：Behavioral evidence for beneficial effects of soy peptide supplementation on higher brain function in healthy young volunteers. *Jpn Pharmacol Ther* 41：457-464, 2013

24) Ichinose T, Moriyasu K, Nakahata A, et al：Orally administrated dipeptide Ser-Tyr efficiently stimulates noradrenergic turnover in the mouse brain. *Biosci Biotechnol Biochem* 79：1542-1547, 2015

25) Katayama S, Imai R, Sugiyama H, et al：Oral administration of soy peptides suppresses cognitive decline by induction of neurotrophic factors in SAMP8 mice. *J Agric Food Chem* 62：3563-3569, 2014

26) Jensen GL, Cederholm T, Correia MITD, et al：GLIM criteria for the diagnosis of malnutrition：A consensus report from the global clinical nutrition community. *JPEN J Parenter Enteral Nutr* 43：32-40, 2019

27) Guigoz Y, Lauque S, Vellas BJ：Identifying the elderly at risk for malnutrition. The Mini Nutritional Assessment. *Clin Geriatr Med* 18：737-757, 2002

28) Roberts SB, Fuss P, Heyman MB, et al：Control of food intake in older men. *JAMA* 272：1601-1606, 1994

29) Ngandu T, Lehtisalo J, Solomon A, et al：A 2 year multidomain intervention of diet, exercise, cognitive training, and vascular risk monitoring versus control to prevent cognitive decline in at-risk elderly people (FINGER)：a randomised controlled trial. *Lancet* 385：2255-2263, 2015

感覚器障害を併発した例への介入

check

- ☑ 感覚喪失は認知機能の低下の可能性や活動や社会的交流の制限，QOL低下などと結びついている．
- ☑ 感覚喪失を併発する認知症高齢者は，認知的介入のみならず環境評価や教育，持続的な動機づけや習慣化など，多面的な介入が必要とされる．

わが国はいまだかつてない超高齢社会を迎え，視覚や聴覚などの感覚喪失（sensory loss）を合併する高齢者が増加の一途をたどっている．感覚喪失は，ただ「見えない」「聞こえない」などという一側面の問題だけではなく，認知機能低下リスクと関連し[1]，精神心理機能の低下や社会的交流の機会の減少（図3-23）[2]，2.5倍程度の転倒のリスク増加[3]などと関連していると報告されている．

感覚喪失と認知機能の低下の関連性について述べている仮説は4つある．第1に脳だけではなく，網膜などの視覚経路にもアミロイドβ蛋白が関与し，病巣経路を共有するとした共通原因仮説，第2に視覚・聴覚機能低下により，より多くのワーキングメモリを使用し，結果として各種検査の成績が低下するという，いわゆる認知的負荷理論を基にした仮説，第3に感覚喪失は，身体的および精神的活動などの低下が相互に関与し，次第に認知機能の低下をきたすという仮説によるもの，第4に高血圧，糖尿

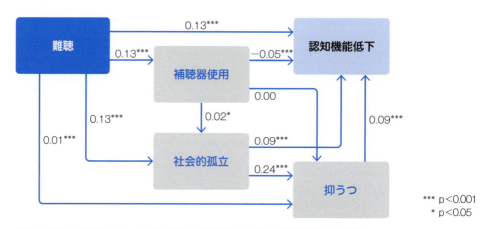

【図3-23】 難聴がもたらす社会的心理機能および認知機能低下の関係
RMSEA＝0.034（90％信頼区間：0.033, 0.035）
probability RMSEA ≦0.05＝1.000，CFI＝0.967，TLI＝0.907

- RMSEA；Root Mean Square Error of Approximation，平均二乗誤差平方根．モデルの分布と真の分布との乖離を1自由度あたりの量として表現した指標．0に近ければ近いほどよいとされ，一般に0.05以下であればよいモデルとされる．
- probability RMSEA（RMSEA≦0.05）：RMSEAが0.05を下回る確率
- CFI；Comparative Fit Index
- TLI；Tucker-Lewis Index指標：比較適合度指標である．0から1の間の値を取り，数値が大きいほど，適合度が高い．1に近づくほど適合度が高いとされる．

〔Dawes P, Emsley R, Cruickshanks KJ, et al：Hearing loss and cognition：the role of hearing AIDS, social isolation and depression. PLoS One 10：e0119616, 2015 より改変〕

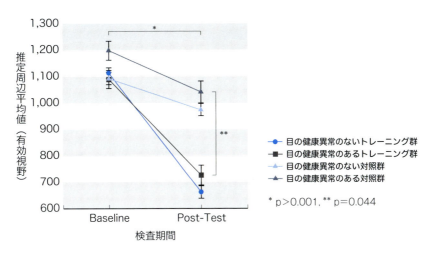

【図 3-24】 各グループ間における有効視野パフォーマンスの推定周辺平均値
〔Elliott AF, O'Connor ML, Edwards JD：Cognitive speed of processing training in older adults with visual impairments. *Ophthalmic Physiol Opt* 34：509-518, 2014 より〕

病などの加齢や生活習慣による心血管リスク因子が関与するとする仮説などである[4-7]．このような見解から，感覚喪失は認知機能低下のリスクと関連し，さらに日常生活活動（ADL）や手段的日常生活活動（IADL）の低下，生活の質（QOL）の低下[8]など，日常生活に大きく影響を及ぼすため，高齢者に対する感覚喪失への支援が近年クローズアップされている．

❶感覚喪失を併発する高齢者および認知症高齢者への介入研究

60歳時の網膜の異常は80歳時の認知機能に関係しており，早期に感覚喪失に介入することが認知機能低下の予防に寄与することが示唆されている[9]．軽度認知障害（MCI）者を対象とした視覚機能に対する数少ないパイロット研究（The Memory or Reasoning Enhanced Low Vision Rehabilitation；MORE-LVR）では，個別化された目標に対応する訓練（例：書類を書く作業，新聞を読む，薬の服用など）を行った結果，視覚機能・論理的な思考の改善，IADL自立度と目標に対する満足度などが改善した報告がある[10]．さらに視覚障害のある地域在住高齢者に対して認知速度処理訓練（Cognitive Speed of Processing Training；SPT）を行ったランダム化比較試験（RCT）では，トレーニング群は対照群に比べて有効視野（useful field of view；UFOV）が改善したという報告がある（図3-24）[11]．聴覚機能の障害を有する成人の聴覚訓練および認知機能訓練におけるシステマティック・レビューでは，ある程度の効果はあるものの訓練内容によって効果に差があり，確実性のある訓練効果を導き出すためには質の高いRCTなどが必要であるとしている[12]．

その他の感覚喪失に対する多面的な介入としては，COM-B（capability, opportunity, motivation and behaviour）モデルを用いた行動変容の側面からのアプローチがある．2017年より開始している「SENSE-Cog sensory support intervention（SSI）」は，認知症における在宅での聴覚と視力の改善のためのプロトコルに関する研究である．この

ドメイン	能力 Capability (C)	機会 Opportunity (O)	動機 Motivation (M)
意味	個人の心理的および身体的能力	個人の能力に影響する外的要因	目標と意思決定，行動活性化プロセス
感覚支援介入構成要素	C1：視覚/聴覚障害の診断および再調整，補聴器・眼鏡などの処方 C2：SST*や家族などの支援者とともに補聴器・眼鏡などの正しい装着方法，保管・管理方法などを訓練する C3：コミュニケーショントレーニング SSTによる本人・家族や友人などへのアドバイス．入院・施設入居であれば職員教育など C4a：在宅でのADL/IADL評価	C5：保健・社会福祉サービスへの活用 心理・老人精神医学サービス，社会資源の利用 C6：補助的な感覚装置の提供 グレアなどを抑えた光学的機器の使用，眼鏡のストラップ，補聴器のクリップなどの提供	C4b：個別目標設定 SSTと共同し日常生活のなかで課題となる問題から個別目標を設定し，目標に対する達成度などを把握し，動機づけを行い支援する C7：社会/趣味/興味活動への紹介 家族や友人などと興味・関心に基づいて，会話を楽しむかかわり，音楽を楽しむためのサークル活動など，社会やなじみのある活動に参加する

*SST：sensory support therapist（地域や在宅において持続的に感覚喪失の支援を行う訓練をされた者）
・C3～7の要素は，ケースにより順序や内容が柔軟に選択される
・C8：SSTによる個々のニーズと目標達成度のモニタリング

期待される行動変化（B）：感覚遮断の是正およびQOLの改善

眼鏡や補聴器の正しい定期的な使用により，目標に挙げた課題を解決し，妨げられていた活動や趣味の幅が増加し，社会参加の拡大が期待できる．

【図 3-25】 COM-B モデルを用いた感覚喪失に対する介入図
COM-B モデル：臨床医や公衆衛生に携わる者が効果的な介入のために，系統的な文献レビューを参考に開発された新しいフレームワーク．COM-B；「能力 Capability (C)」，「機会 Opportunity (O)」，「動機 Motivation (M)」を分析し，9つの介入機能，介入機能をサポートする7つの方針に基づいて介入することで「行動 Behaviour (B)」の変容を促す枠組み．
〔Regan J, Dawes P, Pye A, et al：Improving hearing and vision in dementia：Protocol for a field trial of a new intervention. BMJ Open 7：e018744, 2017 をもとに作成〕

プロトコルの一部は開発段階でヨーロッパ全体の作業療法士らの知見も参考にされておりRCTのための予備的な介入研究の段階ではあるが，有意義な知見を期待できる研究のため，以下に概要を紹介する（図3-25）[13]．

❷感覚喪失を併発する認知症高齢者への多面的な介入および考察

患者：80代，女性，通所リハビリテーション利用者．
既往歴および合併症：軽度アルツハイマー型認知症，白内障，軽度難聴あり．

　症例は感覚喪失を併発する軽度の認知症の女性であり，視覚・聴覚機能低下のためか最近は生活範囲の狭小化，対人交流の場面の減少が目立っていた．補聴器を勧めるも「高価だから必要ない」とのことであったが，本人や夫に補聴器の必要性と補聴器に関する支援制度（医療費控除，身体障害者手帳など）を説明（図 3-25 参照）し，補聴器を導入した（C5）．しかし，補聴器を使用する習慣がなかったため，本人および夫に対し

て補聴器や眼鏡を普段から装着すること，眼鏡や補聴器の清掃・保管などを日々行い，習慣化するように指導（C 2）を行った．また，「目が悪いから細かいことはできない」と訴えたため，眼科を受診し眼鏡を再調整するよう勧め（C 1），視覚的に巧緻な作業を行えるよう支援した．さらに補聴器は耳穴型補聴器であり，脱落する場合や取りはずし時に紛失することがあったため，補聴器にはイヤチェーン，眼鏡にはストラップを使用してもらい紛失を防止した（C 6）．

次の段階として，感覚遮断を是正することにより得られる利益や弊害などの教育を本人や夫に行い，さらに近所の友人に症例の趣味であったカラオケ教室や老人会などの行事に誘い出す協力を依頼した．併せて症例の友人に感覚喪失に関する教育を行い，日常生活のなかで感覚喪失による自己効力感の低下や遠慮などから社会参加の機会が分断されないように，継続的に支援できる環境づくりを行った（C 7）．神経認知障害かつ感覚喪失を有する人は，感覚喪失がない人よりも Neuropsychiatric Inventory（NPI）スコアが 3 倍高いという報告もあり[14]，感覚喪失および認知症を有する症例には社会参加への支援も重要と思われる．さらに症例の感覚喪失により，夫との意思疎通が困難であり，口論が絶えず本人・夫ともにストレスが高い状況であった．そのため，本人には，感覚喪失により会話の内容がわからない場合も適当に流すのではなく聞き返すことや，遠慮をせずに感じている気持ちを素直に伝えることを提案し，夫へは感覚喪失に対する知識やかかわりかたを繰り返し指導することで，本人の行動・心理症状（BPSD）悪化や引きこもりを防止し，家族の介護負担軽減に努めた（C 3）．視覚障害を有する認知症高齢者を対象にした RCT でも，最も ADL 低下を予防した介入は，視覚障害の認識に対する職員への動機づけと教育に関連し，費用対効果の高い介入であると報告しており[15]，在宅においても家族教育が重要であると思われる．

また，在宅での個別性のある介入を行うため，家族とともに在宅での ADL/IADL 評価（C 4a）を行い，日中は自室のトイレまで行く，孫に短い手紙を書く，自分用のカラオケの歌詞カードを作成するなどの目標を設定した（C 4b）．手紙や歌詞カードの便箋は大きく，罫線は広くし，便箋に顔を近づけ書字や読書などの視覚走査がしやすいように指導を行った．住環境ではトイレまでの照明の照度を一定にし，さらに廊下の手すりの色をわかりやすいコントラストにし，トイレまでの安全な移動導線を確保した．高齢者の転倒予防策について検討したシステマティック・レビューでは，より致命的な転倒を予防した介入は運動＋視力評価と治療（非手術）＋環境の評価・改善など，複数の介入方法の組み合わせであったという報告[16]があり，特に在宅評価などの環境面の評価においては作業療法士が介入する場合がより効果的とされているため[17]，住宅改修や福祉用具選定などの住環境へ評価・介入も重要と思われる．

❸まとめ

感覚喪失を併発した認知症者を対象にした研究は，有意義で可能性があるテーマではあるが，質の高いエビデンスの報告は少ないのが現状である．さらに心身機能・構造に対する認知的な介入研究の報告はより少なく，また規模も小さい．おそらく感覚受容器の問題か，あるいは脳の処理過程の問題なのかの判別が困難であることや，対象者の興

味・関心や動機が低く，協力が得られないなどの限界が存在するためと思われる．よってわれわれは，認知的な介入のみに固執することなく，感覚喪失および認知症を呈する対象者に対し持続的に動機づけされた個別的かつ多面的な，段階づけされた作業を提供し，対象者がより主体的に参加できるような支援を模索することが必要と思われる．今後，感覚喪失を併発する認知症高齢者に対して，介入の長期的な有効性が明らかになるよう，質の高い研究が数多く報告されることを期待したい．

文 献

1) Lin MY, Gutierrez PR, Stone KL, et al：Vision impairment and combined vision and hearing impairment predict cognitive and functional decline in older women. *J Am Geriatr Soc* 52：1996-2002, 2004

2) Dawes P, Emsley R, Cruickshanks KJ, et al：Hearing loss and cognition：the role of hearing AIDS, social isolation and depression. *PLoS One* 10：e0119616, 2015

3) American Geriatrics Society, British Geriatrics Society, American Academy of Orthopaedic Surgeons Panel on Falls Prevention：Guideline for the prevention of falls in older persons. *J Am Geriatr Soc* 49：664-672, 2001

4) Killen A, Firbank MJ, Collerton D, et al：The assessment of cognition in visually impaired older adults. *Age Ageing* 42：98-102, 2013

5) Clemons TE, Rankin MW, McBee WL, et al：Cognitive impairment in the Age-Related Eye Disease Study：AREDS report no.16. *Arch Ophthalmol* 124：537-543, 2006

6) Tan JS, Wang JJ, Mitchell P：Influence of diabetes and cardiovascular disease on the long-term incidence of cataract：the Blue Mountains eye study. *Ophthalmic Epidemiol* 15：317-327, 2008

7) Deal JA, Sharrett AR, Rawlig AM, et al：Retinal signs and 20-year cognitive decline in the Atherosclerosis Risk in Communities Study. *Neurology* 90：e1158-e1166, 2018

8) Heine C, Browning C：Dual Sensory Loss in Older Adults：A Systematic Review. *Gerontologist* 55：913-928, 2013

9) Chung SD, Lee CZ, Kao LT, et al：Association between neovascular age-related mascular degeneration and dementia：a population-based case-control study in Taiwan. *PLoS One* 10：e0120003, 2015

10) Whitson HE, Whitaker D, Potter G, et al：A low-vision rehabilitation program for patients with mild cognitive deficits. *JAMA Ophthalmol* 131：912-919, 2013

11) Elliott AF, O'Connor ML, Edwards JD：Cognitive speed of processing training in older adults with visual impairments. *Ophthalmic Physiol Opt* 34：509-518, 2014

12) Lawrence BJ, Jayakody DMP, Henshaw H, et al：Auditory and Cognitive Training for Cognition in Adults With Hearing Loss：A Systematic Review and Meta-Analysis. *Trends Hear* 22：2331216518792096, 2018

13) Regan J, Dawes P, Pye A, et al：Improving hearing and vision in dementia：Protocol for a field trial of a new intervention. *BMJ Open* 7：e018744, 2017

14) Kiely K, Mortby M, Anstey K：Differential associations between sensory loss and neuropsychiatric symptoms in adults with and without a neurocognitive disorder. *Int Psychogeriatr* 30：261-272, 2018

15) Teresi JA, Morse AR, Holmes D, et al：The impact of a low vision intervention on affective state among nursing home residents. *J Ment Health Aging* 9：73-84, 2003

16) Tricco AC, Thomas SM, Veroniki AA, et al：Comparisons of Interventions for Preventing Falls in Older Adults：A Systematic Review and Meta-analysis. *JAMA* 318：1687-1699, 2017

17) Gillespie LD, Robertson MC, Gillespie WJ, et al：Interventions for preventing falls in older people living in the community. *Cochrane Database Syst Rev* 9：CD007146, 2012

家族介護者支援

check

- ☑ 介護者に対する介入は，介護者だけでなく認知症者に対しても有益な効果をもたらすことができる．
- ☑ 介護者に対する介入は，多次元的に，柔軟に，さまざまな要因を組み合わせて実践されている．
- ☑ 介護者への介入は，方法や技術に多くの違いがあり，効果の変動が大きいことがある．

　わが国の在宅介護における家族介護者（介護者）の割合は，同居家族が58.7％，別居家族が12.2％であり[1)]，そのほとんどを家族が担っている．認知症者が在宅生活を継続するためには，家族や周囲のサポートが不可欠であるが，在宅介護ではさまざまなストレスが伴うため，介護放棄や虐待，殺人などの在宅介護に関係する報道が後を絶たない[2)]．これまでも国内外を問わず，介護者のストレス低減を目的とした多くの実践が行われており，エビデンスが蓄積されつつある．

　表3-9に国際老年精神医学会（International Psychogeriatric Association；IPA）が掲げる介護者支援における「成功のための要素」を示す[3)]．①介護者だけでなく，患者（認知症者）にも焦点を当てる，②教育と支援に加えて，トレーニングとスキル習得に焦点を当てる，③多次元的に，柔軟に，介護者と被介護者（認知症者）のニーズを合わせて行う，④薬物療法が適応の場合には組み合わせる，⑤介護者への情報提供に加えて以下を組み合わせる：具体的な行動・心理症状（BPSD）への対処スキル，患者の身体的な安全とウェルビーイング（well-being）を確保するためのスキル，難しいADLの介助に対処するスキル，サービス利用，介護協力者など，⑥専門職との協働的介護，⑦中・長期的な効果に焦点を当てる，⑧フォローアップ評価を行う．①～③を満たすことが必要であり，④以降を組み合わせることで効果的になると示している．

【表3-9】　介護者支援における成功のための要素

① 介護者だけでなく，患者（認知症者）にも焦点を当てる

② 教育と支援に加えて，トレーニングとスキル習得に焦点を当てる

③ 多次元的に，柔軟に，介護者と被介護者（認知症者）のニーズを合わせて行う

④ 薬物療法が適応の場合には組み合わせる

⑤ 介護者への情報提供に加えて以下を組み合わせる：
具体的なBPSDへの対処スキル，患者の身体的な安全とウェルビーイング（well-being）を確保するためのスキル，難しいADLの介助に対処するスキル，サービス利用，介護協力者など

⑥ 専門職との協働的介護

⑦ 中・長期的な効果に焦点を当てる

⑧ フォローアップ評価を行う

〔国際老年精神医学会（著），日本老年精神医学会（監訳）：成功のための要素．認知症の行動と心理症状BPSD 第2版．p101，アルタ出版，2013を参考に作成〕

❶介護者の支援

　　介護者への支援方法は，これまでもシステマティック・レビューやメタアナリシスによって，有用性の検証がたびたび行われてきた．Brodaty ら[4]は，30 件の介入研究をメタ解析した結果，介護者への介入は介護負担感や心理的苦痛の軽減，介護知識の改善，気分の改善に有効であると示し，介護者への心理社会的介入によって，認知症者が施設へ入所する時期を遅らせることができると結論づけている．また，Olazarán ら[5]は，非薬物療法に関する 179 件の研究を対象にしたメタアナリシスで，心理社会的介入は認知症者の ADL，気分，行動，生活の質（QOL）などの改善や，介護者の気分，介護負担感，QOL の改善において，費用対効果の高い支援方法であると報告した．このように，介護者支援では，心理社会的介入は，両者に有用であることがわかる．

　　介護者を支援する方法（要素）の一つに教育的介入がある．Jensen ら[6]は，介護者への教育的介入に関するメタアナリシスで，介護負担感の軽減やうつ状態の改善に効果があるものの，QOL の改善や施設入所の抑制への明らかな効果は認めなかったことを示している．また，介護者への短期的な教育的介入のみでは，認知症者の施設入所を促進させる可能性も指摘されている[7,8]．したがって，介護者への介入では，教育的介入プログラムだけではなく，その他のさまざまな要因を含む心理社会的介入プログラムが推奨される．

❷介護者への介入方法

　　介護者への有効な介入例を**表 3-10** に示す．介護者への介入方法は，介入形態の違いから，①集団介入，②個別介入，その両方を組み合わせた③複合的介入，認知症者と介護者を包括的に支援する④包括的介入に分けることができる．①では，心理教育的手法や認知行動療法的手法を用いた実践が数多く報告されている[9-15]．具体的には，病院や施設において，複数名の介護者を対象に，在宅介護に必要な介護知識や情報提供に加え，

【表 3-10】　介護者への有効な介入例

介入例	形態	介入方法
心理教育的プログラム[9-12]	集団介入	構造化された方法で在宅介護に必要な知識や介護ストレスへの対処スキルに関する教育を行う．また，介護者同士がピアカウンセリングを行う
認知行動療法的プログラム[13-15]	集団介入	介護者教育，ストレスマネジメント，コーピングスキル訓練を行う
個別カウンセリングプログラム[16]	個別介入	面接・電話・テレビ電話を用いて，個別カウンセリングを行う
複合的プログラム[18-21]	複合的介入（集団介入＋個別介入）	個別カウンセリングやサポートグループへの参加を促す
包括的プログラム[22-27]	包括的介入認知症者と介護者集団介入＋個別介入	電話や自宅訪問により，認知症者の行動に関する介入などの複数要素で構成された介入を受ける ・Resources for Enhancing Alzheimar's Caregiver Helth（REACH） ・Home Environmental Skill-Building Program（ESP） ・Tailored Activity Program（TAP）など

対処スキル（ロールプレイも含む），ストレスマネジメントなどの多面的な教育と介護者同士のピアカウンセリングを行うグループセッションが提供されている．②は，病院や施設，介護者の自宅において，多面的な教育的介入が行われており，加えて，個別面接や電話，テレビ電話などを用いたカウンセリングによる心理的支援が実践されている[16]．Lins ら[17]は，電話によるカウンセリング効果のメタアナリシスを行った結果，電話による介入は，介護者のうつ状態の改善に有効であることに加え，介護者のニーズを満たすことができると報告している．このように，電話などによるカウンセリングも実現性が高い方法論であると思われる．また，近年はインターネットによる個別介入も実践されており，介護者のうつ病や不安症状の軽減効果が示されている．今後，介護者がインターネット普及世代であることを考慮し，さらに発展する可能性がある．③では，個別カウンセリングや電話カウンセリング，支援グループへの参加を促すなどのプログラムが実践されている．Mittelman ら[18-21]は，これらの介入によって，施設入所までの期間が 3 年以上延長されたことを報告している．④では，認知症者と介護者の双方を包括的に支援するためのさまざまなプログラムが準備されていた．Teri ら[22]は，認知症者への運動プログラムに加え，介護者に対して，認知症者の行動管理の方法や運動プログラムを家庭で継続させるための方法などのスキル訓練を実施したところ，介入群は対照群に比べて BPSD が少なく，2 年後の施設入所数も減少傾向であったことを報告している．またわが国では，上城ら[23]が，認知症者への作業療法と並行し，介護者に対して多職種協働で電話や面接による支援を行い，さらに家族教室などを組み合わせたプログラムを実施することで，介護者の介護負担感や介護肯定感の改善と認知症者のBPSD 改善を認めたことを示している．このように，包括的介入では，認知症者と介護者の双方に焦点が当てられているのが特徴であり，両者に対して柔軟かつ多因子で構成されるプログラムが提供されていた[24-27]．

　介護者（認知症者も含む）への介入は，介入形態の違い（集団介入，個別介入，複合的介入，包括的介入）はあるものの，在宅介護の際に必要となる知識や情報の提供，介護場面でのコーピング（対処）スキル訓練，ストレスマネジメント，認知症者の BPSDを管理する方法などの多面的な教育的プログラムと介護者の心理的支援プログラムなど，介護者の支援体制を構築するための多様なプログラムが取り入れられていた．そのなかで有効性の認められた介入の特徴は，多因子で構造化され，介護者が選択できるものであった．また介入効果としては，介護者の介護負担感，抑うつ，主観的幸福感，介護肯定感などに有益な効果をもたらしていた．さらに，認知症者の ADL の改善やBPSD の軽減につながるプログラムもあった．

❸介護者に対する介入例の紹介（集団介入）

　筆者らは，認知症者を在宅介護する介護者に対する家族支援プログラムとして，「家族作業療法プログラム」を開発した．本プログラムは，これまで介護者支援において有効性が示されている心理教育的手法をベースとして，作業療法の要素を取り入れて完成させたものである．心理教育（psychoeducation）とは，もともと統合失調症患者などの家族や本人への支援方法であるが，1990 年代初めから認知症者の介護者へも適応さ

【表3-11】 家族作業療法プログラム

内容	①ミニ講義	②グループ活動（創作活動）	③グループディスカッション
時間	30分	60分	60分
方法	作業療法士が，テキストおよびスライドを使用して講義する	複数の活動のなかから介護者自身が選択する．作業療法士が個々の作業遂行能力に合わせて段階づけを行いながらサポートする	日ごろの介護に関する悩みなどを自由に話し合う 作業療法士は司会を務め，全員が発言できるように進行する
様子			

れている．心理教育は，心理的な配慮のもとに知識・情報を伝えることに加え，伝えられた知識・情報の活用方法について介護者と相談しながらともに考えるという特徴がある．また，心理教育プログラムは，教育セッションとグループセッションという2つのセッションを通して，①知識・情報，②コーピングスキル，③心理的・社会的サポートを手に入れることができるように配慮されている[28]．このように，介護者が対処技能の向上を目指し，自分らしい生活や人生を取り戻すきっかけ（エンパワメント）を得ること目標とする特徴がある．一方，作業療法は，人々の健康と幸福を促進するために，作業に焦点を当てた治療，指導，援助であると定義されている（作業には，ADLや家事，趣味，遊び，対人交流，休養など，人が営む生活行為とそれを行うのに必要な心身の活動が含まれている）[29]．筆者らは介護者支援においても，作業療法の特徴を取り入れることにより，介護者同士の相互交流の促進や気分転換，趣味や生きがい活動の拡大に効果的にはたらく可能性に着目した．1セッションのプログラム内容は，疾病教育や情報提供などの①ミニ講義（30分），②グループ活動（創作活動）（60分），③グループディスカッション（60分）の2時間30分からなり，毎月1回のペースで6か月間実施した（表3-11）．なお，グループ活動では，その日のうちに持ち帰ることができる活動を準備し，個々の作業遂行能力に合わせた難易度に調整しながら実施した．その結果，介入群の介護負担感の軽減と気分転換コーピングの改善を認めた[30]．しかし，これらは女性介護者のみでしか検証できておらず，また介入効果の判定についても，介護者の介護負担感やコーピングの側面しか検証できていないため，介護者と認知症者の変化を十分にとらえられていない点が課題である．

❹おわりに──今後の課題と展望

介護者への介入は，介護者だけでなく認知症者にとっても有益となる．しかし，これまで実践されてきた介入は，方法や技術に違いがあることから，効果の変動が大きい点が課題となっている．また，近年は認知症者を含む包括的介入が推奨されているが，

Laver ら[31]のシステマティック・レビューとメタアナリシスによる検証では包括的介入と介護者に焦点を当てた介入を比較しても，包括的介入の統計的な有意差は認められなかったことを報告している．しかし，多因子介入については，介護者と認知症者の両者に有益で，広く適用しやすいと結論づけている．これらをふまえると，今後も介護者のニーズに合わせた多因子介入による数多くの実践が行われるとともに，認知症者を含む包括的介入の継続的な効果検証が必要である．

文献

1) 厚生労働省：平成 28 年版国民生活基礎調査の概況．Ⅳ介護の状況．2017
（https://www.mhlw.go.jp/toukei/saikin/hw/k-tyosa/k-tyosa16/dl/05.pdf）

2) 湯原悦子：介護殺人事件から見出せる介護者支援の必要性．日本福祉大学社会福祉論集 134：9-30, 2016

3) 国際老年精神医学会（著），日本老年精神医学会（監訳）：認知症の行動と心理症状 BPSD 第 2 版．p101，アルタ出版，2013

4) Brodaty H, Green A, Koschera A：Meta-analysis of psychosocial interventions for caregivers of people with dementia. *J Am Geriatr Soc* 51：657-664, 2003

5) Olazarán J, Reisberg B, Clare L, et al：Nonpharmacological therapies in Alzheimer's disease：a systematic review of efficacy. *Dement Geriatr Cogn Disord* 30：161-178, 2010

6) Jensen M, Agbata IN, Canavan M, et al：Effectiveness of educational interventions for informal caregivers of individuals with dementia residing in the community：systematic review and meta-analysis of randomised controlled trials. *Int J Geriatr Psychiatry* 30：130-143, 2015

7) Krurz A, Wagenpfeil S, Hallauer J, et al：Evaluation of a brief educational program for dementia carers：The AENEAS Study. *Int J Geriatr Psychiaty* 25：861-869, 2010

8) Woods RT, Wills W, Higginson IJ, et al：Support in the community for people with dementia and their carers：a comparative outcome study of specialist mental health service interventions. *Int J Geriatr Psychiatry* 18：298-307, 2003

9) Pinquart M, Sörensen S：Helping caregivers of persons with dementia：which interventions work and how large are their effects? *Int Psychogeriatr* 18：577-595, 2006

10) Ostwald SK, Hepburn KW, Caron W, et al：Reducing caregiver burden：a randomized psychoeducational intervention for caregivers of persons with dementia. *Gerontologist* 39：299-309, 1999

11) Fung WY, Chien WT：The effectiveness of a mutual support group for family caregivers of a relative with dementia. *Arch Psychiatr Nurs* 16：134-144, 2002

12) Signe A, Elmståhl S：Psychosocial intervention for family caregivers of people with dementia reduces caregiver's burden：development and effect after 6 and 12 months. *Scand J Caring Sci* 22：98-109, 2008

13) Marriott A, Donaldson C, Tarrier N, et al：Effectiveness of cognitive–behavioural family intervention in reducing the burden of care in carers of patients with Alzheimer's disease. *Br J Psychiatry* 176：557-562, 2000

14) Gallagher-Thompson D, Steffen AM：Comparative effects of cognitive-behavioral and brief psychodynamic psychotherapies for depressed family caregivers. *J Consult Clin Psychol* 62：543-549, 1994

15) Charlesworth, GM, Reichelt FK：Keeping conceptualizations simple：Examples with family carers of people with dementia. *Behav and Cogn Psychother* 32：401-409, 2004

16) Mittelman MS, Brodaty H, Wallen AS, et al：A three-country randomized controlled trial of a psychosocial intervention for caregivers combined with pharmacological treatment for patients with Alzheimer disease：effects on caregiver depression. *Am J Geriatr Psychiatry* 16：893-904, 2008

17) Lins S, Hayder-Beichel D, Rücker G, et al：Efficacy and experiences of telephone counselling for informal carers of people with dementia. *Cochrane Database Syst Rev*（9）：CD009126, 2014

18) Mittelman MS, Ferris SH, Steinberg G, et al：An intervention that delays institutionalization of Alzheimer's disease patients：treatment of spouse-caregivers. *Gerontologist* 33：730-740, 1993

19) Mittelman MS, Ferris SH, Shulman E, et al：A family intervention to delay nursing home placement of patients with Alzheimer disease：a randomized controlled trial. *JAMA* 276：1725-1731, 1996

20) Mittelman MS, Haley WE, Clay OJ, et al : Improving caregiver well-being delays nursing home placement of patients with Alzheimer disease. *Neurology* 67 : 1592-1599, 2006

21) Mittelman MS, Roth DL, Clay OJ, et al : Preserving health of Alzheimer caregivers : impact of a spouse caregiver intervention.*Am J Geriatr Psychiatry* 15 : 780-789, 2007

22) Teri L, Gibbons LE, McCurry SM, et al : Exercise plus behavioral management in patients with Alzheimer disease : a randomized controlled trial. *JAMA* 290 : 2015-2022, 2003

23) 上城憲司，中村貴志，納戸美佐子，他：デイケアにおける認知症家族介護者の「家族支援プログラム」の効果．日認知症ケア会誌 8 : 394-402, 2009

24) McCurry SM, Gibbons LE, Logsdon RG, et al : Nighttime insomnia treatment and education for Alzheimer's disease : a randomized, controlled trial. *J Am Geriatr Soc* 53 : 793-802, 2005

25) Gitlin LN, Hauck WW, Dennis MP, et al : Maintenance of effects of the home environmental skill-building program for family caregivers and individuals with Alzheimer's disease and related disorders. *J Gerontol A Biol Sci* 60 : 368-374, 2005

26) Graff MJ, Vernooij-Dassen MJ, Thijssen M, et al : Community based occupational therapy for patients with dementia and their care givers : randomised controlled trial. *BMJ* 333 : 1196, 2006

27) Chien WT, Lee IY : Randomized controlled trial of a dementia care programme for families of home-resided older people with dementia. *J Adv Nurs* 67 : 774-787, 2011

28) 伊藤順一郎（監修），心理教育実施・普及ガイドライン・ツールキット研究会，大島　巌，福井里江（編）：心理社会的介入プログラム実施・普及ガイドラインに基づく心理教育の立ち上げ方・進め方ツールキット．地域精神保健福祉機構（コンボ），2009

29) 日本作業療法士協会：作業療法の定義．2018
（http://www.jaot.or.jp/about/definition.html）

30) 藤原和彦：在宅認知症高齢者の家族介護者における「家族作業療法プログラム」に関する研究．国際医療福祉大学大学院博士論文．2016
（https://iuhw.repo.nii.ac.jp/?action=repository_uri&item_id=766&file_id=20&file_no=3）

31) Laver K, Milte R, Dyer S, et al : A systematic review and meta-analysis comparing carer focused and dyadic multicomponent interventions for carers of people with dementia. *J Aging Health* 29 : 1308-1349, 2017

パーソンセンタードケアの効果とその評価

check

☑ パーソンセンタードケア (PCC) 理念の理解度を測定する尺度には ADQ があり，そのほかにも認知症に対する意識や態度を測定するための認知症知識尺度・態度尺度などがある．

☑ 医療・介護従事者に対する PCC の実施を促進するための教育訓練は，個人・職種ごとの PCC の理解度に応じた教育訓練プログラムが必要である．

❶ パーソンセンタードケアについて

　本書を手にしている読者は，パーソンセンタードケア (person-centered care；PCC) という言葉を耳にしたことがある人がほとんどであろう．それくらい，認知症リハビリテーションケアの分野において，PCC という言葉はすでに根づいている．

　PCC は，認知症高齢者に対応するためのケア理念として英国の臨床心理士トム・キットウッド (Tom Kitwood) によって提唱され，水野らによってわが国にも導入された[1]．PCC では，認知症者の言動の解釈とそれらの対応法を導くために，脳機能障害 (認知機能障害) のみから考えずに，性格傾向，生活歴，健康状態，その人をとりまく心理・社会的環境を評価することが重要であると述べられている[2]．

　PCC は，患者中心のケアや個別ケアと混同されがちであるが，本来はその人をとりまく人々や社会とのかかわりをもち，人として受け入れられ，尊重されていると本人が実感できるケアとして定義されている．PCC を言葉で表現すると，その意味は必ずしも具体的な方法論を指すわけではないために，誰もが一目で理解できるような明確なものではないかもしれない．そのため，少しでも理解が深まるよう，PCC では，V (valuing people，人々の価値を認める)，I (treat people as individual，個人の独自性を尊重する)，P (personal perspective，その人の視点に立つ)，S (social environment，相互に支え合う) の 4 つの視点に分けて記載している．さらに，PCC を臨床現場により深く浸透させるために，鈴木らは VIPS のフレームワークを急性期医療の現場における PCC 実践のための指標として見出している[3,4]．

　PCC の実践や内容の詳細については，多くの専門書があるため，今回はそれらの内容について深くは触れない．本項では，PCC の根拠を臨床にどのようにつなげるかをコンセプトとして，PCC 介入の効果，介入効果を判定するための評価指標について，PCC を理念とした教育訓練に関する先行研究から知見をまとめたい．

❷ パーソンセンタードケアの効果を評価するために

　内田[5]は PCC の実践の効果を明確にするために，PCC の実践介入における認知症者本人と医療・介護従事者の変化を評価する必要性を述べている．

　PCC の実践介入効果を測定するための評価指標としては，主に①行動・心理症状 (BPSD) の評価尺度などを用いた PCC 実践前後の認知症者本人の変化，②直接観察法

などを用いた PCC 実践中の認知症者本人の日々の変化，③質問紙法を用いた医療・介護従事者の意識や実践の PCC 介入前後の変化，の 3 つが挙げられている[5]．

◆PCC 実践前後における認知症者本人の評価

1 つ目の PCC 実践前後の変化については，認知症者の BPSD の軽減や生活の質（QOL），情動の変化などの指標を用いることが多い．これらの評価尺度についてはすでに本書でも取り上げられているので，そちらを参照されたい（➡ 63 頁，142 頁）．

◆PCC 実践中における認知症者本人の評価

2 つ目の PCC 実践中の対象者の言動についての評価は，直接観察に頼らざるをえない状況ではあるものの，認知症ケアマッピング（Dementia Care Mapping；DCM）を活用したものが多く報告されている．DCM は，PCC の実現によるケアの質の改善を目指した行動観察手法とそのフィードバックを含めた評価システムである[2]．DCM の詳細は他書に譲るが，対象者を 6 時間以上観察し，5 分間隔でカテゴリ分けされたコードを割り当て，その時々の状態を評価し，よりよい状態をもたらすケアを目指すものである．先行研究でも，DCM による介入で医療・介護従事者の PCC の意識や認知症者への態度が改善し，BPSD が軽減する可能性が示唆されるなど，PCC の効果が明らかにされつつある[6]．しかし一方で，DCM の認知症者に対する効果は限定的であるとの報告が複数ある[7,8]．

◆PCC 実践前後の医療・介護従事者の PCC に対する理解度や実践意識の評価

3 つ目に，医療・介護従事者の PCC の意識や実践の変化を測る尺度についてである．本項ではこの評価方法について詳述する．

これまでの研究では，すでに数多くの医療・介護従事者の意識や実践の変化をとらえるための尺度が開発されており，内田[5]は長期ケア施設を対象に作成したものが 5 つ，病院スタッフを対象に作成した 3 つの，計 8 つの尺度を紹介している．また金ら[9]は，地域住民を対象とした認知症理解度を測定するための尺度として，認知症知識尺度，認知症態度尺度を開発している．

国内外ですでに多くの評価尺度が開発されているが，筆者が知る限りわが国で信頼性・妥当性が検討されているものは，長期ケア施設の従事者を対象とした Approaches to Dementia Questionnaire（ADQ）と地域住民を対象とした認知症知識尺度，認知症態度尺度のみである．

ADQ は，PCC の理念に沿った認知症高齢者に対する意識や態度を測定するため，Lintem[10]によって 2001 年に開発された．その日本語版は，2009 年に鈴木ら[6]によって信頼性・妥当性が検討されている．質問は 19 項目あり，回答選択肢は「まったく思わない」から「とてもそう思う」の 5 件法で，満点が 95 点である．点数が高いほど PCC に対する意識が高いと判断される．

認知症態度尺度は，認知症に関する知識，特に BPSD について知識があるほど，認知症者に対する肯定的な態度を示すという仮説のもと，認知症者に対する「肯定的/否

定的感情」「受容的/拒否的な行動」の傾向を測定することを目的に，2011 年に金らにより開発された[9]．質問は 15 項目あり，回答選択肢は「まったく思わない」から「そう思う」の 4 件法で，満点が 60 点である．点数が高いほど認知症に対する態度が良好であると判断される．

認知症知識尺度は，認知症高齢者に対する態度に関連する要因として認知症の知識が重要であるとの指摘から，態度尺度とともに認知症に対する知識を把握することを目的に金らにより開発された[9]．質問は 15 項目あり，回答選択肢は「そう思う」「そう思わない」「わからない」の 3 件法で，満点が 15 点である．点数が高いほど認知症に対する知識があると判断される．

海外では医療・介護従事者の意識や実践を測定する多くの評価尺度が，PCC の従事者に対する効果判定指標として活用され多くの研究で検証されているが，わが国ではこれらの尺度を用いて検討されているものは多くはない．医療・介護従事者が認知症高齢者に行うサービスは，その国の医療・福祉サービス，言語や文化，生活様式，国民性などさまざまな要素をふまえ提供されていると考えられるため，文化や制度，病院・施設など居住形態といったその国の背景に合わせた評価尺度の開発が望まれる．

❸パーソンセンタードケアの教育訓練の効果について

PCC を促進するための医療・介護従事者教育訓練の効果についても多くの研究がなされている．Kim ら[11]は，PCC の効果をシステマティック・レビューによって明らかにしている．彼らによると教育された従事者が認知症者に対して PCC を実践することは，BPSD，特に agitation（図 3-26）や抑うつの軽減に対して効果的で，QOL 改善の可能性もあることを報告している．また，PCC を臨床現場で継続的に実践するためには，医療・介護従事者が，認知症高齢者に対する知識やケアスキルを向上させ，仕事への満足感やケア効果を実感できることが必要であると述べている．

これに関連して，Surr ら[12]は，急性期病院の看護師を対象に PCC の教育訓練を実施し，看護師の「PCC の理解度」「仕事への満足感」「ケアの効果の実感」についての教育訓練前後の変化を調査している．彼女らの研究は，基礎的レベルと中級レベルの 2 段階で PCC の教育訓練を実施し，基礎的レベルでは，PCC，認知症のタイプや影響，情動的ニーズ，効果的なコミュニケーション，物理的な環境，身体的健康ニーズ，支持的なスタッフの行動について学び，中級レベルでは，それらの各トピックについてより深く学ぶという教育プログラムであった．

結果として，ADQ で測定できる PCC の理解度は基礎的プログラムでも有意に向上し，中級レベルの訓練を受けるとさらに有意に向上した．一方，認知症ケアの効果をどの程度実感できたかについて看護師自身が測定する Caring Efficacy Scale（CES）では，基礎的プログラムのみでは目に見えた変化はなく，中級プログラムまで終了して初めて有意に向上した．つまり，これらの結果から，基礎的なプログラムを受けるだけでは，PCC の理念の理解度は向上するものの認知症者に対する実践的なケアへの汎化までは難しく，ケアの効果を実感するにはより深い水準まで理解できるように訓練時間を増やすのが重要であることが示唆される．言い換えるならば，この知見は PCC の訓練には

研究 (n=11)	標準化平均差	95% 信頼区間	
Fossey (2006)	−0.005	−0.159	0.149
van de Ven (2013)	−0.062	−0.361	0.237
van der Ploeg (2013)	−0.072	−0.696	0.551
Chenoweth (2014)	−0.11	−0.392	0.173
Chenoweth (2009)	−0.116	−0.39	0.159
Burgio (2002)	−0.128	−0.578	0.321
Zwijsen (2014)	−0.129	−0.326	0.068
Rokstad (2013)	−0.307	−0.565	−0.049
Fitzsimmons (2002)	−0.428	−0.944	0.088
Deudon (2009)	−0.449	−0.68	−0.219
Cohen-Mansfield (2012)	−0.905	−1.308	−0.502
計	−0.225	−0.366	−0.085

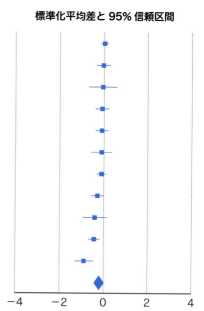

【図 3-26】 パーソンセンタードケア（PCC）の介入研究のメタアナリシス（agitation に対する効果）

メタアナリシスによって，PCC の実践は agitation に対して有意な効果が示されている．van der Ploeg (2013)，Rokstad (2013)，Fitzsimmons (2002)，Cohen-Mansfield (2012) の 4 つの研究は，スタッフ訓練による介入研究ではなく，本人向けに仕立てられた個別化された活動介入などである．これら 4 つの研究以外はスタッフ訓練による PCC 介入である．このレビューによって PCC 介入は agitation の軽減に効果があるとまとめられている．

〔Kim SY, Park M：Effectiveness of person-centered care on people with dementia：a systematic review and meta-analysis. *Clin Interv Aging* 12：381-397, 2017 より改変〕

対象となる医療・介護従事者の認知症に関する知識や PCC の理解度に合わせた訓練プログラムが必要であることも示唆しているといえよう．

訓練を受けたことを実践場面へ汎化するには，PCC の理解を深め，ケアスキルを向上させることが不可欠であるが，一つ注意しておきたいこととして，PCC の実践には勤務形態や組織の運営・マネジメント，仕事の満足感などさまざまな要因が影響を及ぼすことが考えられる．そのため，PCC についての教育訓練のみを医療・介護従事者に行うことが PCC の実践にまでつながるとはいえないだろう．

❹医療・介護従事者の PCC の理念や認知症に関する理解度について

認知症リハビリテーションにおいて，目標を達成するためには各職種ごとの専門性を発揮してチームで介入する必要がある．多くの職種が一人の対象者に向かって介入する場合，職種の専門性によって対象者の全体像や症状の評価・解釈に差異がみられることは臨床現場では少なくないと思われる．

筆者らは，これまでに認知症者に対して職種にかかわりなく共通の理解を深める必要があると考え，合計 16 の病院・施設に勤務する医療・介護職種の PCC 理念の理解度（ADQ と認知症知識尺度）を調査した（図 3-27）[13]．データ分析に用いたのは，理学療法士 240 人，作業療法士 239 人，看護師 365 人，介護士 185 人であった．その結果，

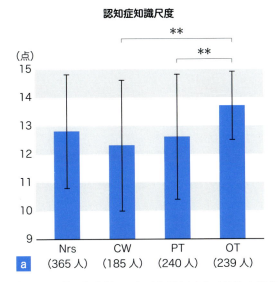
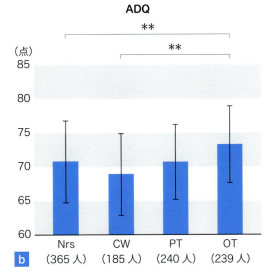

【図3-27】 各職種の認知症知識尺度とADQの得点
a：認知症知識尺度得点について．OT, Nrs, PT, CWの順で高く，OTがCW, PTに対して有意に得点が高かった〔スティール・ドゥワス (Steel-Dwass) 検定；**p＜0.01〕．
b：ADQ得点について．OT, PT, Nrs, CWの順で高く，OTがNrs, CWに対して有意に得点が高かった（スティール・ドゥワス検定；**p＜0.01）．
ADQ：Approaches to Dementia Questionnaire，Nrs：看護師，CW：介護士，PT：理学療法士，OT：作業療法士
〔田中寛之，永田優馬，石丸大貴，他：認知症に対するパーソンセンタードケアの理解度についての調査—作業療法士，理学療法士，言語聴覚士の比較．兵庫県作業療法機関誌 7：28-34，2018より一部改変〕

各職種によって理解度に差が認められた．たとえば，認知症知識尺度において作業療法士は，理学療法士，介護士よりも有意に得点が高く，ADQにおいても，作業療法士が看護師，介護士よりも有意に得点が高かった．この結果は，作業療法士が他職種と比べてPCC理念の理解度が高いという結果ではあるが，内訳をみていると，介護士でも全尺度で満点をとっている者もおり，看護師や介護士は理学・作業療法士と比べて標準偏差が大きく，個人間のばらつきが大きかった．つまり，看護師や介護士は人によって理解度の差が大きい可能性が高いことがいえる．

ほかにも，興味深い知見として，認知症知識尺度やADQと医療・介護職の経験年数，認知症と携わる頻度とは関連性を認めず，情報収集や勉強をしている時間と関連性を認めた．つまり，PCCの理解度を高めるには単に各職種の経験を積むだけでは不十分で，認知症に関する専門知識を積極的に身につける必要があることを示している．すでに述べたSurrら[12]の研究においても，対象者の理解度に応じた教育訓練プログラムが有用であったが，筆者らの知見からは職種別の理解度にも差異が認められたため，各職種に応じたPCCの理解・実践についての教育訓練プログラムが必要であることが示唆される．

❺パーソンセンタードケア研究の今後について

PCCの具体的な内容は触れずに，PCCの介入効果と，効果を測定するための評価について述べてきたが，海外では，PCCの理解度や認知症者に対するケア効果の実感の

程度などを測る評価尺度がすでに多く開発されている一方，国内ではその数が限られている．今後，PCCの効果を広く示すためにも，研究で使用できる評価指標の種類を増やし，わが国においてもPCCの効果とその限界をより詳細に検討することが必要であろう．

文 献

1) 水野　裕：認知症ケアに携わるすべての人のために―パーソンセンタードケアの理念．看護学雑誌 69：1212-1217, 2005

2) 水野　裕：Quality of Care をどう考えるか―Dementia Care Mapping (DCM) をめぐって．老年精神医学雑誌 15：1384-1391, 2004

3) 鈴木みずえ：Person-centered Care の理念と動向．看研 46：644-659，2013

4) 鈴木みずえ：急性期医療における看護実践に活かすためのパーソン・センタード・ケアの理念と実践．看護 64：60-63, 2012

5) 内田達二：ケアスタッフの Person centered care の意識や実践を測定するための尺度の開発に関する研究の動向．看研 46：687-699, 2013

6) 鈴木みずえ，水野　裕，グライナー智恵子，他：重度認知症病棟における認知症ケアマッピングを用いたパーソン・センタード・ケアに関する介入効果．老年精神医学雑誌 20：668-680, 2009

7) Rokstad AM, Røsvik J, Kirkevold Ø, et al：The effect of person-centered dementia care to prevent agitation and other neuropsychiatric symptoms and enhance quality of life in nursing home patients：a 10-month randomized controlled trial. *Dementi Geriatr Cogn Disord* 36：340-353, 2013

8) van de Ven G, Draskovic I, Adang EM, et al：Effects of dementia-care mapping on residents and staff of care homes：a pragmaticcluster-randomised controlled trial. *PLoS One* 8：e67325, 2013

9) 金　高闊，黒田研二：認知症の人に対する態度に関連する要因―認知症に関する態度尺度と知識尺度の作成．社医研究 28：43-56, 2011

10) Lintem T：Quality in dementia care；evaluating staff attitudes and behavior. PhD thesis, University of Bangor, Department of Psychology, 2001

11) Kim SK, Park M：Effectiveness of person-centered care on people with dementia：a systematic review and meta-analysis. *Clin Interv Aging* 12：381-397, 2017

12) Surr CA, Smith SJ, Crossland J, et al：Impact of a person-centered dementia care training programme on hospital staff attitudes, role efficacy and perceptions of caring for people with dementia：A repeated measures study. *Int J Nurs Stud* 53：144-151, 2016

13) 田中寛之，永田優馬，石丸大貴，他：認知症に対するパーソンセンタードケアの理解度についての調査―作業療法士，理学療法士，言語聴覚士の比較．兵庫県作業療法機関誌 7：28-34, 2018

介護ロボット介入

check

☑ 介護ロボットは IoT 技術や AI 技術を用い，①センサー系，②知能・制御系，③駆動系を有する機器システムである．

☑ リハビリテーション専門職は産業分野と連携し，介護ロボットの開発を進めるとともに，臨床データや改善ポイントなどの情報収集を行いながら，エビデンスを構築することが重要である．

近年，高齢者による交通事故が社会問題となっている．このような背景から医療分野では神経心理学的検査により自動車運転が継続できるかが検討され，必要に応じて自動車運転再開のためのリハビリテーションを実施している．一方で産業分野では，新型車の多くに衝突被害軽減ブレーキシステムが搭載されるようになった．このシステムは加齢による反応時間の伸長，よそ見や油断による前方不注意が引き起こすインシデントを人間の目や耳に代わりセンサー，すなわちレーダーやカメラを用いて回避しようとする試みである．人間の能力や労力を最新技術で補おうというこのようなアプローチはさまざまな分野で展開されている．

❶介護ロボット事業の背景

わが国は超高齢社会といわれて久しいが，高齢者の世帯構造にも大きな変化が現れてきた．平成 29 (2017) 年国民生活基礎調査の概況[1] によれば全世帯のうち 47.2％は 65歳以上の高齢者のいる世帯で，そのうち 32.5％は夫婦のみ世帯（夫婦とも 65 歳以上），26.4％は単独世帯（いわゆる独居高齢者）である．平成元 (1989) 年のデータと比較するとそれぞれ 19.9，11.6，11.6 ポイント上昇しており，これらは在宅における介護力の不足と受け皿となる福祉・介護職の質・量の充実が求められていることを意味している．そこで福祉・介護の人材に目を向けると，介護サービス従事者の不足を訴える事業所は 66.6％，採用が困難と答えた事業所は 88.5％，離職率は 16.2％であり[2]，十分であるとはいえない．このような課題を解決するための方策の一つとして経済産業省や厚生労働省から提案されたのが介護ロボット事業である．

❷介護ロボットの研究・開発

介護ロボット事業には，①移乗支援，②移動支援，③排泄支援，④見守り・コミュニケーション，⑤入浴支援，⑥介護業務支援の重点分野がある[3]（図 3-28）．

本書のテーマである認知症高齢者と特に結びつきの強い開発重点分野は，④見守り・コミュニケーションであろう．本項では特にこれらの取り組みについて概観したい．

◆見守り

認知症高齢者の行動・心理症状 (BPSD) は chapter 2 に詳しいが（➡ 63 頁），施設や在宅における見守りで特に問題となるのは夜間の興奮，徘徊である．従来の見守り策は，

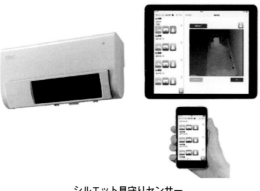
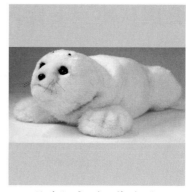

シルエット見守りセンサー　　　　　　　メンタルコミットロボット パロ
（キング通信工業株式会社）　　　　　　　（株式会社知能システム）

【図 3-28】　介護ロボットの事例
〔介護ロボットポータルサイト（http://robotcare.jp/），株式会社知能システムホームページ（http://intelligent-system.jp/）より〕

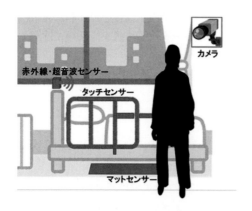

【図 3-29】　従来の見守り機器

　介護者（福祉・介護職，家族）による巡視であるが，昼間であれば比較的問題なくケアできても，夜間は職員数が減るまたは家族の就寝の時間帯であることから見守りが難しくなる．そこで，介護力低下を補うために見守り機器が用いられてきた．それらは大きく①監視カメラ，②タッチ・マットセンサー，③赤外線・超音波センサーに分けられる（図 3-29）．これらは一定の成果を挙げたが，一方でプライバシーの侵害，来訪者が不用意にセンサーに触ることによる誤報，認知症高齢者がセンサー部を逃れて離床したり，警報が鳴ったときにはすでに離床していたなどの失報の問題が指摘[4,5]されている．
　そこで次世代の見守り機器としてIoT（Internet of Things）技術を用いて複数のセンサーを相互に連携させたり，高性能センサー（ドップラーセンサーやイメージセンサー）から得られたデータを解析するシステムが開発されている．ここで筆者の自験例〔平成29（2017）年度介護ロボットのニーズ・シーズ連携協調協議会設置事業〕[6]を紹介する．

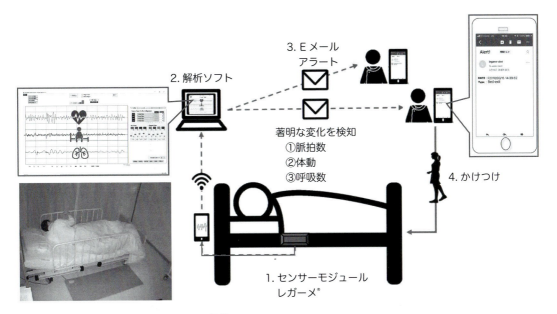

【図 3-30】 IoT 見守りベッドの構成と機能

>>> 検討課題

ドップラーセンサーを用いた早期離床検知と離床予測の試み（図 3-30）．

>>> 方法

株式会社ひばりラボの協力のもと，レガーメ®（株式会社システムジャパン製）とベッドを組み合わせた IoT 見守りベッドで，夜間離床をし，転倒のリスクがある認知症高齢者の①心拍数，②体動，③呼吸数をモニタし，録画データとのつけ合わせをすることで IoT 見守りベッドの機能の実証と離床予測の可能性を検討した．

>>> 結果

録画データと体動のデータ（図 3-31）から，IoT 見守りベッドで離床の早期検知がなされ，E メールアラートで警報を発することができた．また，対象者 2 名（A 氏，B 氏）の床上の状態を安静期，不穏期，離床期（ピーク）に分け，脈拍数と呼吸数の予測値を比較したところ，安静期から不穏期にかけて A 氏はそれぞれ 10.4％，13.1％ 上昇し，B 氏は 6.6％，8.4％ 上昇した．また，安静期から離床期にかけて A 氏はそれぞれ 11.6％，14.3％ 上昇し，B 氏は 14.1％，12.0％ 上昇した．以上の結果より，IoT 見守りベッドを用いて体動，脈拍数，呼吸数をモニタすることにより，離床の早期検知だけはなく，離床予測の可能性が示唆された．

◆ コミュニケーション

認知症高齢者に対する脳活性化プログラムの手段として，ロボットや最新技術を用いた取り組みがある．

浜田ら[7]はヒューマノイド型ロボット PALRO® を遠隔操作し，高齢者に身体活動を誘発するレクリエーションを試作した．試作したレクリエーションは，①歌う，②手挙げゲーム，③じゃんけんゲームの 3 種である．なお PALRO は対象者の動きを検知し，

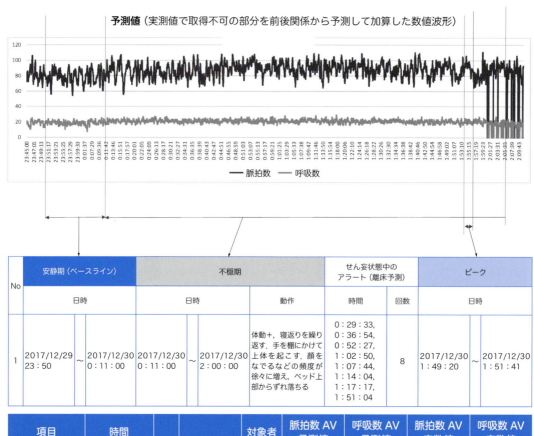

【図 3-31】 A 氏の離床に至る脈拍数，呼吸数の変化

　　　　　ゲームを進行することが可能である．実験の結果，検証数は少ないものの，高齢者の回答数や反応時間に改善がみられ，認知症高齢者に対するロボットセラピーの効果を示唆する結果となった．また，施設に入所している認知症や失語症のない高齢者を対象としたコミュニケーションロボットの大規模実証試験では，ロボット活用によって国際生活機能分類 (ICF) における被介護者の「活動」と「参加」の自立向上，および生活の活発化について改善の効果がみられたとの報告がある[8]．

　　　　　別居の家族や介護者の時間的制約から，独居高齢者のケアや認知症高齢者に対する非薬物療法の一つとして回想法の機能を有した傾聴ロボットの開発が期待されるが，現在の技術では個人の生活史や当時の文化，風俗，生活習慣などのデータを保存することに限界がある[9]ため，VR (virtual reality) 技術を用いて過去の懐かしいシーンを再現し，昔の出来事を振り返らせることは，脳を活性化させるうえでも重要な意味をもつ[10]．映像技術の革新によって臨場感やリアリティのある空間を安価に創出できれば，VR は

リハビリテーションツールとして期待できる.

❸介護ロボット開発の課題と展望

　介護ロボットに対する関心の高まりによって, 近年ではリハビリテーション専門職も産業分野と連携して積極的に介護ロボット開発に関与する機会が増えている. われわれは開発した介護ロボットが当初のニーズを満たし, 安全に動作し, 介護者や被介護者に益するのかどうかを検証することによってエビデンスを構築する必要がある. そのモデルケースとなるのは「メンタルコミットロボット パロ」(図3-28右) であろう. パロはアニマルセラピーを参考に開発されたコミュニケーション型ロボットで, 認知症, 発達障害, 精神障害者の気分向上, 不安・うつ・痛み・孤独感の改善を目的として開発, 2005年からは販売され, いまや30か国以上で約5,000体が利用されている. 海外ではデンマークが国家プロジェクトとしてパロのセラピー効果を評価し, 以降各国のユーザーから臨床データや改善ポイントなどの情報収集を行っている[11].

　以上, 近年の介護ロボットに関する動向と開発事例を紹介したが, 現在, 開発または販売されている介護ロボットのなかには実証データが示されていないものも少なくないため, 十分なエビデンスがあるとは言いがたい. われわれは医療介護分野の枠を超えて, 産業分野とも連携し, 専門性を活かして介護ロボットの開発を進めると同時に, 臨床データを示していく必要があると考える.

文献

1) 厚生労働省：平成29年国民生活基礎調査の概況. 2018
(https://www.mhlw.go.jp/toukei/saikin/hw/k-tyosa/k-tyosa17/dl/02.pdf)

2) 介護労働安定センター：平成29年度介護労働実態調査. 2018
(http://www.kaigo-center.or.jp/report/pdf/h29_chousa_kekka.pdf)

3) 経済産業省：ロボット技術の介護利用における重点分野. 2017
(http://www.meti.go.jp/press/2017/10/20171012001/20171012001-1.pdf)

4) 清水雅年, 尾崎文恵, 浜　善博, 他：超音波アレイセンサを用いた離床検出システムの開発 (part 1). ライフサポート 20：17-22, 2008

5) 小倉光博, 古賀麻裕子, 宇田賢史, 他：3次元距離画像を用いた離床センサの開発. 医療機器学 85：487-493, 2015

6) 日本作業療法士協会：介護ロボットのニーズ・シーズ連携協調協議会設置事業報告書　認知症見守り支援④. 2018
(https://www.mhlw.go.jp/file/06-Seisakujouhou-12300000-Roukenkyoku/0000212440.pdf)

7) 浜田利満, 鈴木啓介, 富田一魁, 他：ヒューマノイド型ロボットPalroの遠隔操作システムと身体活動リハビリテーション. リハビリテーションネットワーク研究 14：85-90, 2016

8) 介護分野におけるコミュニケーションロボットの活用に関する大規模実証試験報告書. 2017
(http://robotcare.jp/wp-content/uploads/2017/07/communi_robo_veri_test_report.pdf)

9) 近藤和泉, 鈴村彰太, 大沢愛子：認知症に対するリハビリテーション医療—進行度に応じた対応とITの導入. *Jpn Rehabil Med* 55：767-772, 2018

10) 橋本　渉, 中泉文孝, 井上裕美子, 他：マルチモーダルな情報提示とバイオフィードバックへの応用可能性. バイフィードバック研究 36：135-142, 2009

11) 柴田崇徳：アザラシ型ロボット・パロによる認知症者に対する神経学的セラピー. *Geriatr Med* 55：247-253, 2017

chapter **4**

根拠に基づいた

症例への評価・介入
──時期別にみられる
代表的認知症症例と
評価・介入戦略の例

1 急性期病院で出会う認知症症例への評価・介入戦略
―せん妄を合併した認知症の疑いのある症例への包括的介入

❶急性期病院における認知機能低下を呈す症例の臨床像および概念

　認知症に急性期という概念が存在するかは定かではないが，急性期の身体障害領域で遭遇する認知機能障害としては，入院前よりすでに認知機能障害を抱えていた患者が誤嚥性肺炎や大腿骨頚部骨折，心不全などの急性疾患を発症し入院するケースや，入院前は認知機能障害が表出していなかったにもかかわらず，急性疾患の発症時や入院時，術後にせん妄を引き起こし，認知機能障害や生活障害が残存するケースなどである．DSM (Diagnostic and Statistical Manual of Mental Disorders)-5 においても，後者のせん妄は神経認知障害群 (neurocognitive disorder；NCD) に含まれた概念となっている．

　一般的にせん妄は可逆的な症状であるが，術後数時間後～数日間続く術後せん妄 (postoperative delirium；POD) や術後数週～数か月持続する術後認知機能障害 (postoperative cognitive dysfunction；POCD) という概念がある．それらは死亡率の上昇や日常生活活動 (activities of daily living；ADL) や手段的日常生活活動 (instrumental activities of daily living；IADL) の予後と関連し，遷延化した場合には認知症へ移行すると考えられている[1]．さらに術後にかかわらず重症疾患発症後に認知機能，身体機能，メンタルヘルスの障害が持続する状態を集中治療後症候群 (postintensive care syndrome；PICS) とする包括的な概念 (図4-1)[2] も存在する．

　また臨床においては，もともとの個人の性格特性や認知機能障害の既往などの素因に加え，受傷時や術後に発症する心的外傷後ストレス障害 (posttraumatic stress disorder；PTSD) や抑うつなどの精神機能障害や認知機能障害，身体機能障害が複雑に関与し，不可逆的に進行し，生活の質 (quality of life；QOL) の低下をきたす (図4-2)[3] 症例にしばしば遭遇する．このように急性期で遭遇する認知機能の障害は，疾患や概念が重なっていることが多く，また認知症者のせん妄は行動・心理症状 (behavioral and psychological symptoms of dementia；BPSD) の有無により，複雑化し診断が困難であるともいわれている[4]．

　ICU に入室した重症患者を対象にしたシステマティック・レビューでは，せん妄患者は，死亡リスク上昇や入院期間の延長，さらに退院後の認知機能障害との関連が報告されている[5]．他のレビューにおいても高齢者のせん妄は死亡リスクは 1.95 倍，認知症リスクは 12.52 倍とする報告[6]やアルツハイマー病患者のせん妄リスクは半数以上とされ，その後の認知機能障害とも関連しているとの報告がある[7]．このことから，せん妄の予防および早期介入，その後に残存する認知機能の維持や生活障害を予防する評価・介入モデルづくりが急務であり，さらなる研究が進むことが期待される．

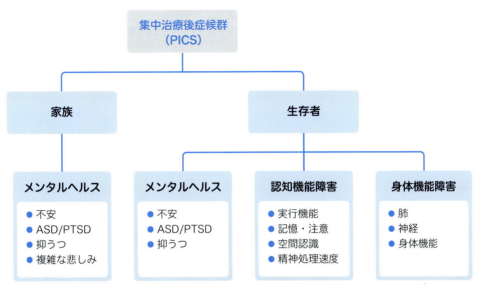

【図4-1】 postintensive care syndrome (PICS) の概念図
ASD：急性ストレス障害，PTSD：心的外傷後ストレス障害
〔Needham DM, Davidson J, Cohen H, et al：Improving long-term outcomes after discharge from intensive care unit：report from a stakeholders' conference. Crit Care Med 40：502-509, 2012 より改変〕

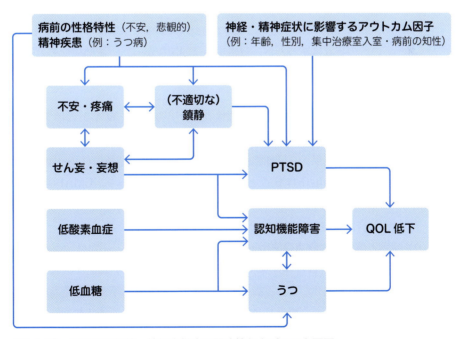

【図4-2】 長期的な精神・神経合併症の関連性およびリスク要因
〔Desai SV, Law TJ, Needham DM：Long-term complications of critical care. Crit Care Med 39：371-379, 2011 より改変〕

【表4-1】 初期評価から最終評価までの各種検査スコアの推移

検査項目	初期評価	中間評価	最終評価
ICDSC（カットオフ値：4点以下）	8/8点	4/8点	3/8点
初期認知症徴候観察リスト（OLD）（カットオフ4点以下）	9/12点	6/12点	5/12点
The 1-Minute Mental Status Examination（カットオフ14個以上）	不可	5個	8個
山口式キツネ・ハト模倣テスト	不可	不可	可
CMAI 日本語版	98/154点	50/154点	32/154点
NPI-Q 重症度	25/30点	16/30点	22/30点
NPI-Q 負担度	37/50点	20/50点	32/50点
機能的自立度評価法（FIM）	27/126点	68/126点	93/126点
MDAS ※睡眠覚醒リズムの下位項目のみ	3/3	2/3	0/3

ICDSC：Intensive Care Delirium Screening Checklist, CMAI：Cohen-Mansfield Agitation Inventory, NPI-Q：Neuropsychiatry Inventory – Brief Questionnaire Form, FIM：Functional Independence Measure, MDAS：Memorial Delirium Assessment Scale

❷症例紹介

⟫⟫基本情報

患者：A氏，80歳台後半，男性

現病歴：大腿骨頚部骨折を呈し，2日目に直達牽引を開始．入院3日目より，看護師の検温時に「人の家に勝手に入るな」「殺される」などと支離滅裂な発言を認めるようになった．5日後に股関節の観血的固定術実施．6日後に誤嚥性肺炎を併発し，絶食となり，酸素療法，抗菌薬投与開始になった．家族によると入院前は「引きこもりがちであり，年相応のもの忘れはあったが，日常生活は問題なかった．認知症などの診断は受けていない」とのことであった．

⟫⟫初期評価

初期評価から最終評価までの各種検査スコアの推移を**表4-1**に示す．初期評価時は，非構成的な検査であるThe 1-Minute Mental Status Examinationや山口式キツネ・ハト模倣テストの結果から認知機能低下が示唆された．ICDSC（Intensive Care Delirium Screening Checklist）は8点と高度のせん妄状態であり，CMAI（Cohen-Mansfield Agitation Inventory），NPI-Q（Neuropsychiatry Inventory – Brief Questionnaire Form）は高値を示し，興奮性や介護負担度が高い状況であった．

⟫⟫統合と解釈・問題点の抽出・治療プログラム

介入当初のA氏は身体拘束による活動制限・作業的不公正な状態であり，妄想や暴言などの高活動型せん妄，疼痛・苦痛増強が認められ，家族の介護負担などが重い状況であった．主治医より概日リズムの獲得，疼痛・苦痛・不安の緩和，せん妄の増悪および認知機能低下の予防，生活障害を改善することを目的とし，作業療法の処方開始となった．介入の計画の参考として，国際的に評価の高い英国国立医療技術評価機構（National Institute for Health and Care Excellence；NICE）の臨床ガイドライン「せん妄：予防・診断・管理」（**表4-2**）[8]を参考に介入計画を立てた．

【表 4-2】 NICE (National Institute for Health and Care Excellence) の臨床ガイドライン

認知機能障害	• 見当識強化：時計，カレンダー，テレビなどの利用，適切な照明の検討 • 家族や友人の定期的な訪問を促す．かかわる人物の役割や名前などをわかりやすく伝える • 入院の経緯や現在の状況，今後の治療方針を明瞭に繰り返し説明し，気づきを促す • 好きな音楽や仕事歴，家族の写真，趣味などから，認知的刺激や回想を行う
脱水症/便秘	安全かつ早期の排泄支援（簡易トイレ利用など環境調整，排尿・排便コントロール）および飲水の励行
概日リズム不正	• 日中の電気を極力消さない．30分以上の過度な昼寝の防止 • ベンゾジアゼピン系などのせん妄を誘発する恐れのある薬剤や不必要な睡眠薬の見直し
安静・臥床	• 自動関節可動域運動，歩行訓練を促す • ベッドサイドでの積極的な ADL の拡大（おしぼりを用いて清拭・整髪，歯磨きなどの整容動作など）
疼痛・苦痛の管理	• ポジショニングやリラクゼーションを目的としたマッサージ • 不快な刺激の除去（おむつのムレ，過度および長時間の身体拘束など） • 訴えを傾聴し，不安の軽減に努める
低栄養状態	嚥下・食事動作評価（おやつの補食，適切な介助方法・食具の選定，食欲や視覚認知などの先行期の評価）
感覚遮断	感覚喪失の是正　（chapter 2-**8** ➡ 125頁，chapter 3-**2** ➡ 212頁参照）
感染	感染の原因の模索と治療，不必要なカテーテル挿入を避ける
低酸素	低酸素の評価と酸素療法，包括的呼吸リハビリテーション

〔National Institute for Health and Care Excellence（NICE）Delirium Development Group：Delirium：prevention, diagnosis and management, Guideline, Clinical guideline, 2010 より改変〕

≫≫介入経過

第1期：せん妄が主体の時期：疼痛・焦燥・せん妄への介入（入院3～10日目）

A氏は術後侵襲，誤嚥性肺炎の併発や入院という急激な環境変化によるリロケーション・ショックなどにより，せん妄の症状が主体であったため，まずは疼痛管理と苦痛を軽減することを優先した．排便困難などの不快な刺激が誘発因子となり粗暴行為がみられたため，移乗手すりや簡易トイレの設置，酸素カニュラや末梢静脈栄養のルート延長，離床センサー設置など行い，A氏が排泄しやすい環境調整に努めた．次に不安・焦燥を軽減するために，A氏の訴えを傾聴し，温かいおしぼりでの整容動作や飲水を促すなど快刺激を入力しながら，A氏の興味・関心やなじみのあるツール（家族のアルバム，好きな音楽，仕事歴）を中心に回想を促した．さらに眼鏡や補聴器を装着し感覚遮断を是正し，病室にカレンダーや時計を置き，小まめに日時を伝え，窓の外の景色を見るなど見当識強化を促した．並行して，リラクゼーションを目的としたマッサージ，自動関節可動域運動を促し，A氏の状況に合わせて入院意図や病状，治療の経過をわかりやすく説明し，セルフ・アウェアネス（自己の気づき）へ介入し，行動活性化を行い，段階的に早期離床を実施した．

第2期：概日リズム不正，日中の活動量の低下が主体であった時期（入院11～21日目）

攻撃性や焦燥は軽減し始めたA氏であったが，夜間は過覚醒し，ベッドからの転倒・転落の危険性から夜間のみ身体拘束および睡眠導入薬が開始された．日中は食事の時間

帯も傾眠・臥床傾向であり，食事量も少なく，低栄養の状態であった．概日リズムの是正と日中の離床・活動量の増加を促すために，窓側や明るい照明下で本人の興味・関心や生活史から導き出される，段階づけされたフローに入りやすい作業活動の提供や，リハビリテーション室などでのほかの患者とのグループ回想法を実施した．さらに温かいタオルでの清拭，栄養効率の高いおやつの提供や温かいお茶などの水分摂取などを励行し，合間でトイレ誘導し，脱水予防・代謝の促進に努めた．せん妄から徐々に逸脱をし始めた時期であったため，認知機能検査を実施しようとするも A 氏は「耳が遠いからわからない」「勉強は苦手……」などと消極的であったことから，構成的検査は実施せずに観察による非構成的検査（表 4-1）で評価したところ，認知機能障害があることが示唆されたため，主治医に報告した．

　　第 3 期：BPSD が表出し，家族支援，多職種連携が主体であった時期（入院 22〜56 日目）

　　日中の傾眠も改善され，リハビリテーション室では，談笑する場面も多くみられるようになった A 氏であったが，日中の病室および病棟内では徘徊することが多く，「隣の人に財布をとられた」などのもの盗られ妄想も徐々に表出してきた．家族の要望により最寄りの精神科を受診する流れになったが，本人は認知機能が低下している自己認識はなく「行く必要がない」と拒否，さらに介護保険が未申請の状況であったため，医療相談員より介護サービスなどの提案を行ったが，「間に合っている」と拒否された．長期入院によるストレスや BPSD 増悪を考慮した結果，主治医より退院許可が下りることになった．退院までの期間に，できるだけ本人の焦燥を軽減するために，グループ回想法や作業活動へ積極的参加を促した．さらに退院までの数日間で A 氏とのかかわりかたを家族と一緒に考え，生活行為上のアドバイスや介助のコツを伝え，家族の不安を軽減するなどの家族指導を行った．そのうえで医療相談員を通じて地域包括支援センター（認知症初期集中支援チーム）へ，介入依頼と入院時の経過，本人の興味・関心やニーズなどの詳細かつナラティブな情報を提供した．

▶▶▶ 再評価（表 4-1）

　　せん妄による攻撃性の軽減や概日リズム獲得，ADL 改善，認知機能スクリーニングでの改善がみられたが，A 氏自身がもの忘れを徐々に意識するようになったためか，妄想や焦燥などの BPSD が出現するようになった．

▶▶▶ 考察

　　今回の症例では実施されていなかったが，術前の認知機能スクリーニングを行うことで術後せん妄リスクの軽減や入院期間の短縮，認知機能障害に早期に対応できた可能性がある[9]．消化器疾患に対する術前の認知機能訓練の介入を行った研究では，術後の認知機能障害を軽減するという報告もあるため[10]，早期の介入が望ましいことが示唆される．また，早期離床（early mobilization）は，ICU 患者においてせん妄の発症やその期間の減少，ADL の早期獲得に有用であることが示されている．さらに early mobilization に加えて，認知機能に対する介入も試みられているが，認知機能の改善や QOL の改善があるかは，現段階では賛否の分かれるところであり，今後より多くの症例観察を重ねた研究が必要である[11,12]．

　　疼痛は，活動性向上の阻害因子であり，せん妄の出現や認知機能低下と関連してい

る[13]．さらに疼痛は不安や焦燥とも関連しており，焦燥性興奮に対する非薬物療法の有効性を検討したシステマティック・レビューでは，集団活動や音楽療法，タクティール®ケアやマッサージが有効とされている[14]．認知症高齢者を対象にした回想法や感覚刺激介入などの意味のある作業（meaningful occupation）による介入の有効性を検討したシステマティック・レビューにおいても，興奮，不安と抑うつの減少，QOLの改善，快感情と興味関心の増加があったとしている[15]．また，家族指導も重要であり構造化された心理教育（パーソンセンタードケアの学習，コミュニケーションスキルの学習，認知行動療法などの組み合わせ）は，介護者の燃えつきや抑うつを軽減させ，さらに認知症者の焦燥性興奮も改善することが示されている[16]．

❸おわりに

　認知症のBPSDと焦燥や徘徊などの攻撃性は高活動型せん妄と間違われやすく，低活動型せん妄は抑うつやアパシーなどと間違われやすい．depression（うつ），delirium（せん妄），dementia（認知症）は頭文字をとり，"3D's"と表現されるなど，それぞれ混同されがちである．粗暴行為や暴言，妄想などの「現象」がみられたとしても，脱水や感染症という直接因子による身体症状が誘因であるせん妄なのか，もの忘れを自覚し始めた不安などの精神心理面から引き起こされるBPSDなのかを，ある程度判別する必要がある．疾病や身体機能，認知機能，精神心理機能，環境因子などを多面的に，ダイナミックにアセスメントし，「現象」のみに焦点を当てた対症療法にならないよう，「原因」を明確にし，介入することが急性期の身体障害者領域で認知症を抱える対象者のリハビリテーションの枠組みかと思われる．

文献

1) Silverstein JH, Timberger M, Reich DL, et al：Central nervous system dysfunction after noncardiac surgery and anesthesia in the elderly. *Anesthesiology* 106：622-628, 2007

2) Needham DM, Davidson J, Cohen H, et al：Improving long-term outcomes after discharge from intensive care unit：report from a stakeholders' conference. *Crit Care Med* 40：502-509, 2012

3) Desai SV, Law TJ, Needham DM：Long-term complications of critical care. *Crit Care Med* 39：371-379, 2011

4) Abengaña J, Chong MS, Tay L：Delirium superimposed on dementia：phenomenological differences between patients with and without behavioral and psychological symptoms of dementia in a specialized delirium unit. *Int Psychogeriatr* 29：485-495, 2017

5) Salluh JI, Wang H, Schneider EB, et al：Outcome of delirium in critically ill patients：systematic review and meta-analysis. *BMJ* 350：h2538, 2015

6) Witlox J, Eurelings LS,de Jonghe JF, et al：Delirium in elderly patients and the risk of postdischarge mortality, institutionalization, and dementia：a meta-analysis. *JAMA* 304：443-451, 2010

7) Weiner MF：Impact of delirium on the course of Alzheimer disease. *Arch Neurol* 69：1639-1640, 2012

8) National Institute for Health and Care Excellence（NICE）Delirium Development Group：Delirium：prevention, diagnosis and management, Guideline,Clinical guideline, 2010

9) Culley DJ, Flaherty D, Fahey MC, et al：Poor Performance on a Preoperative Cognitive Screening Test Predicts Postoperative Complications in Older Orthopedic Surgical Patients. *Anesthesiology* 127：765-774, 2017

10) Saleh AJ, Tang GX, Hadi SM, et al：Preoperative cognitive intervention reduces cognitive dysfunction in elderly patients after gastrointestinal surgery：a randomized controlled trial. *Med Sci Monit* 21：798-805, 2015

11) Brummel NE, Girard TD, Ely EW, et al : Feasibility and safety of early combined cognitive and physical therapy for critically ill medical and surgical patients : the Activity and Cognitive Therapy in ICU (ACT-ICU) trial. *Intensive Care Med* 40 : 370-379, 2014

12) Jackson JC, Ely EW, Morey MC, et al : Cognitive and physical rehabilitation of intensive care unit survivors : results of the RETURN randomized controlled pilot investigation. *Crit Care* 40 : 1088-1097, 2012

13) Sampson EL, White N, Lord K, et al : Pain,agitation, and behavioural problems in people with dementia admitted to general hospital wards : a longitudinal cohort study. *Pain* 156 : 675-683, 2015

14) Livingston G, Kelly L, Lewis-Holmes E, et al : Non-pharmacological interventions for agitation in dementia : systematic review of randomised controlled trials. *Br J Psychiatry* 205 : 436-442, 2014

15) Travers C, Brooks D, Hines S, et al : Effectiveness of meaningful occupation interventions for people living with dementia in residential aged care : a systematic review. *JBI Database System Rev Implement Rep* 14 : 163-225, 2016

16) Jensen M, Agbata IN, Canavan M, et al : Effectiveness of educational interventions for informal caregivers of individuals with dementia residing in the community : systematic review and meta-analysis of randomised controlled trials. *Int J Geriatr Psychiatry* 30 : 130-143, 2015

2 回復期リハビリテーション病院で出会う認知症症例への評価・介入戦略
――ナースコール利用訓練と物理的環境支援を通して
「している」と「できる」ADL の乖離軽減に至った一例

❶回復期病院と認知症

　超高齢社会となったわが国において認知症高齢者が急増している[1]．認知症高齢者は認知機能の低下により，危険行動への判断能力が低下した結果，股関節疾患などの整形疾患を呈するリスクが増大することが指摘されている[2]．そのため，回復期リハビリテーション病棟に入院する高齢者のうち認知症を合併している者も多いことは予想に難くない．厚生労働省の資料によると，回復期リハビリテーション病棟入院患者のうち，「認知症あり」の割合は 30% を超えている[3]．また，認知症の有無別の検討において，入院日数の平均は 69.3 日対 66.9 日（あり対なし），在宅復帰率は 52.9% 対 78.0%（あり対なし）と示され，認知症のある患者ほど入院日数が長く，在宅復帰率が低い傾向にあると指摘されている．さらに，診断がついていない対象者においても，潜在的に認知症の原因疾患を呈している場合も考えられる．そのため，認知症の原因疾患の診断の有無にかかわらず，通常の治療を妨げる要因を分析し，対象者ごとに適した治療戦略を組み立てる必要がある．

　治療を妨げる背景として，行動・心理症状（BPSD）が原因で機能訓練が妨げられ，日常生活活動（ADL）の向上が妨げられることが挙げられる．特に回復期リハビリテーション病棟への入院を契機に BPSD が発症した場合，この病棟は認知症高齢者専用に開設されていないことから，介護者・環境因子も大きく影響している可能性がある（chapter 2-❹「BPSD の出現モデルと評価」➡ 63 頁）．

　本項では，回復期リハビリテーション病棟入院時にアパシーを呈した認知症高齢者に対し，BPSD が発症した背景を介護者・環境因子まで分析し，その内容に合わせた治療法の提供により改善に至った症例についてその内容を報告する．

❷症例紹介

≫≫基本情報

　患者：A 氏，90 歳台前半，女性．

　診断名：右大腿骨頚部骨折，アルツハイマー型認知症（Alzheimer's disease；AD）

　現病歴：X−5 年ごろ AD と診断され，X 年 Y 月，右大腿骨頚部骨折術後，意欲低下を認め摂食量の低下のため点滴を継続する．点滴があるため希望した介護老人保健施設は入所不可となり，リハビリテーションおよび療養目的で回復期リハビリテーション病院へ転院となる．

　他部門情報（看護師/ケアワーカー）：食事・移乗・おむつ交換以外のかかわりはなく「患

【表4-3】 初期評価と再評価のまとめ

評価・検査項目	初期評価（入院1〜14日）	再評価（入院40〜42日）
FIM（126点満点）	37/126	74/126
NPI-NH（無為・無関心，食行動異常） （12点満点）	7/12，7/12	4/12，2/12
CAS （項目①60点満点，項目③56点満点）	36/60（60%），40/56（71%）	15/60（25%），23/56（41%）
HDS-R（30点満点）	8/30	15/30

FIM：Functional Independence Measure, NPI-NH：Neuropsychiatric Inventory-Nursing Home Version,
CAS：Clinical Assessment for Spontaneity, HDS-R：Hasegawa's Dementia Scale-Revised

者に聞いてもしたいことがわからない」とのことで本人の意欲低下が顕著にみられる.

》》》初期評価（入院1〜14日）（表4-3）

　ADL評価：機能的自立度評価法（Functional Independence Measure；FIM）37/126点（できるADLのFIM 69/126点）.

　食事・整容・入浴・更衣では，促しが必要であった. 排泄は，おむつ全介助であり，尿意はなく，便意はあるが介助者を呼ばず失禁していた.

　院内生活における環境と行動面：対象者の病室には時計やカレンダー，スケジュール表などはなく，ナースコールとセンサーマット，車椅子が置かれている. 理学・作業療法・食事時以外はベッド臥床状態であった. ナースコールの使用方法はその場で指示するとボタンを押すことはできるが，目的を説明しても使いかたを覚えられず，生活上では利用困難であった.

　BPSD評価：Neuropsychiatric Inventory-Nursing Home Version（NPI-NH）無為・無関心7/12点，食行動異常7/12点，入院前より食欲不振があり，毎回促しが必要な状態で，促しても食べないこともある. 体重の減少もみられた. 抑うつ的・悲観的な発言や焦燥的な言動は認めなかった.

　標準意欲検査法（Clinical Assessment for Spontaneity；CAS）：項目①（面接による意欲評価スケール）36/60（60%）. 質問や話題，周囲でおきていることに対してほとんど関心がない状態であった. 項目③（ADLにおける意欲評価スケール）40/56（71%）. 全項目で促し，または促しがあっても行動ができない.

　神経心理学的評価：改訂長谷川式簡易知能評価スケール（Hasegawa's Dementia Scale-Revised；HDS-R）8点. 日時・場所の見当識で著明な減点があるが，遅延再生において再認は可. 前頭葉機能検査（FAB）13点. 知的柔軟性GO/NO-GOで減点. ベントン（Benton）視知覚検査（施行A-形式I）3のみ正答. 三宅式記銘力検査（有関係）6-9-9，（無関係）実施不可.

》》》統合と解釈

　症例は入院という環境変化を契機に，食事摂取量の低下や自ら行動をおこすことがなくなり，重度の自発性の障害がBPSDとして発現していた. 悲哀感や焦燥感などはまったくないことから抑うつ症状ではないとも評価できた. 初期評価時のできるADLに関

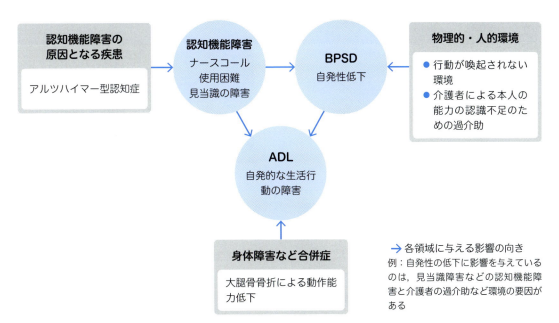

【図 4-3】 本症例の初期評価時における認知機能障害，BPSD，ADL障害の関連性
本症例は，自身の居場所の認識ができずナースコールも使えない（認知機能障害）状態となっていることから，介護者は本人のできる能力が評価できず，過介助で過ごしていた．その結果，骨折による動作能力の低下に加えて自発性の低下も助長され（BPSD），生活のなかで自らの意思で行動できなくなった（ADL障害）．

して，移乗や排泄動作は見守りから軽度介助程度で実施できていたが，しているADLに関しては，自ら行おうとすることなく介助者によって促され，すべての活動において中等度から全介助であった．認知機能障害が及ぼすADLへの影響としては，口頭説明のみではナースコールの使用方法を覚えることができず，生活上で利用することができなかった．そのため，病室から介護者を自ら呼ぶことはなかった．さらに，ベッド周囲には時間，場所などを確認するための手がかりや行動を喚起させる物品や設備がまったくなく，自発的な行動も生じず，入院している理由も理解できていなかった．看護師，ケアワーカー（スタッフ）も食事とおむつ交換以外でかかわることはなく，症例のできる能力を把握できていなかった．以上より，本症例の最も大きなADL障害の要因としては，ベッドで臥床している状態からいずれの活動に対しても自発的な行動を示さないこと，つまり自発性の障害が考えられ，その自発性の障害のためにほぼすべてのADLで全介助であることが評価できた（図4-3）．

問題点の抽出・介入計画

自発性が低下している主な要因としては，時間・場所の認識ができずに自身がどのように行動すればよいかわからないこと，スタッフも症例の能力を評価できていないことでADLの過剰な介助を行っていることなど，入院生活中の物理的・人的環境にあると考えられた．結果として学習性の依存・不活動に陥り，さらなる自発性の低下を助長し，ADLが全介助となる悪循環に陥っていた．

本症例の強みとしては，失行などでナースコールが使えないわけではないことと，記憶領域においても完全に出来事を記銘できないわけでなく，記銘力検査において再認が

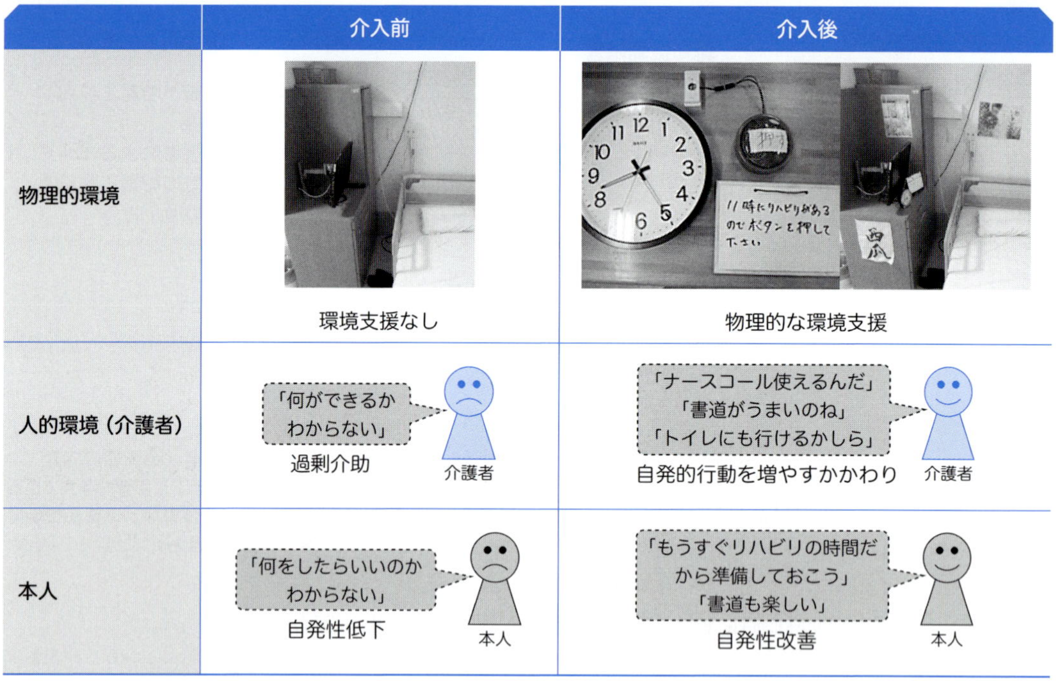

	介入前	介入後
物理的環境	環境支援なし	物理的な環境支援
人的環境（介護者）	「何ができるか わからない」 過剰介助 介護者	「ナースコール使えるんだ」 「書道がうまいのね」 「トイレにも行けるかしら」 自発的行動を増やすかかわり 介護者
本人	「何をしたらいいのか わからない」 自発性低下 本人	「もうすぐリハビリの時間だ から準備しておこう」 「書道も楽しい」 自発性改善 本人

【図4-4】 物理的環境，人的環境，本人の行動のリハビリテーション介入による比較

介入前は，本人の行動を促すような環境ではなく介護者が介護しやすい環境であった．介入では，ナースコールが押せるように配置し，そのほかにも日時・場所を確認しやすいよう工夫して，本人が周囲を認識しやすく，自発的な行動をとりやすい環境を設定した．環境設定後，本人の能力を認識できた介護者も，本人の自発的行動を増やすかかわりへと変化した．

できることや学習効果が認められることであり，繰り返し効率のよい方法を提供すれば物品の使用方法を学習できる可能性があることであった．

リハビリテーションでは，この学習性の依存から脱却し症例自らの意思でADLが開始できるように，場所の理解を促す見当識訓練と，スケジュールに合わせて自発的な行動を促すナースコールの利用訓練を行い，入院環境に適応できるように調整することとした．

》》介入経過（図4-4）

第1期：ナースコールを利用し自発的な行動がみられ始めた時期（入院14～28日目）

押すと誰かが来るというナースコールの意味を理解するために，手順として「○時にリハビリがあるのでボタンを押してください」と記載されたボードと大きいボタン，大きな時計を食堂の症例の席の机に設置し，指定された時間に押すよう促した．ナースコールを押すことができたときには，「ナースコールを押すとスタッフが来る」という意味を繰り返し伝え，適切に押せたことを即時に賞賛した．約10回程度の実施で失敗はなくなり，次に自室で実際のナースコールを用いて使用訓練を行った．訓練の段階づけとして「○時にリハビリ」と，記載内容を少しずつ減らした．さらに1日の生活スケジュール（食事時間，理学療法，作業療法，入浴など）をボードに提示し，そのほかの時間に合わせてナースコールを押すように環境調整を繰り返し行った．食堂で実施していたときと同様にナースコールの意味を説明し，適切に押せたときは押せたことに対し

て即時に賞賛を繰り返した．他のセラピストやスタッフと協働して症例にフィードバックを行ったところ，介入28日目までには予定時間の前には自発的にナースコールを使用し，「リハビリですね」「食事ですね」など本人から予定を確認する発言も聞けるようになり，スケジュールに合わせて自ら行動を開始できるようになった．

第2期：書道や集団活動を通して症例のできる能力が認識された時期（入院28〜42日目）

スケジュールに合わせたナースコールの利用が可能となり，さらに症例から「何かすることないの？」との発言も多くなった．そこで，リハビリテーションと食事・入浴などの日常作業に加えて，余暇活動として趣味であった書道と園芸を提案し，導入した．書道作品を自室・病棟の食堂など，スタッフや同室の患者から注目を集めやすい環境に展示し，症例に賞賛などのフィードバックをしてもらえるよう依頼した．

また，同時期に書道や園芸を通してコミュニケーションをとっていたほかの患者と合同で集団活動を実施した．集団活動場面をスタッフにも観察してもらい，症例が活動している姿やコールを押してスタッフを呼ぶことができるようになったことで，スタッフは「何でもできるんやね」とできる能力が高いことを認識できた．その後スタッフに，基本動作能力の改善に伴いトイレの誘導を依頼し，介助中心のかかわりから自発性を引き出すかかわりへ移行するよう依頼した．継続的にトイレ誘導を行い続けた結果，尿意の有無を問うと本人から「トイレに行きます」とスタッフに伝えることができる場面もみられるようになった．

》》再評価（入院40〜42日）（表4-3）

ADL評価：FIM 74/126．食事は自立，排泄は基本的にはスタッフによる誘導であるが，時折スタッフに自ら依頼することもある．

院内生活における環境と行動面：時計やカレンダー，自作した書道作品や園芸時の写真が置かれている．スタッフやほかの患者と食事時や集団活動時，自室でも会話する機会が増えた．

BPSD評価：NPI-NH 無為・無関心4/12点．他患者の言動に対して質問をするなど周囲の状況に関心をもつ．食行動異常2/12点，促しがなく食べることができる．

CAS：項目① 15/60（25％）．周囲でおきている出来事への関心や自ら話す機会が増えた．項目③ 23/56（41％），ほとんどの項目で促しがあれば行動できる．

神経心理学的評価：HDS-R 15点．見当識，逆唱，語流暢の項目で改善を認めた．

》》考察

山﨑ら[4]は，与えられた先行刺激が賞賛によって強化されれば目的とした学習が促進され，また，手がかりを少しずつ減らすことで行動を効率よく学習できると述べている．第1期において本症例もコールの使用訓練にて賞賛を受け，情報量を徐々に減らす難易度の調整を行ったことで，早期の学習が実現できたと考えられた．また，リハビリテーションの時間の前に自室で準備する行動がみられていたことについては，児玉ら[5]は場所や時間などの見当識に対する支援が，対象者の自発的な行動を促すうえでの重要な環境整備になると述べており，本症例もスケジュールボードと時計などで予定を確認できる環境となり，コールも利用できたことが自室内で自発的な行動が増加した要因と考えられる．

次に，介護者のかかわりについて Fujii ら[6] は患者の BPSD と介護者の言動は相関していることから，介護者は患者のできることに着目し介護者自身の言動を改善させることが重要であると述べている．本症例においては，リハビリテーション介入により，症例自らコールを利用し自発的な行動を示したことや，症例がつくった作品を見たことを受けて，スタッフが症例の自発性を引き出し，残存能力を活かす方向へとかかわりを変化させたことで，症例のしている ADL が改善したと考えられた．

❸おわりに

回復期リハビリテーション病院でもますます認知症者が増えている．病院という施設環境上，本人の自発的な行動は阻害されやすく，過介助を受ける環境にも陥りやすい．特に本症例のような認知症者では，本人の残存能力に対する理解度がスタッフ間で異なっていることも多く，過小評価される傾向にある．スタッフによる残存能力の評価にばらつきがあることは，在宅復帰の阻害要因にもなりかねない．回復期におけるリハビリテーションでは，歩行訓練や ADL 訓練など身体機能訓練を行うことがいまだに多いが，症例をとりまく人的・物理的環境を変え，症例の残存する ADL を発揮できるようにすることも認知症リハビリテーションにおいてはきわめて重要である．

文献

1) 朝田　隆：都市部における認知症者有病率と認知症者の生活機能障害への対応．厚生労働省科学研究費補助金，認知症者対策総合研究事業 平成 23〜24 年度　総合研究報告書．pp1-46, 2013

2) Seitz DP, Gill SS, Austin PC, et al：Rehabilitation of older adults with dementia after hip fracture. *J Am Geriatr Soc* 64：47-54, 2016

3) 厚生労働省：中央社会保健医療協議会総会 平成 27 年 11 月 25 日資料：入院医療（その 6）について．

4) 山﨑裕司，山本淳一（編）：リハビリテーション効果を最大限に引き出すコツ―応用行動分析で運動療法と ADL 訓練は変わる．pp10-47, 三輪書店，2012

5) 児玉桂子，足立　啓，下垣　光，他（編）：痴呆性高齢者が安心できるケア環境づくり―実践に役立つ環境評価と整備方法．彰国社，2003

6) Fujii M, Butler JP, Sasaki H：Emotional function in dementia patients. *Psychogeriatrics* 14：202-209, 2014

3 医療療養型病院で出会う 認知症症例への評価・介入戦略
─病前の生活環境を入院生活に反映できた一例

❶療養型病院と認知症

　　認知症の進行に伴い在宅生活の介護負担は増加し，認知症者の多くが医療施設または介護施設へ生活の場を移行してきている．医療療養型病院では，自宅へ退院する認知症者の割合は 22.6％であることが報告されており（図 4-5）[1]，そのなかでも行動・心理症状（BPSD）を伴う認知症者ではその割合がさらに低いことが予測できる．また 2016（平成 28）年の調査において，医療療養型病院に入院する患者の在院日数はおよそ 152 日であり，一般病床の 16 日と比較すると認知症者の入院生活は長期間にわたることが明らかである[2]．

　　すなわち，医療療養型病院に入院する認知症者にとってのリハビリテーションは日常生活活動（ADL）の低下を防ぐだけでなく，本人が不快なく楽しみのある入院生活を継続できることも重要な目標となる場合も多い．しかしながら，本人が望んで入院している例は少なく，ADL の自立度低下[3]や併存疾患[4]のために長期の入院生活を送らざるをえないことが大半である．そのため，入院を契機に新たな環境に適応できずに興奮や抑うつなどの精神症状を呈する認知症者も多い．

　　海外のナーシングホームを調査した研究ではあるが，居住環境の変化に伴い BPSD が多様に出現することも報告されている（表 4-4）[5]．そのなかでも，抑うつ症状は ADL の低下と関連しているとの報告[6]もあり，特に療養型病院に入院する認知症者においては，抑うつ症状のために ADL や生活の質（QOL）の低下を引き起こし，療養生活に支障をきたしている患者も多く，そのようなケースへのアプローチが臨床場面ではしばしば求められる．そこで本項では，病前の在宅生活と入院生活との相違のために抑うつ症状を呈した症例に対して，本人にとって重要であった余暇活動と社会的交流を病院の生活環境に導入し抑うつ症状を改善できた一例を紹介する．

❷症例紹介

≫≫基本情報

　患者：A 氏，80 歳台後半，女性．

　現病歴：X 年 Y 月，自宅で倒れて動けなくなっているところを息子が発見し B 病院へ入院となる．発熱，脱水と診断される．転倒時に打撲した右腰背部の痛みが残存していたため，当院へ療養目的のために入院となる．

　今後の方針：自宅退院は介護的に困難とのことで，息子は療養継続を希望している．

　作業療法処方目的：入院後に活動性の低下が著明となり，離床拡大を目的に処方された．

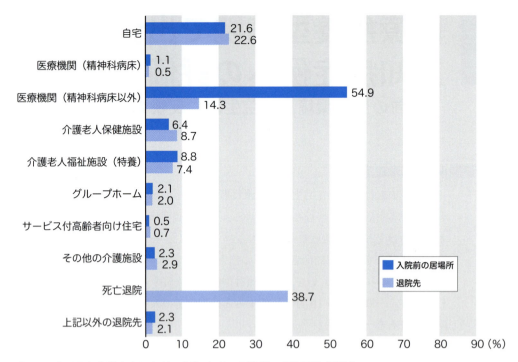

【図4-5】 医療療養病床における認知症者の入院前の居場所と退院先
医療療養病床では，自宅退院する認知症者の割合は22.6%で，病院で死亡する割合は38.7%に至る．
〔全日本病院協会：BPSDの増悪により精神科病院への入院を要する認知症患者の状態像の分類モデル及び退院後の在宅療養支援に関する調査研究事業報告書．2014より一部改変〕

【表4-4】 ナーシングホーム居住者のBPSDの有病率（n=931）

BPSD項目	妄想	幻覚	興奮	うつ	不安	多幸	無関心	脱抑制	易刺激性	異常行動	睡眠	食行動
有病率（%）	22.6	13.4	26.5	21.9	21.9	6.2	28.8	20.7	29.2	20.4	18.6	15.1

施設で生活を送る認知症者はなんらかの精神症状や行動症状を呈していることが多く，うつ症状や不安症状を有する者は20%以上に至る．

〔Selbaek G, Engedal K, Benth JS, et al：The course of neuropsychiatric symptoms in nursing-home patients with dementia over a 53-month follow-up period. Int Psychogeriatr 26：81-91, 2014より改変〕

▶▶▶ 初期評価（入院11〜30日）（表4-5）

神経心理学的評価：Mini-Mental State Examination（MMSE）19点．改訂長谷川式簡易知能評価スケール（HDS-R）18点，復唱・計算・遅延再生・流暢性言語命令で減点．主に前頭葉機能（注意，流暢性），記憶に関する項目の低下がみられ，反応速度は鈍い．

BPSD評価：うつ性自己評価尺度（Self-relating Depression Scale；SDS）57/80点（カットオフ＝48点以上）．老年期うつ病評価尺度（Geriatric Depression Scale；GDS）11/15点（カットオフ＝10点以上）．意欲やる気スコア26/42点（カットオフ＝16点以上）．標準意欲評価法（CAS）48/96点．「もうあかんわ」「もう何もできない」などの自信なく苦痛表情を伴う抑うつ的発言が多い．

ADL評価：病棟では食事を除き，ADLは全介助の状態であった．特に排泄は尿意・便意はあるが自ら訴えず，排泄を促しても「いや，ええわ」や「申し訳ない」と拒否しお

【表4-5】 初期評価と再評価のまとめ

評価・検査項目	初期評価	再評価
MMSE (30 点満点)	19/30 点	26/30 点
HDS-R (30 点満点)	18/30 点	24/30 点
SDS (80 点満点)	57/80 点	46/80 点
GDS (15 点満点)	11/15 点	5/15 点
やる気スコア (42 点満点)	26/42 点	18/42 点
CAS (初期評価 96, 再評価 99 点満点)	48/96 (50%)	47/99 (47%)
ADL (排泄)	おむつ内で排泄	日中はトイレで排泄

むつ内排泄であった．症例は身体機能的には遂行できる能力はあるが，自発性が乏しく過剰な身体介助を受けていた．活動への促しに対して「もう何もできない」と動機づけが得られにくいものの，一度開始すれば継続して活動することは可能であった．

生活歴評価：病前は神経質であり，よく他者に気をつかう性格であった．息子と2人暮らしで，簡単な家事などはA氏が担っていた．また仲のよい友人との談話といった社会的交流，編み物などの日課がある生活を安定して送っていた．

》》》統合と解釈・問題点の抽出

本症例は入院に伴う環境変化に適応できず抑うつ症状を呈していた．入院前は，仲のよい友人との談話といった社会的交流，家事や編み物など本人にとって重要な活動がある生活を送っていたにもかかわらず，入院を契機になじみの仲間と離れ，ほかの患者やスタッフとの交流もなく対人交流が希薄となり活動性が低下していた．本人にとってこれまでの重要な活動が剝奪された環境で生活せざるをえなくなり，生活に対する満足感が低下したことで，抑うつ状態に至ったと考えられた．Fiske らの老年期うつの解釈モデル[7]にならって，以下に本症例の抑うつに対する解釈を呈示する (図4-6)．なお，抑うつの詳細な評価方法や出現モデルは chapter 2-**4** 「BPSD の出現モデルと評価」の項を参照してほしい (➡ 63頁)．

》》》介入計画

今後の長期入院生活で，本人にとって重要な活動ができ，満足できる生活を維持するためにも抑うつの改善が必要であると考えた．よって，作業療法では，病前に重要な活動であった対人交流や趣味の手芸の活動ができる環境を設定することとした．

》》》介入経過

第1期：個別の活動を導入した時期 (入院28〜65日)

介入初期は離床拒否もありベッドサイドで関節可動域訓練 (range of motion exercise；ROM-ex)，整容動作を通してかかわった．徐々に離床拒否をすることが少なくなり，リハビリテーションの誘いに応じるようになった．離床定着後，作業療法室にて病前の日課であった編み物を提供するも受け身的に活動をこなしているだけであった．しかし，経過に伴い，「(作業療法士に来てほしかったけど) 今日はもう来ないと思った．今日はつくれないと思った」のような発言も徐々にみられるようになり，作業療法中の活動が症例の日々の活動として定着していることがうかがえた．また，何かしたい作業

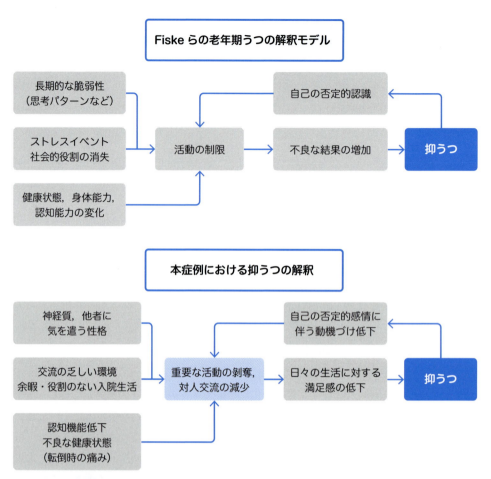

【図4-6】 老年期うつの解釈モデル（上）と本症例の抑うつの解釈（下）
抑うつ気分の背景には，①本人にとって重要な活動が剥奪されていること，②対人交流が不足していることが考えられ，これらのために日々の生活に満足できず，抑うつ症状を呈していたと解釈できる．
〔Fiske A, Wetherell JL, Gatz M：Depression in older adults. Annu Rev Clin Psychol 5：363-389, 2009 より改変〕

活動を問うと，「これをしたいと思ってるねん」と編み物の本を見せるなど活動に対する動機づけが得られ，意欲を見せる場面が増えた．

　第2期：集団活動を追加した時期（入院66～88日）

　編み物が生活のなかでの日課になり始めた時期に「一緒にできる人がいればいいんやけど」「部屋の人は全然話せるような人がいてない」といった発言や作業療法室内のほかの患者に自ら話しかけるような場面が増えた．そこで作業療法では回想法や貼り絵などを少人数で行う集団活動の提供も追加した．集団活動では，回数を重ねていくと「こういう場でしか話せないこともあるよね」のような言動や「○○さんやんな？　会うのが楽しみやった」とほかの患者の名前を覚え，楽しんでいる様子も観察でき，他者とのなじみの関係性が形成されつつあった．集団活動中の会話量は回数を追うごとに増加し，ほかの場面の抑うつ発言も減少した．

　第3期：排泄環境を改善した時期（入院89～102日）

　経過を通して抑うつ的発言が少なく，提案する活動や歩行訓練にも意欲的に応じるよ

うになった．作業療法介入当初は拒否的であった排泄について，作業療法士が誘導するとトイレでの排泄が可能となったことから看護師に依頼し時間誘導で排泄するように環境を調整し，おむつ内排泄からトイレ排泄へ改善できた．

≫≫ 再評価（入院103～112日）（表4-5）

神経心理学的評価：MMSE 26点，HDS-R 24点，遅延再生・語流暢で加点．

BPSD評価：SDS 46点，GDS 5点，意欲やる気スコア 18点，CAS（質問紙）47/99点（47%）．身体症状，生活のとらえかたの内容に関連する項目で主に改善がみられた．

ADL評価：リハビリパンツ着用となり，日中は時間誘導で排泄が可能となった．

≫≫ 考察・まとめ

抑うつを含め，BPSDは多要因的に評価し介入することが必要である．特に老年期のうつについては，環境条件のような心理社会的要因の重要性が指摘されている[8]．本症例において入院中に，本人にとってこれまでの重要な活動を入院生活に段階的に導入したことで，抑うつ症状は改善し，日常生活レベルでも改善が認められた．抑うつの改善の背景には，病前に重要であった活動を日々継続的にできるようになったこと，ほかの患者となじみの関係を形成して交流可能になったことが考えられた．

❸ おわりに

療養型病院の認知症者へのリハビリテーションでは，対象者にとって病院が"終の住まい"となることが多い．そのため，病棟生活で対象者の生活の場を再構成し，ADLをできるかぎり維持するだけでなく精神症状の改善を図りQOLを維持することが重要となる．特に認知症者にとって，抑うつなどのBPSDの改善やパーソンセンタードケア概念の基本的方針でもある病前生活の継続は，認知症ケアには重要[9]である．入院生活中であっても，対象者がどのような生活を送っていたかを理解するため，これまでの生活にも目を向ける必要があるだろう．

文献

1) 全日本病院協会：BPSDの増悪により精神科病院への入院を要する認知症患者の状態像の分類モデル及び退院後の在宅療養支援に関する調査研究事業報告書．2014

2) 厚生労働省：病院報告 平成22～28年度
（http://www.mhlw.go.jp/toukei/saikin/hw/iryosd/16/dl/02_02.pdf）

3) Helvik AS, Engedal K, Benth JS, et al：A 52 month follow-up of functional decline in nursing home residents-degree of dementia contributes. *BMC Geriatr* 14：45-54, 2014

4) Doraiswamy PM, Leon J, Cummings JL, et al：Prevalence and impact of medical comorbidity in Alzheimer's disease. *J Gerontol A Biol Sci Med Sci* 57：173-177, 2002

5) Selbaek G, Engedal K, Benth JŠ, et al：The course of neuropsychiatric symptoms in nursing-home patients with dementia over a 53-month follow-up period. *Int Psychogeriatr* 26：81-91, 2014

6) Knapskog AB, Barca ML Engedal K：Prevalence of Depression among memory clinic patients as measured by the Cornell Scale of Depression in Dementia. *Aging Ment Health* 18：579-587, 2014

7) Fiske A, Wetherell JL, Gatz M：Depression in older adults. *Annu Rev Clin Psychol* 5：363-389, 2009

8) 三山吉夫：うつ状態―症状・診断と対応．老年精神医学雑誌 5：159-164, 1994

9) 原 祥子，吉岡佐知子，實 金栄，他：介護老人福祉施設における認知症ケア指針の開発．認知症ケア会誌 11：678-689, 2012

もの忘れ外来で出会う認知症症例への評価・介入戦略
―バスを利用した外出支援を行った一例

　認知症の高齢者が増加するなか，もの忘れ外来への受診や相談件数も増加している．しかし，現在の診療報酬制度では外来において積極的なリハビリテーション介入が難しい状況がある．本項では軽度認知障害（mild cognitive impairment；MCI）および軽度アルツハイマー型認知症（AD）といった，軽度の対象者へのリハビリテーション介入について述べる．

　もの忘れ外来で出会う軽度の対象者は，地域で在宅生活を送っており，対象者自身や家族・介護者にとって，もの忘れ外来が医療とのファーストコンタクトの場となることが多い．また，手段的日常生活活動（IADL）に支障をきたしやすい時期であるなどの特徴がある[1]．したがって早期のリハビリテーション介入が家庭・社会での生活の維持に必要と考えられるが，その有効性を示した報告は少ない．

❶もの忘れ外来におけるリハビリテーションスタッフの視点と役割

◆評価・分析・介入戦略の計画

　もの忘れ外来では診断のために多くの検査が行われる．リハビリテーションスタッフに求められるのは，それらの結果と対象者の実際の生活状況を客観的に結びつけるプロセスを担うことである．すなわち，神経心理学的検査，画像検査などの各種所見と本人・介護者から聴取する生活状況をすり合わせ，問題点の抽出や介入が必要かつ有効と思われるポイントを分析していく．認知症における日常生活活動（ADL）やIADL障害の現れかたは多岐にわたり，なおかつ軽度の対象者ではその程度が軽いために，既存の評価スケールでは反映されにくいことがある．そのため，スコアに影響しない事柄や，そのプロセスについても聞き取ることが重要である．収集した情報をもとに，生活場面に沿った介入目標を立てる．実際の介入時には本人の性格特性などもふまえて導入，段階づけを行う．

◆生活のサポート，ケア

　生活のサポートに関しては，実際の生活場面での聞き取りを行い，環境の調整や補完・代償手段の導入を試みる．軽度の対象者であれば，このような介入が定着することがある．リハビリテーションスタッフが直接出向いてかかわり続けることは制度上難しいため，他職種との連携が不可欠である．家族とサポート方法を相談する，ケースワーカーを通して地域の社会資源につなぐ，といったかかわりかたがある．また同時に，家族が対象者にどのようにかかわっているかについて聞き取り，声のかけかたやサポートの方法などを提案するといった，家族に対するケアも重要な介入の一つである．

❷介入の実際

◆認知機能への介入

≫≫認知機能への介入の基本的方針・目的

認知機能訓練の最大の目的は生活の向上・維持である。認知機能に対する介入効果はこれまでにも報告されているが，それらを組み合わせて生活に汎化するよう用いる必要がある。特にもの忘れ外来では本人や家族が「これ以上悪くならないために何かしたい」という願望をもって来院することが多いため，当事者・スタッフともに機能面のみに過度に固執しないよう留意する。一方，認知機能へ介入することによって，いままで本人も気づいていなかった「できないこと・できなくなっていること」に直面してしまうことがある。それを他者にも知られてしまうことから訓練受け入れが困難となり，介入が中断となる例もあるため，心理面への配慮も欠かせない。

◆介入計画の立案のための評価尺度

生活に効果を結びつけるためには認知機能全般を把握する必要がある。神経心理学的検査は改訂長谷川式簡易知能評価スケール (HDS-R)，Mini-Mental State Examination (MMSE)，日本語版 MoCA (Montreal Cognitive Assessment-Japanese version；MoCA-J)，ウェクスラー記憶検査 (Wechsler Memory Scale-Revised；WMS-R) やコース立方体組み合わせテスト，遂行機能障害症候群の行動評価 (Behavioural Assessment of the Dysexecutive Syndrome；BADS)，Frontal Assessment Battery (FAB)，Trail Making Test (TMT)，時計描画テストなどが用いられている。これらの検査は結果だけではなく，取り組むときの様子 (教示の理解の程度，動作のスピード，本人のやる気，結果に対する反応など) にも着目することで，実際のかかわりかたの手がかりにすることができる。生活状況は Physical Self-Maintenance Scale (PSMS)/IADL などのスケールを用いて主介護者から詳細に聴取する。介入では，改善を目的とする機能や生活動作については集中的に，その他の維持を目的とする要素については偏りなくはたらきかけるよう考慮する。

◆介入

認知機能に対する訓練内容は「記憶・言語・視知覚・構成・注意集中・遂行機能・生活関連」などを系統立てて準備しておき，目的に応じて使用する (表4-6)。また，有酸素運動や，運動と認知課題を組み合わせた多重課題も有効とされている。対象者ごとに課題の難易度や量，提供する順序などを調整する。訓練の実施頻度や量は生活に支障がなく，本人や家族にとって過度の負担にならないように配慮する。自宅での取り組みとしては，日記をつけることや，タブレット型端末を用いた認知機能トレーニングの提供，運動の推奨などが挙げられる。

介入時の注意点として，対象者のモチベーションへのはたらきかけがある。われわれは「普段の生活ではしないことに挑戦してみること，結果よりもどのように工夫したらうまくできるかを考えることがリハビリテーションである」というふうに声をかけ，指導者ではなく支援者としてかかわるよう気をつけている。また，課題を提供する際，認

【表4-6】 訓練内容の例

認知機能	内容	提供方法
記憶	聴覚性記憶課題 視覚性記憶課題 動作性記憶課題	• 入力方式，保持する時間，干渉課題の有無，再生方法などを調整 • 対象者が得意とする方法を見つける
遂行機能	展望記憶課題 複数要素課題	時間の制約，他者との協力，課題数などを調整し，遂行してもらう
生活関連	メモ課題 生活活動 余暇活動	連絡事項を把握したり，金銭のやりとりや家事動作など，実際の生活場面に即して行う

知症者は目の前にある個々の課題を完遂することに目が向きがちであるため，目的と方法について十分にオリエンテーションをする必要がある．課題の実施中は必要に応じて声をかけ，教示内容を再確認することでエラーが頻発するのを防ぐ．また，終了後は振り返る時間を設け，達成できた点と難しかった点を本人と共有することで，持続的なかかわりが可能となる．できない点ばかりに目が向かないように注意が必要である（図4-7)[2]．

◆生活支援・家族のサポート

認知症では，生活場面でなんらかの支障が生じていたとしても，本人から聴取した情報と実際が異なるときがある（できていないことがあっても，本人は「できている」と言う．この場合は取り繕っていることもあるし，できていると誤認していることもある．その逆のパターンもある）．そのため，生活を把握している人物から情報を得ることが重要である．可能であれば実際の場面を観察することも必要となる．生活のなかに新たな手段を取り入れる際は，本人にとってなじみがあり，定着しやすい方法を選択するよう心がける．

家族に対しては，対象者との関係性をふまえ，過度の負担とならない範囲でのかかわりかたを提案する．特に介入を開始するころは家族も混乱しているケースが多いため，生活の様子を聞き取りながら情報を一緒に整理するような話しかたを心がける．

❸取り組み紹介（公共交通機関の利用を支援した症例）

バスなどの公共交通機関の利用に支障が出た対象者の場合，どの過程に問題が生じているか把握する必要がある．たとえば，乗り降りする場所を間違えることが増えたという症例では，もともと本人が何を手がかりにしていたのか（行き先やバス停の名前を記憶して利用している人もいるし，建物などの風景を目印にしている人もいる）によって，支援する内容が変わってくる．前者の場合は名称を記したメモを活用し，後者の場合は目印となる建物の名称や特徴，写真などを活用することができる．そのほか，運賃の支払い方法には，複雑な動作がかかわる．時には自宅での身支度が間に合わない，バス停や目的地までたどり着けないなど，交通機関の利用前後の動作に支障が出ていることも

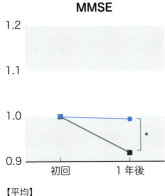
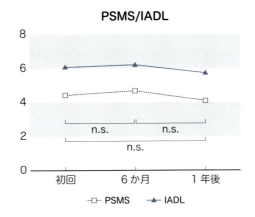

【平均】
非介入群：27.1±1.5→24.9±2.3
介 入 群：27.4±1.2→27.2±1.8

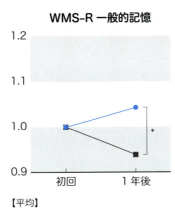
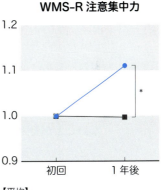

【平均】
非介入群：81.9±11.9→75.0±13.7
介 入 群：73.6±15.5→84.7±14.9

【平均】
非介入群：80.1±8.2→75.1±8.8
介 入 群：79.0±7.3→82.2±9.8

【平均】
非介入群：95.6±11.6→94.5±10.4
介 入 群：84.6± 7.6→93.5±10.8

【図 4-7】 1 年間の認知機能，ADL の変化
*p＜0.05
介入群 ●：当院で 1 年以上リハビリテーション介入を行った MCI 者 10 名（女性 9 名，男性 1 名，平均年齢 74.4 歳）
非介入群 ■：リハビリテーション介入を行っていない MCI 者 20 名（女性 14 名，男性 6 名，平均年齢 75.3 歳）
評価指標：初回に対する 1 年後の変化率，PSMS/IADL は介入群のみの変化
介入内容：毎週 1 回，認知機能への介入を行った．また，自宅での日記やタブレット型端末を用いたメニューも提供した．
〔山田真季，宮﨑有希，濱﨑利沙，他：軽度認知症患者に対するリハビリプログラムの効果に関する検証．第 35 回日本認知症学会学術集会，2016 より〕

あるため，分析が必要である．

当院にてバスの利用について介入を行った症例を紹介する．

>>> **基本情報**

患者：A 氏，70 歳台，女性．

診断名：アルツハイマー型認知症．

現病歴：家庭では家事全般を行い，バスを利用して買い物や病院に出かけていた．ADL は自立していたが，料理や服薬・金銭管理といった IADL に支障が生じていた．本人からは，バスを利用して外出を続けたいが，最近なんとなく自信がないという不安が聞かれた．

》》評価

神経心理学的評価：HDS-R 21 点（減点項目：見当識，計算，遅延再生，流暢性）．MMSE 22 点（減点項目：見当識，計算，遅延再生，3 段階命令）．WMS-R（指標）言語性記憶 64・視覚性記憶 68・一般的記憶 63・注意集中力 99．FAB 12 点．

ADL 評価：すべて自立しており，以前と比べて変化した点はない．

IADL 評価：料理をしなくなった，服薬や金銭管理でミスが目立つといった変化が生じていた．

生活歴評価：通院や買い物にバスを利用して外出していたが，行き先は数か所に限定されており慣れているとのことだった．自宅から最寄りのバス停までは徒歩圏内であり，道順は正確に記憶されていた．乗り降りするバス停の名称や各目的地までのバスの行き先は述べることができず，「緑の看板を過ぎたところ」など，近くの建物の色や形状，看板などの風景を手がかりにしていることがわかった．「自信がない」と不安を口にしていたが，具体的に何が不安なのかは不明だった．症例にとってバスの利用は外出の手段であり，買い物に行くことを楽しみにしており，今後も続けたいとの希望が聞かれた．また，家族からもできるだけ外出を続けてもらいたいとの声が聞かれた．

》》統合と解釈・問題点の抽出・介入計画

自信のなさには関してはバス停や行き先，手がかりにしている建物の名称が想起できないことが要因の一つと予測した．バスの利用は利用区間がいくつかに限定されていること，本人の楽しみ・役割である買い物をするための手段であること，動作自体はできており，自信はないが続けたいとの強い希望が聞かれたことをふまえ，バスの利用の継続が必要かつ有効であると判断し介入を開始した．介入手段は本人が手がかりにしていた風景など，視覚情報の補強および各名称の補完を用いることとした．一方で，想定外のことが生じた場合や今後の症状進行を考え，代償手段についても家族と相談することとした．

》》介入内容・経過

バスの利用方法の確認：本人に対し，当院に到着してすぐに，自宅を出てからバスを利用する流れを確認した．具体的には，自宅を出た時間やバス停の名称，バスから見えたものなどを想起しながら書き出してもらった．想起が難しい項目は，あらかじめ風景の写真を用意しておき，それを手がかりに答えてもらった．そのなかで利用するバス停や建物の名称などの想起を強化し，視覚的に記憶の保持を促した．記入した用紙は持ち帰ってもらい，自宅での確認に用いてもらった．本人の自信のなさは名称などが想起できないことに起因する部分が大きかったため，確認をすることで落ち着く様子がみられた．

補完・代償手段の検討：家族の在宅時には確認用の用紙を一緒に見るなど，本人が家を出る前に声をかけてもらうよう依頼した．また，天候が悪い場合はタクシーを利用するなど，ほかの手段も試みた．

》》再評価（2 年後）

神経心理学的評価：HDS-R 21 点（減点項目は変化なし）．MMSE 24 点（3 段階命令で加点）．FAB 13 点．

ADL 評価：自主的な入浴の頻度が減っていた．

IADL 評価：一人で外出することが徐々に困難になってきていた．

生活歴評価：介入開始から約 2 年間はバスを利用して通院することができていた．徐々に ADL 障害がみられ始め，生活全般のサポートのため，当院でのかかわりは終了して通所サービスの利用となった．

》》考察

本症例におけるバスを利用した外出に関する特徴として，周囲の風景などの視覚情報を手がかりにしていたが，各名称が想起しにくい状況にあり，そのことが本人の自信のなさにつながっていたと考えられた．かかわった期間のなかで，認知機能検査では変化がなかったものの，生活場面ではさまざまな支障が生じ始めていた．動作自体はできているものの，そこに不安感を伴う場合は支援の対象として，問題となっている機能の強化や補完・代償手段の検討などといった介入が有効と思われた．

❹もの忘れ外来におけるリハビリテーション介入の課題

もの忘れ外来にリハビリテーションスタッフを配置している例は少なく，その役割はいまだ確立されていない．しかしながら，もの忘れ外来は早期に対象者の認知機能や生活状況についてアセスメントすることができる場でもある．早期のリハビリテーション介入の有効性とその方法について，今後も検証していく必要がある．

文献

1) 植田　恵，高山　豊，小山美恵，他：ごく軽度アルツハイマー病および軽度認知障害（MCI）における記憶障害と手段的日常生活活動低下の特徴―もの忘れ外来問診表への回答の分析．老年社会科学 29：506-515, 2008

2) 山田真季，宮﨑有希，濱﨑利沙，他：軽度認知症患者に対するリハビリプログラムの効果に関する検証．第 35 回日本認知症学会学術集会，2016

5 介護老人保健施設で出会う認知症症例への評価・介入戦略
―内科的疾患により入所に至った意欲低下を伴う一例

❶介護老人保健施設と認知症

　　　　　介護老人保健施設（老健）の機能は，①包括的ケアサービス施設，②リハビリテーション施設，③在宅復帰施設，④在宅生活支援施設，⑤地域に根ざした施設である．老健はこれまで「在宅復帰」施設としての機能を義務づけられ，いわゆる中間施設としての役割を求められてきたが，地域包括ケア強化法による介護保険法の改正において，「在宅支援」機能が明示されるようになり，医師を含めた多職種の専門家を有する老健の，在宅復帰の先にある在宅生活を支援する機能を担う中核施設としての役割がより明確となった（図4-8)[1,2]．老健では，認知症などによる個々の状態像に応じて，看護師や理学療法士，作業療法士，栄養士などの多職種からなるチームケアを行い，生活機能の維持・向上を目指し総合的な援助が可能であることが大きな特徴である．公益社団法人全国老人保健施設協会（全老健）が実施した「認知症短期集中リハビリテーション」に関す

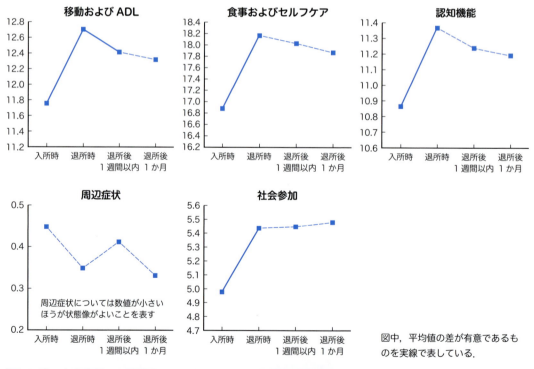

【図4-8】 在宅復帰した高齢者の入所中および在宅復帰後の諸機能の変化
5つのグラフとも縦軸は推定周辺平均．ICFステージングの14指標と周辺症状の変化を分析した結果得られた要約指標．
〔全国老人保健施設協会：施設退所後の要介護高齢者が在宅生活を継続するための要因に関する調査研究事業．平成25年度老人保健健康増進等事業（老人保健事業推進費等補助金）．2014；大河内二郎：高齢者施設の機能と医療．日老医誌 53：96-101，2016 より〕

る調査研究では，老健施設の入所者に対してコントロール群を設定した介入調査研究により，①「認知症短期集中リハビリテーションは認知機能の維持・改善のみならず，認知症の行動・心理症状 (BPSD) に対しても改善効果があること」，②「認知症短期集中リハビリテーション実施後の小集団による継続的な認知症リハビリテーションが有効であること」，③「通所リハビリテーションにおいて認知症短期集中リハビリテーションは軽度の認知症に対して ADL の改善，BPSD の軽減および意欲の向上をもたらすこと」を明らかにしてきた．そして，より長期的な持続効果と，どのくらい期間をあけて認知症短期集中リハビリテーションを再開すべきかについては，今後の検討課題であるとしている[3]．

　病院など医療機関からの入所者は障害をもって初めての在宅生活となり，本人・家族の不安もより大きくなると思われる．入所前に家庭でなんらかの在宅サービスの利用経験があれば在宅生活のイメージをつかみやすいが，利用経験のない本人・家族に家庭復帰の話を行うには在宅生活をイメージしやすい方法を工夫し提案していく必要があると思われる．入院などで一時的に悪化している BPSD もあり，認知症の理解不足のため，家族に恒久的な施設入所を勧めてしまうことがある．しかし一時的な悪化であれば，老健施設の認知症短期集中リハビリテーションによって，十分改善するものがあることを皆が認知することが大事である．さまざまな BPSD が出現すると，家族も対応できなくなって自宅での介護は無理だとの判断に陥りがちであり，これからおこりうる状況について本人や家族に十分説明しておくなどの対応[4]が求められる．また，重介護を要する人の家庭復帰が成功する要因の一つに，定期的なケアサービス担当者会議の開催が挙げられる．定期的なケアサービス担当者会議の開催は本人と家族の関係の希薄化を防ぐのに有効であり，家庭復帰の検討を毎回行わなくとも本人の様子やケア内容を伝えることによって，家族は本人の状況を把握することが可能である．このように，家族および介護者が疲弊してしまうのをどう防ぐか検討することが非常に大事である．さらに在宅生活を継続していくための方法として，入所・通所サービスの併用や家族介護者に対する方策を検討しながら関与することが非常に重要と考える．その点で老健は，中・長期的な視点でかかわることが可能であり重要な役割をもつと考えられる．

❷症例紹介

⟫⟫基本情報

　患者：O 氏，80 歳台後半，男性．

　診断名：アルツハイマー型認知症．

　現病歴：数年ほど前より認知機能低下がみられ，1 年前より記銘力および記憶障害などの認知症の症状が出現していた．自宅から行方不明となり，2 日後に発見された．救急搬送で地域の一般病院，その後精神科病院へと入院したが，急性出血性胃炎と診断され，治療のため一般病院へ再転院となった．中心静脈栄養 (intravenous hyperalimentation；IVH) 挿入，輸血などの治療後，症状が安定したため，ADL 回復の目的のために入所となる．

　今後の方針：在宅復帰もしくは福祉施設入所を検討する．

施設ケアプランの内容：①食事による栄養状態，夜間良眠による生活リズムの改善，②心肺機能の改善と体力の向上，③基本動作および歩行能力の改善，④集団レクリエーションへの参加

⫸初期評価

神経心理学的評価：Mini-Mental State Examination（MMSE）6点．Clinical Dementia Rating（CDR）2.

BPSD評価：自発性の低下がみられたが，介護負担となるような著明な症状はみられなかった．

身体機能評価：廃用症候群による筋力低下，立位バランス低下（ふらつき），体重減少，座位の耐久性低下など．

ADL評価：Functional Assessment Staging（FAST）ステージ6．歩行能力低下により車椅子介助移動，排泄介助（おむつ・トイレ誘導併用），食事はスプーン使用にて自立，更衣は声かけと一部介助，入浴は一般浴槽で見守り，一部介助．

生活歴評価：地方公務員として定年まで働いた．妻が死亡したため，次男夫婦，孫と同居していた．息子夫婦との同居時の役割などは不明．

入所後3か月の経過：全身状態や施設内歩行は改善し，独歩可能となる．一方で，レクリエーションなど集団プログラムへの参加は徐々に減少し，日中のほとんどをベッドで過ごすようになっていた．個別の機能訓練も拒否することがあり，食事や排泄以外は離床せず傾眠することが多くなっていき，ほかの入所者だけでなく職員との会話の機会もほとんどみられなくなった．

⫸統合と解釈・問題点の抽出

入所時は，全身性の体力低下や心不全による浮腫軽減など，身体的フレイルに対するリハビリテーションプログラムに重点を置いて進めた結果，入所から2か月経過後は，基本動作や歩行などの改善がみられた．しかし，3か月後のケアプラン見直しの際，O氏の生活活動は低下傾向にあり，介護のレクリエーションの場面では，20分程度しか注意が持続せず，周囲との関係においても人に興味を示さず，落ち着かない状況が観察された．明らかにBPSDなどの変化が考えられたため，作業療法の個別プログラム検討を行った．

⫸介入計画

入所時は本人からも家族からも在宅生活や個別の十分な聞き取りが行えなかったため，その人らしさに寄り添うための支援ができていなかったことが反省点として話し合われた．そこで作業療法士（以下OT）が再評価を実施することとなり，認知機能そのものの向上を目指すのではなく，廃用を防ぎ潜在的な機能を高める支援を目指すこととなった．個別作業療法による興味関心のアセスメントおよび小集団活動での介入，介護スタッフへの情報提供などを計画した．

⫸介入経過

第1期：個別の会話を通した介入からなじみの関係を育んだ時期（入所70〜115日）

O氏との会話から個人史や興味・関心につながるアセスメントを目的に，テーマごとに写真や物品を用いて個人回想プログラムを週1回試みた．言語機能の低下により，

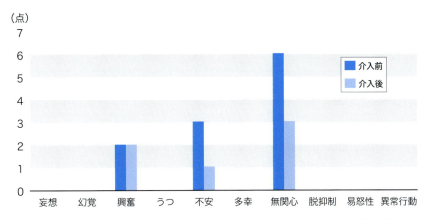

【図4-9】 小集団活動実施前後のNPI (Neuropsychiatric Inventory) の変化

今後の介入プログラムに対する直接的な手がかりを得るまでには至らなかったが，子どものころの遊びなどでは断片的な言葉から「けん玉は昔，ようしよった．学校に持って行ったら怒られた．友だちと競争しよった」などと幼少時の友人との思い出を繰り返し話すようになった．また，約2か月の介入でO氏がOTを認識するようになり，声かけに対する反応やアイコンタクト，挨拶など対人行為に変化がみられるようになった．

第2期：小集団活動を用いて介入した時期（入所116～150日）

O氏の語りから随意的な活動や対人交流における情動的な変化を引き出すため，小集団で行う身体活動プログラムとし，遂行が容易で歩行能力を活用できる種目としてグラウンドゴルフ（簡便なルール，ホールに入るまで連続して打つ）を選択した．また，作業療法の介入目的をBPSDの要因である「不安」や「無関心」の改善とした（図4-9）．場所の移動があったため，初期は参加拒否がみられることもあったが，OTがゆっくり丁寧に誘導するように配慮した．参加当初は非常に緊張した表情であったが，徐々にゲームに参加していることを理解できているようであった．自発的な発語はほとんど聞かれず，ほかの参加者との交流は乏しかったが，打つ順番の確認や他者のプレーの追視，指差しやうなずきなどの仕草やゴールした際の表情に変化がみられるようになった．ホールインワンを出した際には喜びの感情を示し，O氏自身が活動している実感を得ているように感じられた．集団内での参加行動の変化は，注意・興味の逸脱数が減少したことからも確認ができる．参加を重ねるごとに，プログラム終了後，居室に戻ってもベッドには臥床せず，しばらくデイルームに座っていることができるようになった．

第3期：生活場面で変化がみられた時期（151～170日）

O氏は，居室からデイルームに座って過ごす時間が増え，職員やほかの入所者の言動に反応する様子が観察されるなど他者に関心が向けられるようになった．特に介護職員を目で追う，手招きをするなどの行動は，明らかに関係性やなんらかの目的を意図した行為と考えられる．小集団活動への参加を機に介護職員の声かけやかかわりが増えたことも要因と考えられる．また，不用意なベッドや椅子からの立ち上がりもなくなり，介護職員による手引き歩行が維持できていた．

【表 4-7】 小集団活動による介入前後の評価結果

	小集団活動の介入前	小集団活動の介入後
NPI	11 点	6 点
MMSE (30 点満点)	7 点	11 点
TMT-A	140 秒	120 秒
TUG	18.7 秒	16.3 秒

TMT-A：Trail Making Test part A, TUG：Timed Up & Go Test

≫≫再評価（表 4-7）

神経心理学的評価：MMSE 11 点，CDR 2．

BPSD 評価：入所後，低下した BPSD が改善．

身体機能評価：体重増加，立位バランスと体力の向上．

ADL 評価：FAST はステージ 6 から 7 に低下し，再度 6 に変化した．トイレ誘導に拒否がなくなった．

≫≫考察・まとめ

本症例のように内科的疾患治療後に老健施設へ入所する場合，フレイルに陥っていることから，栄養や運動を含めた身体的アプローチが優先されることも多い．さらに転院を繰り返すなかで，不安や意欲が低下し BPSD が顕在化していったことが考えられる．

今回，ターゲットとする BPSD を明らかにし，小集団活動により介入したことで対人交流や施設における過ごしかたに改善が認められた．入所時の評価は，リロケーションダメージやさまざまな要因が重なり，一時的な悪化や真の能力以下に陥っていたことが考えられる．また，本人の生活史などの情報が乏しい場合，その人らしい生活への介入が遅れる．認知症罹患歴が長期にわたる場合も対象者の個別性に着目したプログラム[5]により対応することや，認知症が進行性疾患であり環境要因の影響を受けやすいことを視野に入れ，変化に応じたプログラムの導入が必要であると考えられた．さらに施設内で完結せず，家族に対しても今後の生活をイメージしやすい方法を工夫し，提案していく必要があると考える[6,7]．

❸おわりに

「社会的なかかわりの相互作用」「表情」「声の抑揚」「情緒的反応」「自発性」などの低下は，日常の活動や身の回りのことに興味をなくし，さまざまな事柄への無関心につながる．「無関心」は，日常生活における活動性に直結し，日常生活能力や QOL に深い関連がある BPSD である．OT が介入するための手段は，本人にとって目的ある活動と快刺激であることが重要である．脳を活性化して生活能力を維持・向上させるリハビリテーションの原則は，①快刺激であること，②他者とのコミュニケーション，③役割と生きがいの賦与，④正しい方法を繰り返しサポートすることであり，リハビリテーションの有効性は方法よりもこれらの原則が遵守されているかに大きく影響される．施設入所においても，変化に応じた評価と対応を繰り返すことが重要であろう．

文献

1） 全国老人保健施設協会：施設退所後の要介護高齢者が在宅生活を継続するための要因に関する調査研究事業．平成 25 年度老人保健健康増進等事業（老人保健事業推進費等補助金）．2014

2） 大河内二郎：高齢者施設の機能と医療．日老医誌 53：96-101, 2016

3） 全国老人保健施設協会：介護老人保健施設における認知症を有する高齢者のリハビリテーションのあり方に関する調査研究事業　平成 26 年度老人保健健康増進等事業（老人保健事業推進費等補助金）．2015

4） 田中志子：高齢者施設における認知症治療，ケア，リハビリテーション．日老医誌 53：108-115, 2016

5） Toba K, Nakamura Y, Endo H, et al：Intensive rehabilitation for dementia improved cognitive function and reduced behavioral disturbance in geriatric health service facilities in Japan. *Geriatr Gerontol Int* 14：206-211, 2014

6） 長倉寿子：Case Study 会話やスタッフの関わりに手がかりの乏しいアパシー（意欲障害）の事例―アルツハイマー型認知症．OT ジャーナル 45：1241-1245, 2011

7） 長倉寿子，森本恵美，時政昭次，他：小集団活動が中等度認知症を有する高齢者の BPSD に及ぼす影響．老年精神医学雑誌 20：1401-1408, 2009

6 訪問リハビリテーションで出会う認知症症例への評価・介入戦略
―早期介入事業と訪問でかかわった前頭側頭型認知症者

❶訪問と認知症

　地域包括ケアシステムの構築に向けて，訪問によるサービス提供により在宅生活の継続を支えていくことが求められるなかで，自立支援や重度化防止といった介護保険の理念に沿ったサービス提供が求められ，心身機能のみならず活動や参加にバランスよくはたらきかけるアプローチが必須であるとされている．しかし，身体機能を維持するためのサービスが提供されていることが多く，他職種との連携不足により自立支援に向けた適切なリハビリテーションの提供には複数の課題がある[1]と考える．認知症高齢者においては，早期発見・早期治療が大きな課題であり，より早期に介入することにより，行動・心理症状（BPSD）の悪化を防ぎ，結果的により長く安心して在宅生活を送ることができると考える．BPSDに有効な介護サービス調査を行った研究[2]では，認知症対応型共同生活介護は多くのBPSDに有用であること，居宅サービスのなかでは，妄想，幻覚に対しては通所介護，不安に対しては訪問介護や訪問看護，無為には訪問介護と通所介護が有用であることを明らかにしている．このことから，BPSDの背景やその症状によって，根拠のあるサービス内容の検討が可能となる．訪問作業療法の効果では，国外でランダム化比較試験（randomized controlled trial；RCT）を使用した研究において，軽度から中等度の認知症者とその介護者に対して訪問による作業療法を行った結果，BPSDの軽減や認知症者のADL技能の向上，および介護者の負担軽減などが報告されている[3]．

　わが国における認知症者に対する訪問リハビリテーションの効果における研究でも，「日常的物事への関心の増加」「夜中に起きだす回数の減少」「昼間の臥床時間の減少」「興奮の減少」「徘徊の減少」「介護拒否の減少」「食事拒否の減少」などBPSDの改善が多く認められるとされている[4]．しかし，文献の多くが事例報告であり，今後は訪問によるリハビリテーションの効果についてRCTや症例対照研究など質の高い研究デザインによる複数の報告が待たれる．

　厚生労働省の調査[5]によれば，訪問リハビリテーション利用者の70％は75歳以上であり，認知症を原因として訪問リハビリテーションを利用しているのは全体の10.2％（図4-10）[6]である．また，居宅系サービスの認知症像は手段的ADL（IADL）の機能が低い利用者が多い（図4-11）[7]などの現状から，認知症者への訪問支援は，いかに地域社会との交流や買い物，外出といった活動および参加の機会を減少させずに在宅生活を継続するかなど，「社会参加」と「家族との協働」の視点が重要と考える．昨今，作業療法士は介護保険サービスとしての訪問だけでなく，退院前・後訪問や認知症初期集中支援事業，地域ケア会議や地域リハビリテーション活動支援事業などの地域支援事業への

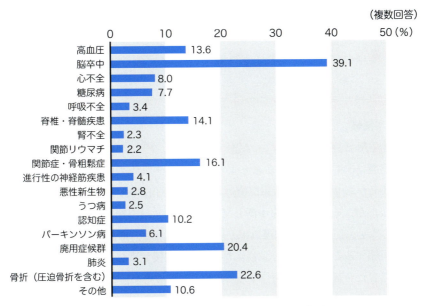

【図 4-10】 訪問リハビリテーションが必要となった原因の傷病
〔厚生労働省：平成 27 年度介護報酬改定の効果検証及び調査研究に係る調査（平成 28 年度調査）〕

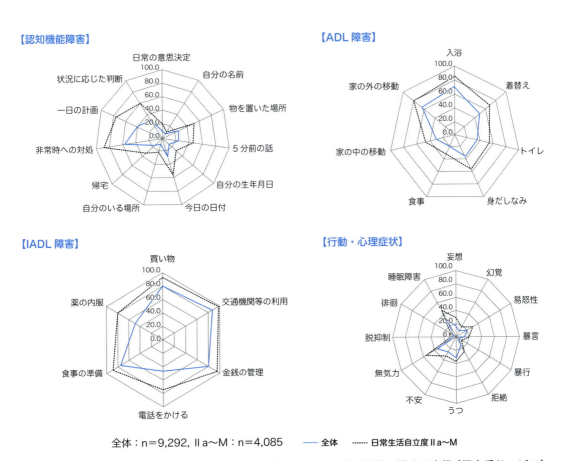

【図 4-11】 介護保険サービスにおける認知症高齢者へのサービス提供に関する実態（居宅系サービス）
——訪問リハビリテーションにおける認知機能等の，全回答に占める各機能の低下傾向を示す回答の割合

〔厚生労働省：第 129 回社会保障審議会介護給付費分科会資料より〕

参画により，在宅訪問や地域生活へアウトリーチする機会は増えている．作業療法士は，高齢者の介護予防の視点をもち，一人ひとりの生きがいや自己実現のための取り組みを支援し生活の質（QOL）の向上を目指して，さらに多くの実践を積み重ねる必要がある．

❷症例紹介

≫≫基本情報

患者：M氏，50歳台半ば，女性．

現病歴：3年前に「考えがまとまらない」「パート先の同僚から被害を受けている」などの訴えがあり，認知症疾患医療センターで前頭側頭型認知症の診断を受け，しばらく通院したが，その後受診を中断していた．徐々に「外出しない」「家事をしない」「風呂に入らない」など，夫の介護負担が増してきたため，市役所に連絡・相談が入った．受診も再開することになり，主治医から「家族支援および日常の接しかたやQOLの向上を目指した介護・福祉に期待する」と助言があったため，市の地域支援事業である早期介入支援事業により保健師と委託先の作業療法士による訪問が開始された．

今後の方針：数年間の閉じこもり生活に対し介護保険サービスを導入し社会参加を支援し，家族に対して認知症の理解と介護負担軽減を図る．

作業療法士訪問の目的：早期介入支援事業により現状の生活能力を評価し，支援計画を立てるとともに，介護保険サービスのスタッフらに介入方法について助言する．

≫≫初期評価

神経心理学的評価：実施不可．2年前の受診時のMini-Mental State Examination（MMSE）30点．

認知症アセスメント：Dementia Assessment Sheet in Community-based Integrated Care System-21 items（DASC-21）59/84点．簡単な会話は可能だが，返答は単語や問いかけには，時に首を横に振ることが多く，気分が乗らない様子で，話が複雑になると「いや」「わからない」「頭が空っぽ」と返答する．訪問の約束や受診日，娘が来た日などは覚えている．

夫からの情報：意欲がなく新しいことに関心がない，身だしなみを気にしない，夕方になると変なことを言ったりする，独り言を言う，話がくどく同じことを何度も繰り返す，ちょっとしたことでイライラする，段取りよく物事を進められない，自分でしようとせず他人に頼りがちである，など行動観察方式（Action Observation Sheet；AOS）のチェック．

BPSD評価：認知症行動障害尺度（Dementia Behavior Disturbance Scale；DBD）43点．いつも落ち着かない様子で，手をごそごそと動かしたり，独り言を言っているときもあれば，じっと頭を抱え込むような場面もある．

身体機能評価：特に問題ない．

ADL評価：自発的な行動はほとんどみられず，日中はリビングのコタツに入ってテレビを眺めて過ごしている．排泄以外の身の回りのことはほとんど夫が介助している．電話や来訪者には対応しない．口腔ケアは声かけをするがしようとしない．入浴は嫌がるようになって1年以上入っていない．着替えは夫が準備して着替えさせている．

興味関心チェック：料理に興味あり（新聞のテレビ番組欄で興味のある番組をチェック）．特に趣味はなし．若いころに編み物などの経験はある．

生活歴評価：専業主婦（独身のころは就業していた．数年前はパート歴あり，考えがまとまらない，同僚に対する被害妄想あり），20代で結婚，3人の子どもを育てる．現在夫と長男の3人暮らし，近隣との交流はほとんどない．4年前までは，家事全般，運転も行っていた．

介護負担：Zarit介護負担尺度日本語版の短縮版（the short version of the Japanese version of the Zarit Caregiver Burden Interview；J-ZBI_8）11点．

▶▶▶統合と解釈・問題点の抽出

意欲や関心の低下など前頭葉機能の低下が顕著であり，日中一人で，数年にわたり自宅に引きこもっていたため，廃用性の二次的な精神機能低下も考えられた．「何もしたくない」「来てもらっても話すことはない」の返答からも，言葉はうまく話せないが意味は理解できていると考えた．拒否的な発言は多いが，身体的抵抗を示すことはなく，夫の見守りがあればできることもあることから，模倣やルーティンによる行動支援により動作の獲得は可能と考えた．さらに，夫の認知症に対する理解の乏しさや妻に対する子どものような接しかたは依存を助長しているようにも感じた．年齢が若いこともあり，本人の役割獲得は可能と考えた．

▶▶▶介入計画

介護保険の通所介護サービスを導入するにあたり担当の介護支援専門員への助言，カンファレンスを開催し支援方法を統一する．通所介護では，まずは安心のために時間や場所を決め，本人に見通しがつくように，たとえば「何時まで」などと伝えてから誘導すること，当面は高齢者とのプログラム参加は勧めず，事業所の職員と一緒にできる簡単な作業などを提案した．早期介入支援事業の作業療法士の訪問は継続し，定期的なモニタリングと目標の確認を行うこととした．

▶▶▶介入経過

第1期：通所介護での役割（介入開始～6か月）

介護保険を申請し，試験的に通所介護に2回参加していた．早期介入支援事業により作業療法士は保健師と在宅訪問し，聞き取りによるアセスメントを行った．同日カンファレンスを実施し，今後の方針について検討した．週1回の通所介護から開始することになり，能力的にはできることも自発的に活動することは難しいので，職員に本人がやってみるように促すよう助言した．具体的には，職員が一緒に行動（モデリング）する場合や作業の促しの際に複数の動作を同時に言わないよう注意し，1つずつ工程を伝えることや自宅内の家事動作に結びつくような作業の遂行を合意目標とした．また，夫はM氏が何もできないと思い込んでいるので，M氏ができていることを繰り返しフィードバックすることとした．通所介護では，メモ用紙を切りそろえるなど単純な作業から開始し，入浴後のタオルを干す，食器を洗う，雑巾を縫うなどの作業を実施するなかで，徐々に「○○をしてください」の声かけで遂行可能になっていった．しかし，きっかけがあれば取り組めるが，自分で手を止めたり終わることができないので，様子を見て終わりの声かけが必要であった．徐々にルーティンで職員の手伝いができるよう

になり，見守りや声かけがあれば簡単な雑巾を縫う作業や家庭でも食器を洗うなどの家事が部分的にできるようになってきた．

第2期：自宅での調理活動—訪問看護ステーションからの訪問作業療法開始（介入開始7～11か月）

2回目の作業療法士の派遣では，通所介護時のサービス事業所を訪問し，同日チームカンファレンスを実施した．目的が理解できれば行動できるようになり，行っている作業に関する自発的な発話がみられるようになっていた．自宅でもできることが増えたことで夫だけでなくM氏も「以前に比べてよくなった」と話していた．また，介護支援専門員のはたらきかけや夫の協力で外出や買い物の機会も増え，さらに地域包括支援センターの勧めにより認知症カフェや家族会など地域の交流の場へも定期的に参画するようになっていった．作業療法士はアセスメントの結果，通所介護では取り組む作業を増やすことやほかの参加者との交流，散歩の時間をつくるなどプログラムに関する助言，セルフケアや家事の一部など，「日課として」選択した活動をチェックする日課表ノートの提案を行った．通所介護に参加する日としない日の区別もつき混乱もない様子なので，通所の回数を増やすことと，主婦としての家庭内の役割を定着させるために訪問によるリハビリテーションの導入を検討した．

第3期：自発的な家事動作の拡大およびセルフモニタリング能力の向上（介入開始12～24か月）

介入11か月経過後に訪問によるリハビリテーションを開始した．プログラムは，家事動作の調理活動から実施した．調理のプログラムは，野菜を切る，炒める，煮るなど，単純な工程から始め，徐々に声かけの頻度を減らし，できることは見守ることとした．3回目の早期介入支援事業による作業療法士の訪問は，訪問リハビリテーション実施日に設定し，料理の場面もアセスメントすることができた．日課表ノートの確認を継続することで家事全般も遂行可能となり，介護支援専門員の声かけがきっかけで夫のお弁当づくりが可能となっていた．チームカンファレンスで，調理の声かけの頻度を減らし，献立を一緒に考えて材料の事前準備を行うなど料理の自立に向けた支援や，本人の自発的行動を引き出すための家族のかかわりかたや支援の方向性を再度共有した．その後，通所介護では職員と一緒に編み物などの作業活動を行うこと，訪問セラピストや家族の介護支援専門員の協力で日課表ノートは継続すること，さらに買い物や外出の記録を追加するなど活用を拡大することも提案した．夫からは運動量を少しでも増やすために家族で協力できることとして，花だんづくりや家庭菜園の提案もあったので，チームで見守ることとなった．その後，家族の声かけによるADLの自立と家庭内の主婦としての役割を取り戻すに至ったため，介護保険サービスを終了した．

》》再評価

神経心理学的評価：認知症アセスメント：DASC-21　31/84点．

BPSD評価：DBD 6点．

ADL評価：自立．

介護負担：J–ZBI_8　3点．

》》》考察・まとめ

本症例では，地域支援事業の早期介入支援事業により作業療法士の訪問が実現し，介護保険サービスの提供の合意目標にかかわったことが特徴といえる．本症例は，前頭側頭型認知症の確定診断を受けていたが，生活機能は認知症の中核症状だけでなく，長期の自宅内閉じこもりによる廃用性の精神機能低下が考えられた．年齢が若いことや作業療法士のアセスメントにより本人の関心を聞き出したことで，家族を含めたチームで共通の合意目標を家事活動と方向づけた．ポイントは，本症例が作業活動の計画ができないところを補填しながらかかわることであった．市の保健師が多職種連携のコーディネート役となり，作業療法士の訪問に合わせて家族や介護支援専門員およびサービス提供事業所の調整などを行った．今回，早期介入支援事業の作業療法士は，専門職として，①生活行為のアセスメントによる生活障害の分析，②本人の「できること」や「したいこと」の評価，③本人が「できること」や「したいこと」に取り組むための具体的なプログラムの提案や実践的な助言を行った．対象者の生活障害だけでなくそれに対する家族の思いや対応方法も丁寧に聞き取り，支持する姿勢を示したことや，他職種の立場や支援方法についても，その意図を確認する投げかけに配慮したことで，家族や各支援者がそれぞれの支援方法を振り返ることができ，気づきや自信をもって支援を継続していくことにつながったと考える．活動時の反応を見ながら活動の種類を増やし，その時々の変化や目的を明確にして活動を導入していったことで，対象者自身が「できる」と感じることが増え，活動に対する意欲が向上したと考えられる．夫の認知症に対する理解は不十分であったがチームの一員として妻の変化を共有し，知識が少しずつ深まり，対応に変化がみられたと考える．介護保険サービスが提供されるなかで，その変化を客観的に把握し，合意目標の追加やプログラムの修正を行うことが重要であり，本事例の担当の介護支援専門員が作業療法士の助言を参考に，地域交流へと結びつけるなど柔軟にケアプランの変更を行ったことも改善の要因の一つであると考える．

❸ おわりに

認知症者を地域や在宅で支援するためには，多くの職種，他のサービスとの連携が重要となり，各専門職が自らの専門性を明確にし，役割分担することが重要と考える．介護保険サービスによる対応だけでなく，フォーマル，インフォーマルを含めた支援体制の構築が急務である．認知症者においては，家族介護者の果たす役割は大きく，支援チームに地域支援事業の作業療法士が介入したことで，認知症者とその家族がよりよい在宅生活を送るための支援ができた．今後，認知症者とその家族介護者を対象とした訪問作業療法が幅広く実践されていくことが望まれる．

文 献

1) 日本作業療法士協会：自立支援・重度化防止に向けた訪問サービス提供に関する調査研究事業報告書．2018

2) Suzuki Y, Kazui H, Yoshiyama K, et al：Advantages of different care services for reducing neuropsychiatric symptoms in dementia patients. *Psychogeriatrics* 18：252-258, 2018

3) 日本作業療法士協会：作業療法ガイドライン　認知症，2019
   http://www.jaot.or.jp/wp-content/uploads/2014/05/guideline_Dementia-1.pdf

4) 中前智通，大瀧　誠，梶田博之，他：認知症者に対する訪問リハビリテーションの効果—最近 10 年の文献検討より．神戸学院総合リハビリテーション研究 9：41-47，2014

5) 中野輝美，長倉寿子：認知症の方を支援するための多職種連携—認知症の方の早期支援を通して．OT ジャーナル 50：132-137，2016

6) 厚生労働省：平成 27 年度介護報酬改定の効果及び調査研究に係る調査（平成 28 年度調査）．

7) 厚生労働省：第 129 回社会保障審議会介護給付費分科会資料．

7 認知症初期集中支援チームで出会う認知症症例への評価・介入戦略
—初期段階の認知症者に対する地域生活支援

❶ 認知症初期集中支援チームとは

　わが国の認知症施策推進総合戦略（新オレンジプラン）は「認知症の人が住み慣れた地域の良い環境で自分らしく暮らし続けるために必要としていることに的確に応えていくこと」を目指している[1]．つまり，軽度に認知機能が低下し始めて社会生活の自立が困難になってきたタイミングから随時必要な医療や介護サービスを利用し，本人の意思を尊重しながら住み慣れた地域生活の継続支援に向けた仕組みが求められている．その具体策として認知症初期集中支援チーム（支援チーム）の取り組みがある．

　支援チームは，介護保険における地域支援事業（包括的支援事業）に位置づけられるため，当該市区町村の表4-8[2]に示す訪問支援対象者であれば，費用負担なくサービス利用ができる．チーム員は，一定条件を満たす医師1名と医療系・介護系の専門職種1名ずつの計3名以上から構成される．対象者の家庭を訪問し，アセスメントを基に本人・家族の困りごとへの支援や医療・介護サービスの利用体制構築に向けた支援を包括的・集中的に行う．本人・家族に対する心理的支援や医療・介護による支援体制のめどがつけば，地域包括支援センターや介護支援専門員への引き継ぎを行い，おおむね半年以内の期間で支援を終了するのがおおよその支援の流れである．支援チームに関与するリハビリテーション専門職のなかでは，作業療法士が最多になるが，全国的には支援チームにかかわる作業療法士の数はかなり少数である．しかし，今後さらに地域で暮らす認知症高齢者が増えるにあたり，作業療法士をはじめとするリハビリテーション専門職の役割は非常に大きくなっていくことが予測される[3,4]．

【表4-8】　認知症初期集中支援チームの訪問支援対象者

訪問支援対象者は，原則として，40歳以上で，在宅で生活しており，かつ認知症が疑われる人または認知症の人で以下のa，bのいずれかの基準に該当する者

a：医療サービス，介護サービスを受けていない者，または中断している者で以下のいずれかに該当する者
　　①認知症疾患の臨床診断を受けていない者
　　②継続的な医療サービスを受けていない者
　　③適切な介護サービスに結びついていない者
　　④診断されたが介護サービスが中断している者
b：医療サービス，介護サービスを受けているが認知症の行動・心理症状が顕著なため，対応に苦慮している者

〔厚生労働省：地域支援事業実施要項（「地域支援事業の実施について」の一部改正について）．老発0426第5号，平成31年4月26日．https://www.mhlw.go.jp/content/12300000/000506705.pdf より〕

273

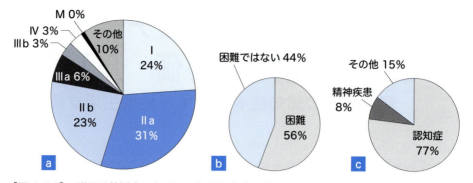

【図4-12】 群馬県前橋市における認知症初期集中支援チーム対象者の特徴
前橋市認知症初期集中支援チームの支援対象211人における，認知症高齢者の日常生活自立度では約80%がⅠ～Ⅱに該当し(a)，独居で身寄りがないなどの困難事例は56%で，困難事例に該当しなかったのは44%にとどまった(b)．また，対象者のうち77%が認知症で，精神疾患が10%弱，その他にはMCIや健常も含まれた(c)．

❷認知症初期集中支援チームの対象者の特徴

　支援チームはその特性から，比較的軽度の認知症者が占める割合が高くなるが，重度の認知症者や独居で身寄りがなく経済的に困窮しているといった困難事例が対象となる場合も少なくない．筆者が2013年からチームリーダーを務める前橋市の場合は，これまでに200例以上を対象としてきた．そのうち，約8割は比較的軽度から中等度までの事例で(図4-12)，事業開始当初[5]と比べると若干軽度認知症者の比率が高くなっている．金銭や服薬の管理，調理動作などの手段的日常生活活動(IADL)は，軽度認知障害(MCI)から軽度認知症の段階で生活上の問題として生じるため[6]，リハビリテーション専門職にはそれら日々の生活行為におけるさまざまな問題に対し，環境調整や家族に対する介護方法の指導も含めたかかわりが求められることも多い[7,8]．一方で，若年発症のアルツハイマー型認知症や意味性認知症，大脳皮質基底核変性症などの出現頻度の低い事例への支援が依頼される場合もあるので，原疾患や病期，発症年齢などに特異的な症候に配慮したかかわりが求められる．
　また，困難事例の割合が約半数と多いのも特徴であり，日常生活自立支援事業や成年後見制度，生活保護などの利用，虐待や同居家族が抱える精神障害や発達障害などの問題に対し，関連機関と連携して対応していくといった幅広い知識と対応力が求められる[9,10]．

❸認知症初期集中支援で重要となる評価

　認知症初期集中支援チームにおける作業療法士の役割は，そのチームを構成する職種やチームの活動スタイルなどによっても異なるが，①対象者との関係構築，②国際生活機能分類(International Classification of Functioning, Disability and Health；ICF)の視点に基づいた対象者の理解，③対象者の「やりたい」作業に焦点を当てた支援，④作業活動を利用したかかわり，⑤介護家族や周囲の人への支援，⑥アセスメントに基づいたさまざまな社会資源との連携などが挙げられる[11]．
　介護保険法でもアメリカ精神医学会によるDSM-5でも，認知症の定義を「認知機能

低下によって日常生活の自立が阻害された状態」としている点からもわかるように，単に認知機能の低下だけに注目するのでなく社会生活上の問題をどのように支援していくかもリハビリテーション専門職にとって重要な視点となる[8]．特にアルツハイマー病をはじめとした多くの神経変性疾患は，現時点で根治療法が確立されていないことからも，早期に鑑別診断を行うだけでは問題解決にはならない．医学的介入には限界があり，医療と連携した社会・生活モデルの発想で社会生活の自立支援を考えることが重要である．それがわが国の新オレンジプランで掲げる「認知症の人が住み慣れた地域の良い環境で自分らしく暮らし続けること」である．つまり，認知機能低下によって生じる地域生活継続の課題をしっかりと検討することが重要となる．

　具体的な評価の流れは，チームの体制などによって異なるが，初回訪問の前に依頼元や主治医からの情報収集，チーム員会議での情報共有を行うことが多い．依頼元からの情報として，基本情報や家族関係，誰が何に困って依頼に至ったかといった経緯などを収集する．市町村によっては，訪問前に文書でかかりつけ主治医に連絡を取る場合や訪問前にチーム員会議で評価すべき視点を確認する場合もある．訪問時に本人が拒否的と思われる場合は，事前に介護家族などと面会や電話にて情報収集を行うとともに，後述するアセスメントツールで情報を把握することも有効である．

　現在の実施要綱ではアセスメントツールとして指定されているものはないが，国のモデル事業として運営されていた当時は，地域包括ケアシステムにおける認知症アセスメントシート（DASC-21）[12]と認知症行動障害尺度の短縮版（DBD-13）[13]，Zarit 介護負担尺度日本語版の短縮版（J-ZBI_8）[14]が所定のアセスメントツールとして指定されていた．なお，筆者ら[15]はDASC-21が改訂長谷川式簡易知能評価スケール（HDS-R）などの認知機能検査との関連性が強く，認知症初期集中支援チームの対象者において健常と認知症を有意に弁別し，認知機能だけでなく生活機能における問題の把握に有用なことを報告した．初対面でのアセスメントでは，HDS-R といった認知機能検査を実施しにくい状況にあることも多く，非常に便利なツールであると実感している．

❹症例紹介

❱❱❱基本情報

　患者：A氏，80歳台前半，女性．同年代の夫との2人暮らし．子ども2人は遠方に住んでおり疎遠．子どもが小学生になってから30年間は，近隣の会社で経理事務の手伝いをしていた．5年前に腰椎圧迫骨折を受傷して以来，B整形外科医院に月1回通院していた以外は，特に既往歴や受診はない．

　依頼までの経緯：2年前ごろから同じ話を繰り返すことや探しものをする姿がみられたが，夫は歳のせいだと思っていた．1年前ごろから手の込んだ料理が苦手となり，楽しみにしていたカラオケ教室も行きたがらず，昔からの趣味だった刺繍もやりたがらなくなった．半年前ごろからは，冷蔵庫に同じものを買いためる，回覧板や銀行のキャッシュカードを紛失するといったことがあった．1週間前に銀行窓口で定期預金を勧められて契約したが，本人はそのことを忘れており，口座残高が減ったことを夫が指摘しても本人は説明できなかった．振り込め詐欺を疑った夫が近所の駐在所と銀行に相談した

ことで，今回の問題が発覚．夫がC医師に相談したところ，支援チームの利用を勧められた．

>>> 初回評価

担当地域包括支援センターの保健師とチーム員の作業療法士・社会福祉士が初回訪問．本人は「特に困っていません．もの忘れは年相応だと思うし，C先生もそのように仰っていたので，心配していただくのはありがたいですが，支援は必要ありませんので」とかかわりに対して拒否的だったが，その背景にはもの忘れの自覚から今後の進行を心配しての取り繕いがうかがわれた．DASC-21は38点で，記憶と日付の見当識低下などから，探しものや同じ話の繰り返しがあり，IADLが難しくなっている点などが把握できた．DBD-13は14点で，繰り返しの確認や探し物，興味・関心の低下などが目立った．J-ZBI_8は10点で，夫としては買い物などへの同行が必要なため妻と一緒にいることが多くなり，周囲とのつき合いの機会が減っていると感じていた．また，妻の言動にどのように対応してよいのかわからずにイライラすることや困惑することが多い様子が把握できた．会話から日付の見当識と近時記憶，作業記憶の低下は認められるが，身体機能面で特に大きな問題はなく，現状ではセルフケアも自分で行っていた．脳血管性認知症やレビー小体型認知症，前頭側頭型認知症，正常圧水頭症などの認知症原疾患に特異的な症状も認めなかったため，アルツハイマー型認知症の初期段階が疑われた．

>>> チーム員会議・支援計画

チーム員会議では，①認知症に対する鑑別診断と医療へのアクセス，②本人と夫に対して認知症に関する理解を促し，生活上の困りごとに対する具体的なかかわりかたを検討，③通いの場につながることの3点を目標とすることにした．

>>> 介入経過

①については，鑑別診断がされていないことで本人と夫が今後の予後を心配していたため，主治医のC医師と相談し，認知症疾患医療センターを受診することとなった．本人には，認知症は加齢とともに誰にでも生じうることで，むしろ原疾患を明らかにして，進行予防にできるかぎりの対策をとることの重要性を伝えると，すんなりと受診を承諾した．結果的には，軽度のアルツハイマー型認知症と診断され，C医師からコリンエステラーゼ阻害薬が処方されることとなった．②について，本人が得意だった調理は遂行機能や記憶の低下により，一連の工程としてうまく実施することができずに自信をなくしていた．工程を分析すると，材料を切りそろえるといった準備や，炒めるなどの動作は実行可能だが，必要な材料の準備や下ごしらえ，味つけなどの工程で一部声かけが必要な状況であった．夫には一緒に調理する際はそれらの声かけをしてもらうとともに，夫の負担も考慮して本人ができない部分は無理して実施させず，調理済みの惣菜などで対応することも提案した．また，服薬と金銭の管理は一人では難しいため，本人の自尊心を損なわない程度に基本的には夫からの声かけでの管理とした．③については，地域包括支援センターを中心に対応準備をしてもらい，チーム員は本人が円滑にそれらを利用できるように促した．具体的には，要支援認定の手続きとともに，通所型の介護予防サービスを夫やチーム員とともに見学し，徐々に場の雰囲気に慣れてもらった．また，カラオケ教室に参加できるように，地域住民に声かけをしてもらうなどの工夫を

【表 4-9】 支援開始前と支援終了時における各アセスメントツールでの変化

	支援開始時（点）	支援終了時（点）	変化
DASC-21（84 点満点）	38	39	1 点悪化
DBD-13（52 点満点）	14	9	5 点改善
J-ZBI_8（32 点満点）	10	5	5 点改善

DASC-21：地域包括ケアシステムにおける認知症アセスメントシート，DBD-13：認知症行動障害尺度の短縮版，
J-ZBI_8：Zarit 介護負担尺度日本語版の短縮版

〔粟田主一，杉山美香，井藤佳恵，他：地域在住高齢者を対象とする地域包括ケアシステムにおける認知症アセスメントシート（DASC-21）の内的信頼性・妥当性
に関する研究．老年精神医学雑誌 26：675-686，2015；町田綾子：Dementia Behavior Disturbance Scale（DBD）短縮版の作成および信頼性，妥当性の
検討―ケア感受性の高い行動障害スケールの作成を目指して．日老医誌 49：463-567，2012；荒井由美子，田宮菜奈子，矢野栄二：Zarit 介護負担尺度日本
語版の短縮版（J-ZBI_8）の作成．日老医誌 40：497-503，2003 より〕

した．

　結果的には，約 4 か月半の介入で目標である①～③すべてを達成したため，地域包括支援センターへの引き継ぎを行い終了とした．なお，2 か月後のモニタリングでも，継続して通いの場を利用できていたため，支援を終結した．

≫≫ 再評価（表 4-9）[12-14]

　DASC-21 は 39 点で，落ち着きなく探しものをすることが減ったために DBD-13 は 9 点，本人が通いの場に出かけている間に夫も気分転換ができるようになるとともに本人の言動の理由が理解できたことで J-ZBI_8 は 5 点となった．最終的には，主治医のフォローを受けながら通所サービスや近所のカラオケ教室を利用できた．

≫≫ 考察・まとめ

　本人の生活歴を配慮すると，趣味である手芸の再開や調理を夫と一緒に行ってもらうことなどを推奨しがちだが，予後を見越してあえてそれ以外のものを勧めたことが奏功したと考える．たとえ，縫う動作は手続き記憶でできたとしても，趣味として実施してきたハイレベルな刺繍は，アルツハイマー型認知症により，今後もさらに構成能力の低下が予測される A 氏には非常に困難である．レベルを落とした作業は A 氏にとって受け入れられず，かえって「こんなこともできなくなったのか」と落ち込む場合もある．調理も同様に，夫の声かけでできることもあるが，それは裏を返せば本人の自信低下と夫の負担増加につながる場合がある．また，趣味のカラオケ教室を本人が嫌がる理由は，新曲の歌詞を覚えることが心的ストレスになっていたことがわかったが，教室のメンバーは A 氏が忘れっぽくなっていることに気づいており，顔だけでも出してほしいと思っていた．このように，本人の望む活動を念頭に置きながらも，残存機能や周囲の環境などに配慮して遂行可能な活動やその方法を検討し，認知機能低下による生活障害や周囲との関係性のほろびに対するアプローチとコーディネーションを行った．

❺ おわりに

　認知症初期集中支援チームは，訪問リハビリテーションなどとは異なり，介護保険における地域支援事業の一環として，チーム員として訪問支援を展開する．そのため，アセスメントやチーム員会議，他機関と連携した医療や介護サービスの利用勧奨なども，

チーム員としての重要な任務である．リハビリテーション専門職としての働きよりも，チーム員としての任務にリハビリテーションの視点が役立つと考えると，非常に円滑な取り組みができるだろう[3,4,7-9]．

文 献

1）厚生労働省：認知症施策推進総合戦略（新オレンジプラン）
（https://www.mhlw.go.jp/stf/seisakunitsuite/bunya/0000064084.html）

2）厚生労働省：地域支援事業実施要項（「地域支援事業の実施について」の一部改正について）．老発0426第5号，平成31年4月26日
（https://www.mhlw.go.jp/content/12300000/000506705.pdf）

3）山口智晴：他職種チームによる認知症初期集中支援チームの実際．老年精神医学雑誌 26：1085-1092, 2015

4）山口智晴：認知症初期集中支援チームにおける作業療法士のかかわり．OTジャーナル 49：656-661, 2015

5）山口智晴，堀口布美子，狩野寛子，他：前橋市における認知症初期集中支援チームの活動と効果の検討．Dementia Jpn 29：586-595, 2015

6）池田 学：厚生労働科学研究費補助金長寿化学総合研究事業「生活行為障害の分析に基づく認知症リハビリテーションの標準化に関する研究」平成27年度総括・分担研究報告書．2016

7）山口智晴，黒沢一美：認知症に対する訪問リハビリテーション医療．*Jpn J Rehabil Med* 55：669-673, 2018

8）山口智晴，村山明彦：認知症の人の地域生活支援．総合リハ 45：909-916, 2017

9）山口智晴：認知症初期集中支援チームと作業療法士の役割．臨作療 13：26-30, 2016

10）前橋市認知症初期集中支援チーム：誰が何に困っているの？　山口晴保，山口智晴（編）：認知症の本人・家族の困りごとを解決する医療・介護連携の秘訣─初期集中支援チームの実践20事例に学ぶ．pp47-51，協同医書出版社，2017

11）日本作業療法士協会：作業療法マニュアル59　認知症初期集中支援─作業療法士の役割と視点．日本作業療法士協会，2015

12）粟田主一，杉山美香，井藤佳恵，他：地域在住高齢者を対象とする地域包括ケアシステムにおける認知症アセスメントシート（DASC-21）の内的信頼性・妥当性に関する研究．老年精神医学雑誌 26：675-686, 2015

13）町田綾子：Dementia Behavior Disturbance Scale（DBD）短縮版の作成および信頼性，妥当性の検討─ケア感受性の高い行動障害スケールの作成を目指して．日老医誌 49：463-567, 2012

14）荒井由美子，田宮菜奈子，矢野栄二：Zarit介護負担尺度日本語版の短縮版（J-ZBI_8）の作成─その信頼性と妥当性に関する検討．日老医誌 40：497-503, 2003

15）山口智晴，堀口布美子，狩野寛子，他：地域包括ケアシステムにおける認知症アセスメント（DASC-21）の認知症初期集中支援チームにおける有用性．認知症ケア研究誌 2：58-65, 2018

8 精神科外来で出会う認知症症例への評価・介入戦略
―外来通院をする認知症患者へのリハビリテーション介入について

　精神科病院の認知症専門外来では，専門医が診察および検査に基づいて患者の総合的な診断を行い，医療専門職には，患者や家族の状況と希望に応じた日常生活の支援を提案・実働することが求められる．本項では，熊本大学病院認知症専門外来を例に，認知症者の特徴と，患者や家族に実行可能なリハビリテーションについて述べる．

❶精神科の認知症専門外来と認知症

◆認知症専門外来の役割と機能

　認知症専門外来の初診から診断に至る流れを図4-13に示す．初診では，専門医が患者および患者をよく知る家族介護者から，もの忘れの自覚や訴え，精神症状や日常生活の変化などの問診を行う．また，患者には認知機能や精神症状の客観的な評価を，家族介護者には患者の生活状況や精神状態，介護の状況および介護者自身の心身の健康状態について検査を行う．さらに，脳画像検査や神経学的検査を行い，これらの結果から総合的に診断して認知症を疑う場合は，患者の状態と家族の状況に応じた適切な治療方針を提案する．

　外来を受診する患者の多くは在宅のため，定期的に外来へ通院しながら治療経過を追

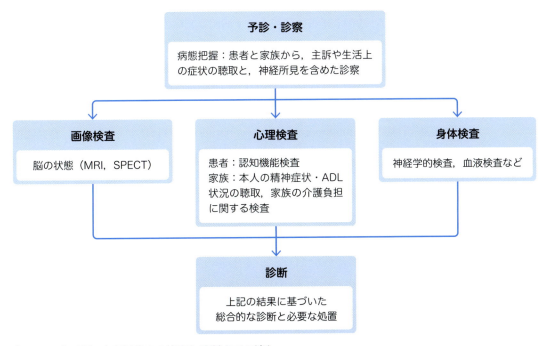

【図4-13】　認知症専門外来の検査と診断までの流れ

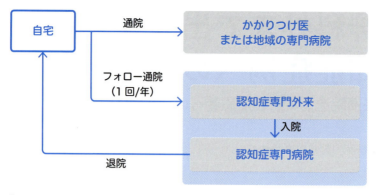

【図4-14】 診断後の治療の流れ（在宅の場合）

うが，かかりつけ医がある場合は，経過の検査を年に1回認知症専門外来で行い，通常はかかりつけ医へ通院してもらう．また，患者の住まいが遠方の場合やかかりつけ医がない場合は，専門外来より住み慣れた地域の専門病院を紹介することが一般的である．一方，認知症に多剤・重複投薬や身体合併症の影響が疑われる場合，もしくは，在宅支援の体制が整っていない場合は，薬物調整や住宅の環境整備，支援サービスの調整を目的とした入院を勧めることが一般的である（図4-14）．

このように，精神科の認知症専門外来は，認知症が疑われる患者への精査・診断と，診断後の通院による経過フォローや通院先のトリアージ，また，治療の方向性によっては入院など，適切な治療を滞りなく行う役割と機能を有している．

◆認知症専門外来に初診来院する患者の特徴
>>> 認知症疾患別

図4-15に2007〜2017年までに熊本大学病院認知症外来を初診した2,038人の認知症疾患別の割合を示す．4大認知症で最も知られているアルツハイマー病（AD）が33％を占めており，次に脳血管障害を伴うアルツハイマー病（Alzheimer's disease with cerebrovascular disease；AD with CVD）が17％，レビー小体型認知症（dementia with Lewy bodies；DLB）が9％と続き，脳血管性認知症（vascular dementia；VaD）6％，前頭側頭葉変性症（frontotemporal lobar degeneration；FTLD）4％，そして，特発性正常圧水頭症（idiopathic normal pressure hydrocephalus；iNPH）が2％となっている．ADやDLB，FTLDは，認知症に伴う行動・心理症状（BPSD）や生活障害をきっかけに精神科の認知症専門外来へ受診に至るという特徴があるが，脳梗塞や脳出血後の身体症状が主のVaD[1]や，精神症状よりも歩行障害や尿失禁が特徴的なiNPH[2]では，神経内科など精神科以外の診療科が初診となることも多い．

また，全体的に高齢者ばかりではなく，初診時の年齢が40〜60歳台と若い，若年性認知症（early-onset dementia；EOD）[3]の診断の割合も増えている．これは，軽度な認知機能の低下を有する状態である軽度認知障害（MCI）[4]が21％を占めているように，認知症に対する啓発活動や情報発信が一昔前よりも活発になり，世間の認知や関心を得てきたことで，もの忘れが心配になり自発的に受診するケースや，認知症の症状が疑わ

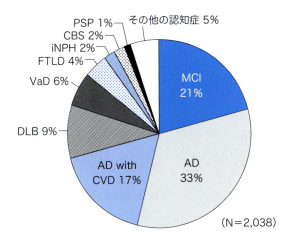

【図4-15】 熊本大学神経精神科認知症専門外来・外来患者の内訳（2007～2017年）

MCI：軽度認知障害，AD：アルツハイマー病，AD with CVD：脳血管障害を伴うアルツハイマー病，DLB：レビー小体型認知症，VaD：脳血管性認知症，FTLD：前頭側頭葉変性症，iNPH：特発性正常圧水頭症，CBS (corticobasal syndrome)：大脳皮質基底核症候群，PSP (progressive supranuclear palsy)：進行性核上性麻痺．

れて早期に受診するケースが増えたことが影響していると考えられる．

>>> 認知症重症度による初診患者の人物像

　認知症専門外来を初診する患者の割合を，認知症の重症度を判定する臨床認知症尺度（Clinical Dementia Rating；CDR）で考えた場合，医療機関の基本的活動圏域によっても異なるが，患者は地域社会で在宅生活を営んでいる，もしくは就業しているCDR 0.5～1のMCIから軽度認知症が多い傾向にある．CDRの判定基準[5]より，CDR 0.5の人物像は，「一貫した軽いもの忘れがあっても，出来事自体を忘れるわけではない」「家庭や地域社会における生活はおおむね問題なく行える」「複雑な業務や家電の操作が不得手になり，地域の行動範囲が狭くなる」であり，CDR 1では，「一貫したもの忘れがあり，出来事自体を忘れてしまう」「日付の想起ができなくなり道に迷うこともある」「単身生活は困難でサークルなどに一人で参加することはできないが，日常生活活動は自立しており，たまにしか会わない人には異変を気づかれない」という人物像である．

　つまり，外来受診に至る患者は，「日常生活はある程度営めるものの，もの忘れによって生活行為に苦手な部分が現れ，社会生活範囲が狭まっている状態」といえ，認知症の症状による生活障害が未解決という課題を抱えていることがうかがえる．

❷認知症専門外来で使用する評価尺度

　認知症の診断を行うのは専門医であるが，診断後の患者の生活支援と介入手段を提案・実働するのは，作業療法士（occupational therapist；OT）や精神保健福祉士（psychiatric social worker；PSW）などの医療従事者である．OTやPSWは患者や家族に施行された評価尺度の内容と意義を十分に理解できることが望ましい．また，検査者

として評価・検査を行う場合もあるため，代表的な評価尺度は知っておきたい（他章を参照のこと）．

　肝要なことは，観察および聞き取りから知り得た情報を整理し，患者の生活障害と維持されている機能を含めた全体像を丁寧に評価できること，そして，今後想定される生活障害に対して適切なリハビリテーションや社会的支援を，患者とその家族に提案・実施できることである．

❸リハビリテーションの目的と形態

　外来患者の多くは在宅生活を続けているが，趣味活動のサークルや老人会など家庭以外の社会集団に所属しない患者や，デイサービスなどケアサービスの利用がない患者においては，社会的活動範囲が狭くなり，家族以外の対人交流が少ない日課を過ごす傾向にある[6,7]．外的刺激が少ない生活は一見穏やかだが，単調で生活上の役割を見出しにくく，維持している生活行為が低下すれば，QOL の低下もおこりやすい．また，患者の BPSD に起因する生活障害においても QOL の低下は避けられず，介護をする家族の負担にも影響は及ぶ．よって，精神科の認知症専門外来に通院する患者へのリハビリテーションでは，患者の日常生活を維持するための社会参加や家庭内の役割の維持などが主な治療目的となることが多く，状況によっては，在宅の生活指導のための訪問や疾病理解を目的とした家族への個別面接，また，医師や PSW などの多職種と協働し，家族心理教室を兼ねた集団療法を検討することもある．

　精神科の外来でリハビリテーションを行う場合，OT が精神科作業療法として実施するとなれば，患者が 1 名でも 25 名であっても診療報酬上 2 時間の施行[8]となる．一方，医師および PSW，または公認心理師による通院集団精神療法として実施する場合は，諸条件はあるものの，患者 10 名までを 1 時間以上の施行[8]が定められており，患者の人数や治療目的に応じて，精神科作業療法もしくは通院集団精神療法を検討することができる．

◆個別リハビリテーション

　もの忘れによって料理など役割としての行為が障害された軽度 AD 患者に，その役割の維持を目的とした生活支援型のリハビリテーションを行う，認知症による軽度の抑うつや不安感から集団を敬遠する EOD 患者に，リラクゼーションを主としたリハビリテーションを行う，また，行動障害型前頭側頭型認知症（behavioral variant of frontotemporal dementia；bvFTD）[9]の疾患特性である脱抑制や常同行動が著しく，集団療法が難しいとされた患者に，音楽鑑賞や運動を主としたリハビリテーションを行うなど，症状や目的によって個別対応が適切とされた患者が対象となる．

　ここでは，実際に認知症専門外来で施行した，個別リハビリテーションを紹介する．

≫≫基本情報

患者：70 歳台，女性．

現病歴：MMSE 22（想起－3）の軽度 AD．

生活歴：夫，娘と 3 人暮らし．趣味で週に 1 回近所の体操教室に通っているが，2 年

【表4-10】 調理の評価と指導を兼ねたリハビリテーション

調理場所	病棟 ADL 室
調理内容	豆腐の味噌汁，おにぎり（材料は OT が準備済み）
調理道具	包丁，まな板，おたま，こし器，しゃもじ，小鍋，IH ヒーター，炊飯器，ボウル
記録道具	タブレット型 PC（本人，家族に撮影の了承を得ている）
進めかた	①材料と使用する道具の確認（すべて 1 つのテーブルに出した状態） ②ホワイトボードに本人の言う味噌汁の調理工程を OT が書き出す ③米をといで炊飯器にセットする ④手順どおりに味噌汁をつくる ⑤おにぎりをつくる ⑥配膳して食べる ⑦片づける
評価の視点	記憶，計画，実行機能，維持している行為 ①事前に確認した本人の手順どおりに行っているか ②見守りで可能な工程の有無 ③工程が滞ったときの支援の程度

前から体操仲間との会話についていけなくなり，夫に何でも尋ねるようになった．診察では「大丈夫です」と品よく微笑むが，夫より「料理に時間がかかる．段取りが悪い」「そのため，つい怒鳴ってしまう」と相談があった．そこで，実際の料理場面を確認し，どのような工程でつまずいているのか，調理評価と指導を兼ねた単発のリハビリテーションを OT が施行した（表4-10）.

≫≫介入‒経過

- 自宅ではガスコンロ使用のため，IH ヒーターの操作確認を一緒に行うが，調理中は OT が操作を行った．炊飯器のセットは見守りで可能.
- 「出汁をとる」「豆腐を切る」「味噌をこす」など，単体の動作は可能だが，豆腐を切ったあとに，「ここ（鍋）に入れていいんでしたっけ？」など，次の動作や工程をそのつど OT に尋ねた.
- 「おにぎりは野球をしていた息子によくつくっていた」と，楽しそうに話しながら手際よく握り，海苔を巻いていた.
- 食器に洗い残しはなく，よく水を切って食器を拭いていた.

≫≫評価

　IH ヒーター以外の調理道具は違和感なく使用できていたが，次の工程がわからずにいく度か戸惑う様子が確認されたため，自宅での料理に時間がかかっているのは，記憶や実行機能の低下が起因していると考えられた．調理は段取りや手順を追う作業が大半を占めるため，患者が迷っていたら怒鳴らず，「鍋に入れて」と促すなど動作を伴った端的な指示が望ましい．また，おにぎりは工程が少なく患者にとって思い出深い作業であることから，料理の意欲や患者の役割を維持するためにも，時折メニューに入れて様子を見てもらいたい.

リハビリテーション終了後，できあがった料理と画像に収めた調理場面を示しながら，患者と夫に上記の内容のフィードバックを行った．外来は家族が一緒に訪れるため，その場で評価結果や生活指導を伝えられる利点がある．また，患者がつくった料理をみんなで食べることで，患者の自己肯定感が見出せる点や，診察場面以外の家族介護者の人となりを知りうることができる点も，外来の個別リハビリテーションの利点である．

❹まとめ

外来に通院する認知症者は，認知症治療を行いながら在宅生活を営んでいるケースが多い．そのため，個人の病態や生活背景の評価を丁寧に行ったうえで，目的や手段が対象者にふさわしいリハビリテーションを提供できることが重要である．

文献

1) 田平　武：脳血管性認知症．かかりつけ医のための認知症診療テキスト―実践と基礎．pp128-129，診断と治療社，2014

2) 数井裕光，武田雅俊：特発性正常圧水頭症と慢性硬膜下血腫．池田　学（編）：認知症　臨床の最前線．pp66-73，医歯薬出版，2012

3) 谷向　知：認知症の疫学．池田　学（編）：認知症　臨床の最前線．pp2-8，医歯薬出版，2012

4) 島田裕之：MCIとは．鈴木隆雄（監修），島田裕之（編）：基礎からわかる軽度認知障害（MCI）―効果的な認知症予防を目指して．pp7-18，医学書院，2015

5) 目黒健一：認知症早期発見のためのCDR判定ハンドブック．医学書院，2008

6) 池田　学：厚生労働科学研究費補助金長寿科学総合研究事業「生活行為障害の分析に基づく認知症リハビリテーションの標準化に関する研究」平成27～29年度総合研究報告書．2018

7) 堀田　牧：AD-ADL評価表により服薬管理の生活行為障害があった在宅軽度AD患者に対してリハビリ介入を施行した一例．厚生労働科学研究費補助金長寿科学総合研究事業「生活行為障害の分析に基づく認知症リハビリテーションの標準化に関する研究」平成29年度総括・分担報告書．2018

8) 厚生労働省：平成30年度診療報酬改定について　第3関係法令等
（https://www.mhlw.go.jp/stf/seisakunitsuite/bunya/0000188411.html）

9) 池田　学：前頭側頭型認知症．生涯教育シリーズ95　認知症トータルケア．日医師誌147（特別号）：104-107，2018

9 精神科急性期病棟で出会う 認知症症例への評価・介入戦略
—ICF に基づく評価・介入による退院後の生活再建

❶精神科急性期病棟における認知症の問題

　　精神科急性期病棟は，急性期の集中的な精神的治療が必要な患者が入院する病棟であり，施設基準として，医師と看護師，精神保健福祉士の配置基準のほか，入院患者の4割以上が新規患者であること，入院3か月以内に4割以上が自宅等に退院することなどが定められている．認知症高齢者が精神科病院に入院する要因の72%が行動・心理症状 (BPSD) であることが報告されている[1]．認知症施策推進総合戦略 (新オレンジプラン) では，認知症者がBPSDや身体合併症で入院治療が必要となった場合でも，医療・介護連携の推進によって病院・施設などでの対応が固定化されないよう，循環型の仕組みを構築することが推奨されている[2]．すなわち，精神科急性期病棟に求められる認知症対策としては，①早期にBPSDや身体合併症を改善すること，②入院中の廃用症候群によりADL・IADLを低下させないこと，③家族指導や介護サービス等の調整により，早期退院を図ることの3点があげられる．

❷精神科急性期病棟におけるリハビリテーション

　　石川県立高松病院では精神科急性期病棟を高齢者専用として運用し，国際生活機能分類 (ICF) に基づいたアセスメント[3]によりBPSDの要因を把握し (図4-16)，早期退院を目指す認知症治療を実践しており，治療成績や介入内容などを報告している[4-9]．効果的にBPSDを改善させ，早期退院を目指すには，入院の要因となったBPSDを分類したうえで，それぞれに対する対応を考える必要がある．

　　本項では，「夫が浮気している」と夫の仕事場までつきまとうため，精神科急性期病棟に入院となった若年性アルツハイマー型認知症の女性に対するICFを用いたアセスメントと治療時期に応じた介入内容について紹介する．

❸症例紹介

≫≫基本情報

　　患者：A氏，60歳台，女性．

　　診断名：アルツハイマー型認知症〔Functional Assessment Staging (FAST) ステージ5〕

　　家族構成：夫と二人暮らし．夫は元教員で「忘れることは悪である」といった信念をもつ厳格な人物．現在も非常勤講師として週3日勤務しているが，介護疲れにより1年間で10 kg体重が減少している．長男は近隣に在住しているが，仕事のため3か月に1回程度帰ってくる程度で，ほかに支援者はいない．

　　生活歴：症例は元保育士であり，結婚・出産後も60歳まで働いていた．夫の教え子

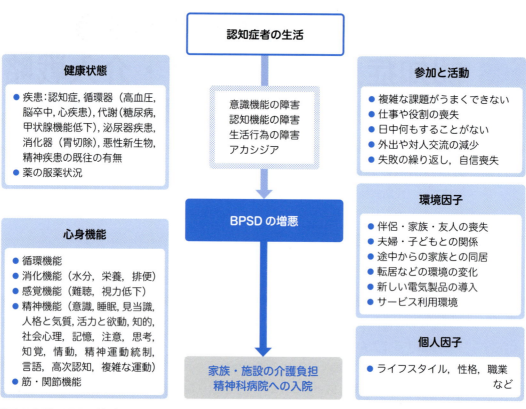

【図 4-16】 ICF に基づく BPSD のとらえかた
〔日本作業療法士協会：平成 24 年度老人保健健康増進等事業「生活行為向上の支援における介護支援専門員と作業療法士との連携効果の検証事業」報告書．2013 より改変〕

を家でもてなすなど，外向的で穏やかな性格だった．

現病歴：3 年前からもの忘れが出現し，1 年前から料理がカレー・シチューとサラダを繰り返すようになった．買い物に行ってはゴミ袋を毎回買ってくるため，夫と一緒に総合病院を受診し，アルツハイマー型認知症と診断され，抗認知症薬が処方された．夫が仕事に行く際に「浮気をしているに違いない」と仕事場までついて行くようになり，毎日泣いてすがりつくなど，夫が自宅介護に限界を感じたため，精神科病院を受診，入院となった．

>>> 初期評価（表 4-11）

入院時の様子：A 氏は，入院時の面談では「夫が若い女と浮気しているんです」「何で私がこんなところに入れられるのですか」と興奮して話し，夫は「毎日こんな様子です」「1 年で 10 kg 痩せました．このままでは倒れそうです」と疲弊していた．

生活行為の目標：A 氏は「早く自宅に帰りたい．家事は私の仕事だから続けたい（夫の役に立ちたい）」と希望し，夫は「仕事くらいは一人で行きたい」と話した．

心身機能：精神機能としては，Mini-Mental State Examination (MMSE) 22/30 点で時間の見当識と近時記憶の低下を認めた．一方，言語機能や視知覚機能は問題を認めず，評価中に記憶機能を代償しようとする様子を認めた．自身の状況に対する洞察は困難で，夫が病棟内にいないことに気づくと周囲を歩き回る様子がみられた．身体機能は

【表4-11】 生活行為アセスメント（初期評価）

生活行為の目標	本人：早く家に帰りたい，家事を続けたい		
	夫：一人で外出したい		
	心身機能	**活動と参加**	**環境因子**
生活行為を阻害する要因	b 130：活力レベルが亢進して落ち着かない b 140：注意の転導性が高く，よそ見が多い b 1440：短期記憶の低下	d 620：買い物で同じものを買い続ける（ゴミ袋など） d 630：調理で同じものをつくり続ける（カレー，サラダ） d 920：余暇活動の時間がない	e 410：家族の態度 夫がうまく対応できずに混乱を助長
強み	b 1400：注意の維持は可能	d 630：単純な調理は可能 d 710：セルフケアは自立	e 410：夫は自宅に受け入れる気持ちがある e 580：医療サービスを受けることができる
予後予測	1か月：活力レベルと注意の転導性は改善し，他者とのおしゃべりや作業への参加が可能 2か月：自宅退院して家事を一部は継続する		
合意目標	夫の仕事がある日はデイサービスを利用し，調理や洗濯を継続する		
自己評価	実行度：1/10，満足度：2/10		

表中のアルファベットは ICF コードを示す.

特に問題なし.

ADL 評価：食事や整容，排泄は自立していたが，入浴の際に数か月程度は下着を替えていないことが判明し，更衣・入浴において障害があることが推察された.

IADL 評価：夫からの聴取では，調理や買い物で障害を認めるが，単品程度の調理はできており，手続き記憶や日課を構造化することで代償していることが推察された. 洗濯や掃除は大きな問題なく遂行できており，金銭管理と服薬管理は夫が行っていた.

生活歴評価：以前は楽しみにしていた婦人会の旅行には3年前から参加していない.

環境因子：（支援と関係）夫が一人で介護しており，相談相手もいないため負担感が強い.（家族の態度）夫は「忘れることは悪である」といった信念から，A氏への対応がうまくできていない.（介護サービス）要介護1と認定されているが，A氏が拒否するため通所介護などは利用できていない.

≫ BPSD の要因と課題の焦点化

入院の要因となった「夫の仕事場までついて行く」ことの理由として，A氏は役割であった家事がうまく遂行できず，役に立てない自分を認識することでイライラや不安が増強していた. そこに，夫からの叱責とプレッシャーが重なることで，夫に捨てられたくないため（夫が浮気しているとの疑念），仕事場について行くといった行動に至っていることが推察された.

入院中に解決すべき課題は①調理と買い物の作業遂行障害，②夫の対応の改善，③継続的な支援体制の構築の3点であり，表4-12に示す多職種プランを立案した.

【表4-12】 生活行為向上プラン

		基本的プログラム	応用的プログラム	社会適応プログラム
プログラム		運動プログラム	• 本人の好きな針仕事と書字の導入 • 調理評価と代償手段の導入 • 買い物リストづくり練習 • 夫への対応指導	• 退院前訪問で調理・視覚的代償手段の導入 • 申し送り書でデイサービスにプログラムの伝達
いつ／どこで／誰が	本人		好きな作業の選択	自宅で調理
	家族		• 本人への対応方法検討 • 家事の分担を検討	ホワイトボードなどの代償手段の導入
	支援者	OT：プログラムの実行	• OT：プログラムの動機づけと実行後のフィードバック，夫へのIADL指導 • Ns：夫へのケア方法指導	• OT：退院前訪問で代償手段の導入 • PSW：ケア会議の調整 • CM：デイサービスの導入
期間		X年Y月〜X年Y+3月		
達成状況		■達成　　□修正後達成　　□達成不可（理由：　　　　　　　　）		

OT：作業療法士，Ns：看護師，PSW：精神保健福祉士，CM：ケアマネジャー

▶▶▶ 介入経過と結果 (図4-17)[7]

第1期：急性期（入院日〜1週）

A氏は，入院初日は病棟内を歩き回って夫を探していたが，病棟内の運動プログラムに看護師の声かけで参加し，隣に座った70歳台の女性（B氏）と会話をするようになった．入院2日目に作業療法評価を実施し，面談の結果からA氏は人の役に立つことや事務仕事に価値を感じることが推察された．しかしながら，複雑な課題や複数課題の遂行は困難であったため，入院3日目より，事務仕事でなじみのある書字（なぞり書き）を導入した．A氏は「仕事でしていたので懐かしいですね」と話しながら60分以上の作業継続が可能であった．

第2期：亜急性期（2週〜1か月）

入院2週後より，看護師と協働して夫へ対応方法の指導を開始した．看護師からはアルツハイマー型認知症の一般的な知識と対応について伝え，作業療法士からは夫自身の対応によってA氏の不安や混乱が変化することを伝えた．夫は，「いままでの自分が信じていた考えと反しますが，家庭のためなので行動を変えていきます」と話し，柔軟な対応を心がけることとなった．

第3期：退院準備期（1〜2か月）

入院5週目に調理評価を実施したが，つくっていたメニューを途中で忘れることや，必要な材料や調味料の入れ忘れが観察された．そのため，2度目の調理の際はホワイトボードにメニューと材料を掲示すると忘れることなく調理を遂行可能であることを確認した．

A氏と夫の希望をすり合わせた結果，小規模多機能型事業所と病院からの精神科訪問

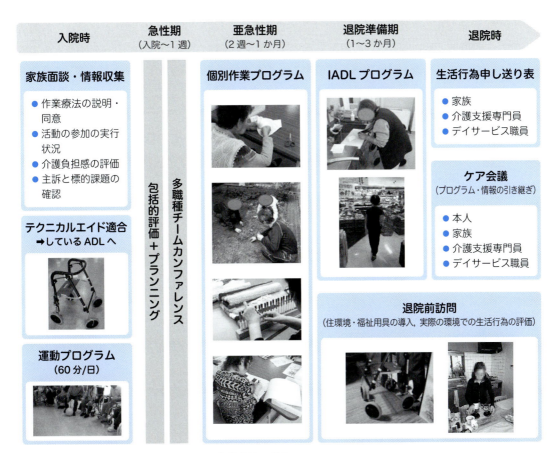

【図 4-17】 精神科急性期病棟における作業療法の流れ
〔塩田繁人, 杉本優輝, 稲口葉子, 他：精神病院における認知症高齢者に対する作業療法. OTジャーナル 49：685-691, 2015 より〕

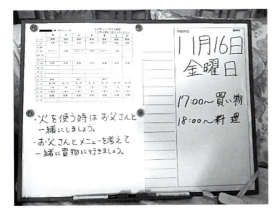

【図 4-18】 視覚的手がかりによる見当識と短期記憶の代償手段の導入

看護を利用しながら自宅退院する方針となり，入院7週目にケアマネジャーと訪問看護師とともに，退院前訪問を実施した．A氏に実際の環境でお茶やコーヒーを入れてもらい，見当識・記憶障害を代償するための視覚的手がかり（ホワイトボード）を台所と食卓の席の前に設置した（図4-18）．入院8週目に自宅退院となった．自宅では調理と洗濯を継続し，週3回の通所介護では入院中のプログラムであった書字を継続している．夫が介護するうえで困ったことや愚痴は訪問看護で対応している．退院して3年が経過し，認知機能はさらに低下して家事は洗濯物を干す程度しかできなくなったが，BPSDが悪化することもなく，在宅生活を継続している．

文献

1) 厚生労働省精神障害保健課：精神病床における認知症入院患者に関する調査．2010
   (http://www.mhlw.go.jp/stf/shingi/2r9852000000z8ie-att/2r9852000000znwy.pdf)

2) 厚生労働省：認知症施策推進総合戦略（新オレンジプラン）．2015
   (https://www.mhlw.go.jp/file/06-Seisakujouhou-12300000-Roukenkyoku/0000079009.pdf)

3) 日本作業療法士協会：平成24年度老人保健健康増進等事業「生活行為向上の支援における介護支援専門員と作業療法士との連携効果の検証事業」報告書．2013

4) 村井千賀，北村 立：認知症高齢者のリハビリテーション．精神救急 13：64-68, 2010

5) 北村 立：認知症の早期対応と生活支援について．日未病システム会誌 19：41-45, 2013

6) Tochimoto S, Kitamura M, Hino S, et al：Predictors of home discharge among patients hospitalized for behavioural and psychological symptoms of dementia. *Psychogeriatrics* 15：248-254, 2015

7) 塩田繁人，杉本優輝，稲口葉子，他：精神科病院における認知症高齢者に対する作業療法．OTジャーナル 49：685-691, 2015

8) Kitamura T, Kitamura M, Hino S, et al：Predictors of time to discharge in patients hospitalized for behavioural and psychological symptoms of dementia. *Dement Geriatr Con Dis Extra* 23：86-95, 2013

9) 村井千賀，北村 立：認知症患者の作業療法におけるICFの活用事例．総合リハ 46：31-36, 2018

10 精神科認知症治療病棟で出会う認知症症例への評価・介入戦略
―排泄介助の方法提案と活動介入を通して焦燥性興奮を軽減でき，退院に向けた流れができた一例

❶ 精神科認知症治療病棟における慢性期の認知症患者の現状と課題

　地域包括ケアの推進に向け，認知症になっても住み慣れた地域で過ごすことができる社会を実現するための取り組みとして，精神科認知症治療病棟（治療病棟）における退院支援が重要視されている[1]．一方で，治療病棟の在院日数は，一般病棟，精神病棟と比較してもいまだ長く，認知症者が医療のなかにとどまっている現状がある[2]．退院が遷延化する要因として，「行動・心理症状（BPSD）」「ADL能力の低下」が関連している[3]．これらの対策の一つとして，認知症患者リハビリテーション料が創設され，認知症高齢者の日常生活自立度判定基準のMランクの重度者を対象とし，1日20分のリハビリテーションが点数化されている．

　BPSDのなかでも，管理が困難とされる「介護抵抗」「暴力」などの焦燥性興奮は，在宅・施設移行の阻害要因となり[4]，慢性期まで残存しやすいことがわかっている（chapter 2-4「agitation」→ 76頁）[5]．これに対し，精神科においては薬物療法を用いて改善を図ることが多い．しかし，認知症高齢者に対する薬物療法は，そのベネフィットの一方で，覚醒レベルや嚥下機能の低下，歩行やADL能力の低下を生じやすい[6,7]．ADLについては，入院した高齢者の3〜6割において低下するといった報告がある[8]．また，入院が長期化するほど低下リスクは増し，それがさらに退院を阻害する要因となるという悪循環を生じる（図4-19）[9,10]．

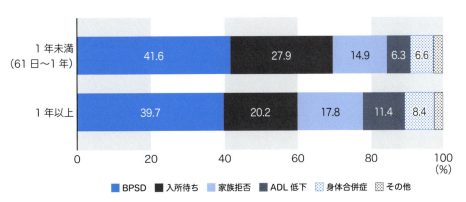

【図4-19】 認知症治療病棟における入院期間別の退院困難理由の比較
退院困難理由を入院期間1年未満，1年以上の2群に分けて比較した図．構成順序は同一であるが，入院が長期化すると，「ADLの低下」「家族拒否」「身体合併症」と，介護負担に影響する要因の占める割合が大きくなっている．
〔尾嵜遠見，前田　潔：認知症治療病棟に関するアンケート調査―入院期間短縮に向けた要因の検討．老年精神医学雑誌 25：307-315, 2014 より一部改変〕

これらのことから，治療病棟の慢性期患者に対するリハビリテーションの役割として，非薬物療法を駆使してBPSDの改善に取り組むとともに，長期入院に付随するリスクと拮抗して活動性・ADLを維持し，退院支援を行うことが重要であると考える．

　そこで本項では，治療病棟において入院が長期にわたっている慢性期の症例に対し，「介護抵抗」「暴力」への非薬物的介入による軽減と，排泄動作の改善を試みた症例を報告する．

❷症例報告

⟫⟫基本情報

　患者：A氏，80歳台後半，男性．

　現病歴：X−10年，初診．失禁や転倒を繰り返すようになるが，妻の介護は受け入れず抵抗し，暴言，暴力がみられた．X年Y月，自宅にて転倒し，B病院にて褥瘡・圧迫骨折の診断を受け入院となるが，介護抵抗・離院行為があり，同年Y+1月に急遽自宅退院となる．その後，自宅でショートステイ・デイサービスを利用していたが，介護抵抗が激しく，おむつ交換や褥瘡処置が困難なため受け入れ不能となり，X年Y+3月，当院に入院となった．

　治療方針：妻の疲弊が著しく，自宅退院は困難，施設入所を希望している．

　作業療法処方目的：活動性の維持，生活リズムの構築，気分転換．

　介入までの経緯：当院入院時，介護抵抗・暴力・離院の危険性から，急性期病棟に入棟し，保護室隔離による療養を受けた．その後，X年Y+7月に治療病棟へ転棟となった．転棟までの作業療法介入は，隔離や介入拒否によりほとんど実施できていなかった．

⟫⟫初期評価（入院128〜138日）

　デマンド：本人；聴取困難．家族；拒否なく介護を受けられる状態になってほしい．

　生活歴：病前から無口で，人づき合いを嫌う性格であった．左官業につき，家の内装を生業にしていた．仕事一筋．

　服薬状況：入院前からドネペジルを継続処方されていた．焦燥性興奮・夜間覚醒の軽減を目的に，入院後メマンチン，リスペリドン，ロラゼパムが段階的に増量されていた．日中の傾眠に伴う活動性の低下，小刻み歩行，流涎といった副作用が観察された．

　神経心理学的評価：改訂長谷川式簡易知能評価スケール（HDS-R）0点．閉眼し無反応のため測定不可．BPSD；認知症行動障害尺度（DBD）23点．無関心，失禁，介護拒否，暴言，暴力の項目に加点．

　意欲：Vitality Index（VI）3点．食事以外の項目で減点．

　病棟内生活について：ADLは機能的自立度評価法（FIM）49点．つたい歩きは可能だが，歩行介助・動作誘導は拒否的で，病棟では車椅子を使用していた．食事は食べこぼしがあるものの自力摂取で，食事量は保たれていた．移動と食事以外のADLは全介助であった．入浴・更衣・清潔保持など接触を要する介助には拒否が強かった．特におむつ交換など排泄行為時の介護抵抗が激しく，殴る・蹴る・噛むなどの暴力行為にまで至るため，看護師3名で対応していた．介護負担感の評価として，病棟看護師が評価するZarit介護負担尺度日本語版の短縮版（J-ZBI_8）[11]の得点（8項目のうち，personal strain に関する 5 項目を使用）は 15/20 点であった．退院後に主たる介護者になる予定の妻が毎日来院していた．

排泄行為の詳細評価：尿意・便意の訴えはなく，おむつ内に失禁することが多いが，1 日に数回，廊下での放尿がみられた．定期誘導は拒否が強かった．おむつ交換は 1 日 5 回実施されるが，覚醒している状態（9 時・14 時・不眠時）で最も抵抗が激しく，特に対応が困難であった．

リハビリテーションに対する取り組みかた：個別介入に対しては，身体接触に対する拒否が強く，話しかけに対する反応は得られないため，身体面への介入や面接による評価が困難な状況であった．集団活動に対しては，種目にかかわらず誘導拒否があり，いったん輪に入っても，傾眠か離席する状況であった〔chapter 2-**10**「活動の取り組みかた（engagement）の評価」➡ 136 頁〕．

⟫⟫⟫統合と解釈，問題点・強みの抽出，介入計画

当患者において，入院が長期化している要因は「介護抵抗に伴う暴力」であった．これは，失禁とおむつ交換時の接触刺激により引き起こされ，覚醒時の対応は特に困難を極めた．これに対して薬物療法による改善が試みられたが変化はみられず，副作用による傾眠や転倒リスク増大，安全ベルトを用いた管理による活動制限を引き起こしていた．また，接触拒否やコミュニケーション困難により，身体機能訓練などの個別介入によるリハビリテーションアプローチが有効に行えていなかった．

Livingston らは，認知症者の焦燥性興奮を改善するためには，介護の方法など興奮を引き起こす要因を評価し取り除くこと，能力・興味・技能に合った活動に参加することが有用であると報告している[12-14]．これらに基づき，排泄行為時における焦燥性興奮の出現要因を減らすことを目的としてリハビリテーション介入を試みた．

介入計画として，①つたい歩きやつかまり立ちができる能力があることから，接触介助が可能な限り少ない方法を用いてトイレでの排泄が行えるようにすること，そして，その介護方法を看護師と協働して ADL 上で確立すること，②本人の能力・興味・技能に合った活動にできる限り参加してもらうこととした（図 4-20）．

⟫⟫⟫介入経過

第 1 期：トイレ内での排泄評価・訓練と集団リハビリテーションの参加を図った時期（入院 138〜160 日）

まず，排泄についての介入では，担当セラピストがおむつ以外の手段を確立するためにトイレでの排泄行為の評価を行った．その結果から，立ち上がりや立位保持時，下衣の上げ下げの工程部分で身体接触介助が必要となることにより興奮が出現することが評価できた．田中ら[15]は，重度認知症者の ADL 支援の際には残存する能力を発揮できるタイミングやその環境を評価する重要性を述べている．本症例においては，立ち上がりや立位保持の際に，人的な身体介助ではなく，手すりなどの環境調整を行い動作誘導程度で行えるようにした．また，できる限り残存能力が発揮しやすいよう，覚醒水準が高い午前中にセラピストによる排泄訓練を行った．結果として，トイレに誘導するまでに若干の拒否はみられるものの，いったんトイレまで車椅子で移動介助すると，本人が自発的に動作を遂行しようとする様子が観察でき，下衣の上げ下げ以外の部分ではほぼ

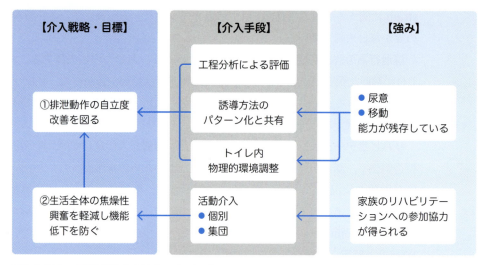

【図4-20】 目標を達成するまでのプロセス
①排泄動作時の介護拒否を軽減させるために，工程分析で得られた評価結果に基づき，誘導方法と排泄介助方法のパターン化と共有，物理的環境調整を行った．また，②生活全体の焦燥性興奮を軽減させ機能低下を防ぐために家族の協力のもと個別・集団の活動介入を行った．

見守りにて排泄が可能となった．

次に，病棟内集団リハビリテーションに参加してもらうために，家族が毎日面会にきているという強みを活かし，活動導入の必要性などのアドバイスを行い，協力体制をつくった[16]．家族が活動に参加し，症例がそれを見学するといった参加スタイルを試みると，活動への取り組みはないものの，集団への「滞在」が徐々に定着していった．

第2期：介護拒否が少ない排泄介助方法について看護師と共有でき，個別リハビリテーションが導入できた時期（入院160～192日）

セラピストの評価に基づき，介護拒否が少ない介助方法を病棟看護師に提案・共有し，排泄行為介助を協働して行った．看護師も介護拒否が少なくなったことを実感でき，トイレでの排泄もスムーズとなったため，症例の日中の失禁・放尿回数は減少した．一方，夜間のおむつ交換時の抵抗・暴力は継続しており，課題となっていたため，多職種間で，介護拒否が出現する要因（身体接触）などに対する理解を改めて確認しあい，対応方法を統一した．

集団リハビリテーションへの参加が症例の日中の活動として定着し，参加を拒否することがみられなくなっていた．自発的な行動はみられないが，活動中は覚醒が保たれ，妻やスタッフからの話しかけに対するレスポンスも増え始めた．また，妻から「私が来ることで主人のリハビリになっていると感じてうれしい」といった発言が得られ，集団活動への参加が症例と妻の相互に作用していることがうかがえた．そのようななか，集団活動で提供したぬり絵作業において，症例が初めて自主的に着色を始める様子がみられた．これを契機に，集団活動以外の時間におけるぬり絵活動が定着し，さらに毎日つくった作品を妻に渡すことが日課となった．

第3期：退院に向けた多職種アプローチにつながった時期（入院192～241日）

日中の排泄自立度改善に伴い，活動性確保とリスク軽減の観点から減薬が検討された．夜間おむつ交換時の抵抗・暴力は継続していたが，対応方法の工夫と統一で介護側の負担感は軽減していた．活動面では，ぬり絵のほかに，散歩や足湯などの身体接触を含む個別の介入も受け入れられるようになっていた．同時に安全ベルトを外す時間も増えた．これらの状態の変化を受け，家族から「自宅か施設かわからないけど，退院できるかな」との意向が聞かれ，退院に向けた具体的プランニングのための多職種カンファレンスを開催した．

≫ 再評価（入院 241〜251 日）

服薬状況：リスペリドンの中止，ロラゼパムの減薬がなされた．

神経心理学的評価：HDS-R 3 点．復唱・減算の項目で改善．BPSD；DBD 14 点．無関心，失禁，介護拒否，暴言，暴力の項目で改善．

意欲：VI 6 点．意思疎通，排泄，活動の項目で改善．

病棟内生活について：ADL は FIM 63 点，J-ZBI_8 は 8 点と改善した．特におむつ交換時の介護負担感が軽減したとの看護師の内省も得られた．日中の排泄自立度が改善し，活動参加によるコミュニケーション・社会的交流が増えた．おむつ交換時の抵抗は継続．

≫ 考察・まとめ

英国の臨床心理士トム・キットウッド（Tom Kitwood）は，「行動・心理症状はその人の心の表現であり，背景にはその人の価値や意思が存在する」と述べている[17]．今回ターゲットとした「おむつ交換時に出現する焦燥性興奮」の背景には，身体接触という本人にとっての不快な刺激に加えて，「人の世話にならない，排泄行為を自分で完結する」という本症例の意思もみられ，本症例にとって排泄動作を維持することが重要な作業であったことが推察される．介護拒否は消失しなかったが，支援者たちがその背景を理解し共有すること，また介護拒否の要因を減らすことができたことで，負担感の軽減にもつながったと考えられる．並行して，集団リハビリテーションを介して家族とつながる機会を設定したことが，症例を活動に結びつけ，リハビリテーションの効果として焦燥性興奮の軽減につながり，結果として家族の意向を退院に向けさせるきっかけになったと考えられる．

❸ おわりに

高齢者の退院支援を成功させる要素として，早期介入（タイミング）が重要とされている[18,19]．BPSD などによりこれを逸し，長期入院に移行すると，ADL 低下などの二次障害，介護者の受け入れ困難，経済的理由など，医学的な要因以外の退院阻害因子が複雑に付加され，介入の糸口が見えにくくなる．しかし，そのような場合でも，退院のための問題となる要素を明らかにして，根拠に基づいた評価・介入を行うことで確実な一歩を踏み出すことができる．

文献

1) 富士通総研：精神科病院に入院が必要な認知症の人の状態像に関する調査研究事業. 2013
(https://www.fujitsu.com/jp/group/fri/report/elderly-health/2012ninchijotaizo.html)

2) 厚生労働省：精神病床における認知症入院患者の状況について. 2010
(https://www.mhlw.go.jp/stf/shingi/2r9852000000r3oa-att/2r9852000000r3ux.pdf)

3) Tochimoto S, Kitamura M, Hino S, et al：Predictors of home discharge among patients hospitalized for behavioural and psychological symptoms of dementia. *Psychogeriatrics* 15：248-254, 2015

4) 前田 潔, 尾嵜遠見, 川又敏男：精神科病院における認知症医療. 精神誌 115：41-48, 2013

5) 池田 学：厚生労働省科学研究費補助金長寿科学政策研究事業「生活行為障害の分析に基づく認知症リハビリテーションの標準化に関する研究」平成 27 年度総括・分担研究報告書. pp24-25, 2016

6) 小島太郎：薬物療法によるフレイル. BONE 31 (秋号)：45-49, 2017

7) 北村 立：生活機能を踏まえた BPSD 薬物治療のあり方. 老年精神医学雑誌 26 (増刊号)：123-128, 2015

8) Boyd CM, Darer J, Boult C, et al：Clinical practice guidelines and quality of care for older patients with multiple comorbid diseases：implications for pay for performance. *JAMA* 294：716-724, 2005

9) 尾嵜遠見, 前田 潔：認知症治療病棟に関するアンケート調査―入院期間短縮に向けた要因の検討. 老年精神医学雑誌 25：307-315, 2014

10) 河野稔明, 白石弘巳, 立森久照, 他：精神科病院の新入院患者の退院動態と関連要員. 精神経誌 114：764-781, 2012

11) 荒井由美子, 田宮菜奈子, 矢野栄二：Zarit 介護負担尺度日本語版の短縮版 (J-ZBI_8) の作成―その信頼性と妥当性に関する検討. 日老医誌 40：497-503, 2003

12) Livingston G, Kelly L, Lewis-Holmes E, et al：Non-pharmacological interventions for agitation in dementia：systematic review of randmised controlled trials. *Br J Psychiatry* 205：436-442, 2014

13) 日本老年精神医学会 (監訳)：認知症の行動と心理症状 BPSD 第 2 版. p45, 77, アルタ出版, 2013

14) 日本神経学会 (監修), 「認知症疾患診療ガイドライン」作成委員会 (編)：認知症疾患診療ガイドライン 2017. p74, 医学書院, 2017

15) 田中寛之, 永田優馬, 石丸大貴, 他：重度認知症における評価について. 日臨作療研 4：76-86, 2017

16) 上城憲治, 中村貴志, 納戸美佐子, 他：デイケアにおける認知症家族介護者の「家族支援プログラム」の効果. 日認知症ケア会誌 8：394-402, 2009

17) トム・キットウッド (著), 高橋誠一 (訳)：認知症のパーソンセンタードケア―新しいケアの文化へ. pp5-15, 筒井書房, 2005

18) 藤澤まこと：医療機関の退院支援の質向上に向けた看護のあり方に関する研究 (第 1 部) ―医療機関の看護職者が取り組む退院支援の課題の明確化 (退院支援). 岐阜県立看護大学紀要 12：57-65, 2012

19) 櫃本真聿：地域包括ケア時代の地域に根差した医療の創り方―「患者を生活に戻す」入退院支援！pp67-77, 日総研出版, 2017

索引

頁の太字は主要説明箇所を示す.

▼ 数字・記号 ▼

1 レペティション・マキシマム
  (1RM)　199
5W1H による目標の具体化　31
ω-3 系脂肪酸　209

▼ 欧文 ▼

A

ABC (Antecedents of Behavior
  and their Consequences) アプ
  ローチ　65
action observation　169
Activities of Daily living Prevention
  Instrument (ADL-PI)　51
AD　38
―― とうつ病の違い　91
―― の幻覚・妄想　69
―― の言語機能　115
―― の食行動　84
―― の食欲低下　86
ADAS-J cog　42
Addenbrooke's Cognitive
  Examination-Revised (ACE-R)
  日本語版　40
ADL
―― に対する運動療法　158
―― の工程分析　173
ADL 介入
――,環境調整による　175
――,軽度認知障害・軽度認知症者
  への　167
――,中等度・認知症者への　172
ADL 障害
――,重度段階における　21
――,前頭側頭葉変性症の　52
――,レビー小体型認知症の　52
ADL 評価　50
――,中等度・重度認知症の　56
Advanced Dementia Prognostic
  Tool (ADEPT)　22
AES-Informant version (AES-I-J)
　95

Agitated Behavior in Dementia
  Scale (ABID)　77
agitation　25, 60, **76**, 188, 194
Aid for Decision-making in
  Occupation Choice (ADOC)　29
Algase Wandering Scale (AWS)
　103
Alzheimer's Disease Cooperative
  Study Activity of Daily Living
  Scale for severe impairment　58
Alzheimer's Disease Related
  Quality of Life (ADRQL)　144
amnestic MCI　14
apathy　60, 91, 205, 243
Apathy Evaluation Scale (AES)
　95
Apathy Scale (AS)　95
Approaches to Dementia
  Questionnaire (ADQ)　224
aprosodia　116
Arbose Music Therapy Check List
  (AR-MCL)　138

B

Balancing Arousal Controls
  Excesses (BACE)　193
basic ADL (BADL)　50, 56
behavioral and psychological
  symptoms of dementia (BPSD)
　16, 20, **63**, 157
―― に対する音楽療法　158
―― のマネジメント手法　65
Behavioral Pathology in Alzheimer's
  Disease (BEHAVE-AD)
　64, 77, 99, 103
behavioral variant of frontotemporal
  dementia (bvFTD)　282
Bristol Activities of Daily Living
  Scale (Bristol ADL)　51
Broca 失語　202

C

Capgras syndrome　73
Charlson Comorbidity Index
  (CCI)　107
Cleveland Scale for Activities of
  Daily Living (CSADL)　51

Clinical Dementia Rating (CDR)
　14, 20, 281
Clock Drawing Test (CDT)　41
cognitive activities　8
Cognitive Rehabilitation (CR)　164
Cognitive Stimulation Therapy
  (CST)　163
――,認知機能障害に対する　158
Cognitive Test for Severe Dementia
  (CTSD)　46
Cognitive Training (CT)　164
Cohen-Mansfield Agitation
  Inventory (CMAI)　77, 103, 190
COM-B モデル　213
Community Occupational Therapy
  in Dementia (COTiD)　179
Comprehensive Process Model of
  Engagement (CPME)　137
Cornell Scale for Depression in
  Dementia (CSDD)　94
corticobasal degeneration (CBD)
　114, 202
cue　169
Cumulative Illness Rating Scale
  (CIRS)　107

D

DASC-21　275
delusion　72
Dementia Behavior Disturbance
  Scale (DBD)　77, 103
Dementia Care Mapping (DCM)
　224
Dementia Quality of Life
  Instrument (D-QOL)　144
dementia with Lewy bodies
  (DLB)　38, 205
―― の ADL 障害　52
―― の幻覚・妄想　69
―― の言語機能　116
―― の食行動　86
DICE (Describe Investigate Create
  Evaluate) アプローチ　66
Disability Assessment for
  Dementia (DAD)　51, 57

297

docosahexaenoic acid (DHA) 209

dysarthria 113

E

early mobilization 240

early-onset dementia (EOD) 280

echolalia 117

Ehime Music Therapy Scale for Dementia (D-EMS) 186

eicosapentaenoic acid (EPA) 209

engagement 136

Epworth Sleepiness Scale (ESS) 81

Evans 分類 108

F

fluctuation 38

frailty **11**, 119

Frontal System Behavior Scale (FrSBe) 77

frontotemporal dementia (FTD) 39, 205

── の言語機能 116

── の症例 266

frontotemporal lobar degeneration (FTLD) 114

── の ADL 障害 52

── の言語機能 116

── の食行動 87

Functional Assessment Staging (FAST) 16

G

Garden stage 108

Geriatric Depression Scale (GDS) 94

geriatric syndrome 11

GPS (Global Positioning System) 105

Group Observational Measurement of Engagement (GOME) 140

H

hallucination 69

Hasegawa's Dementia Scale-Revised (HDS-R) 17, 44

Hyogo ADL Scale (HADLS) 51, 57

I・J

ICF 285

instrumental ADL (IADL) 50, 167

IoT (Internet of Things) 170, 230

JST 版活動能力指標 51

L

language 113

Lawton スケール 50

leisure activity 7

logopenic progressive aphasia (LPA) 115, **202**

LTP (long-term potentiation) 形成障害 156

M

meaningful activities, QOL の領域 143

meaningful occupation 241

medical aspects, QOL の領域 143

Menorah Park Engagement Scale (MPES) 138

MiDAS (Music in Dementia Assessment Scales) 186

mild cognitive impairment (MCI) 9, **14**, 254

── における認知機能検査 38

── の ADL 評価 50

mild neurocognitive disorder (mild NCD) 15

Mini Nutritional Assesment (MNA®) 119

Mini-cog 41

Mini-Mental State Examination (MMSE) **39**, 113

mirror sign 74

Model of Imbalance in Sensoristasis (MIS) 193

Montessori-Based Activities 138

Montreal Cognitive Assessment-Japanese version (MoCA-J) 41

Music Therapy (MT) 183

N

N 式老年者用日常生活動作能力評価尺度 (N-ADL) 51, 57

Necker cube の模写課題 40

Neuropsychiatric Inventory (NPI) 64, 77, 84, 94, 99, 103

Neuropsychiatric Inventory-Brief Questionnaire Form (NPI-Q) 65, 77

Neuropsychiatric Inventory-Caregiver Distress Scale (NPI-D) 65

Neuropsychiatric Inventory Nursing Home Version (NPI-NH) **65**, 77, 81

NMDA 受容体拮抗作用 155

NMDA 受容体拮抗薬 151

Noise Pareidolia Test 70

non-amnestic MCI 14

Nurses' Observation Scale for Geriatric Patients (NOSGER) 77

NYHA 分類 109

O

Observational for Measurement of the Engagement (OME) 138

one repetition maximum (1RM) 199

Othello syndrome 74

P

palilalia 117

Pareidolia Test 70

person-centered care (PCC) 105, **223**

phantom boarders 73

Physical Self-Maintenance Scale (PSMS) 57

Pittsburgh Sleep Quality Index (PSQI) 81

posttraumatic stress disorder (PTSD) 236

postintensive care syndrome (PICS) 236

postoperative cognitive dysfunction (POCD) 236

postoperative delirium (POD) 236

Process Analysis of Daily Activity for Dementia (PADA-D) **52**, 168

Professional Environmental Assessment Protocol (PEAP) 132

progressive non-fluent aphasia (PNFA) 114, **202**

── の言語機能 116

progressive supranuclear palsy (PSP) 114, 202

Progressively Lowered Stress Threshold (PLST)　64, **131**
protective factor　5
Protein energy malnutrition (PEM)　118
psychiatric symptoms, QOL の領域　143
psychoeducation　219

Q
quality of life (QOL)　142
Quality of Life for Dementia (QOL-D)　144
Quality of Life in Alzheimer's Disease (QOL-AD)　144
Quality of Life in Late-Stage Dementia (QUALID)　144
Quality of Life Instrument for the Japanese elderly dementia (QLDJ)　145

R
Rating Anxiety in Dementia (RAID)　99
Reality Orientation (RO)　161
Refiend-ADL Assessment Scale　58
risk factor　5

S
selective serotonin reuptake inhibitors (SSRI)　93, 157
Self rating Depression Scale (SDS)　94
semantic dementia (SD)　201
　── の言語機能　116
　── の食行動　87
SENSE-Cog sensory support intervention (SSI)　213
sensory loss　212
Severe Cognitive Impairment Rating Scale (SCIRS)　45
Severe Impairment Battery (SIB)　45
　── short version (SIB-S)　45
shared decision-making　31
Simulated Presence Therapy (SPT)　139, **188**
Skill-building through Task-Oriented Motor Practice (STOMP)　169

Special Care Unit Environmental Quality Scale (SCUEQS)　134
speech の障害　113
stehendes Reden　117
subcortical vascular dementia (SVD)　116

T
task-dependent neuroplasticity　169
task-specific training　169
Therapeutic Environment Screening Scale (TESS)　132
transcortical sensory aphasia (TCSA)　115, **201**
TV sign　74

U
unmet needs 理論　64
useful field of view (UFOV)　213

V
vascular dementia (VaD)　39
　── の言語機能　115
　── の食行動　86
videofluorography (VF)　86
VR (virtual reality)　232

W・Z
Wernicke 失語　115
Zung 自己評価式抑うつ尺度　94

▼ **和文** ▼

あ
アウトカム　3
アクチグラフ　82
アセチルコリンエステラーゼ阻害作用　154
アパシー　60, **91**, 205, 243
アパシー評価尺度　95
誤りなし学習法　169
アリセプト®　153
アルコール摂取（飲酒）　10, 208
アルツハイマー型認知症/アルツハイマー病（AD）　38
　── とうつ病の違い　91
　── の幻覚・妄想　69
　── の言語機能　115
　── の食行動　84
　── の食欲低下　86
アルブミン値, 血性　118

アルボース式音楽療法評価チェックリスト（AR-MCL）　138
アンメットニーズ理論　64

い
医学的課題, QOL の領域　143
意義ある活動, QOL の領域　143
異常行動　102
意味性認知症（SD）　201
　── の言語機能　116
　── の食行動　87
意味のある作業　241
意欲低下　260
医療療養型病院で出会う認知症症例　249
飲酒（アルコール摂取）　10, 208

う
ウェルニッケ失語　115
うつ　**91**, 108
　──, 老年期の　92
運営的環境　131
運動介入　197
運動障害性構音障害　113, **203**
運動療法, ADL に対する　158

え
エイコサペンタエン酸（EPA）　209
栄養　118
栄養介入　207
栄養障害　60
栄養不良　118
栄養不良ユニバーサルスクリーニングツール　119
エデン・オルタナティブ　104
エピソード記憶障害　204
エプワース眠気尺度（ESS）　81
嚥下失行　86
嚥下障害　84
嚥下造影検査（VF）　86

お
オセロ症候群　74
音韻性錯語　114, 202
音楽介入（MT）　183
音楽療法, BPSD に対する　158
音読課題　164

か
介護者支援　217
介護老人保健施設で出会う認知症症例　260
介護ロボット介入　229
改訂 ADCS-ADL sev　58

299

索引

改訂長谷川式簡易知能評価スクール
　（HDS-R）　17, 44
回復期病院における認知症症例
　　　　　　　　　　　　　243
回復期リハビリテーション病棟
　　　　　　　　　　　　　243
会話　113
替え玉妄想　73
鏡徴候　74
学習障害抑制作用　156
学習療法　164
学習理論　64
覚醒　81
覚醒不均衡状態　194
過食　85
仮性認知症　91
家族介護者支援　217
家族との協働　266
課題依存型神経可塑性　169
課題解決型アプローチ　35
課題指向型運動練習によるスキル構
　築　169
課題特異的練習　169
「活動と参加」での目標設定　31
家庭的環境　132
カプグラ症候群　73
ガランタミン　154
加齢黄斑変性　126
加齢性難聴　127
簡易栄養状態評価表（MNA®）　119
感音性難聴　127
感覚器　125
感覚喪失　212
環境　130
環境属性　137
環境調整による ADL 介入　175
観血的骨接合術　108
喚語困難　117
観察　57
感情プロソディ　116
冠動脈疾患　108
緘黙　117

き

記憶障害　115
危険因子　5
擬似刺激療法（SPT）　139, **188**
喫煙　9
基本的 ADL（BADL）　50, 56
嗅覚障害　84

急性期病院における認知症症例
　　　　　　　　　　　　　236
休息-活動リズム障害　193
虚血性心疾患　108
協働，家族との　266

け

ケアサービス担当者会議　261
経口栄養　89
計算課題　164
軽度アルツハイマー型認知症　254
軽度認知症　16
—— における認知機能検査　38
—— の ADL 評価　50
軽度認知障害（MCI）　9, **14**, 254
—— における認知機能検査　38
—— の ADL 評価　50
軽度認知障害・軽度認知症者への
　ADL 介入　167
軽度認知障害・軽度認知症の認知機
　能評価　38
血清アルブミン値　118
幻覚　69
言語機能の評価　113
言語症状，認知症者の　112
幻視　69
現実見当識訓練（RO）　161
幻聴　72
見当識の障害　132
健忘型 MCI　14

こ

行為観察　169
構音器官　114
高活動型せん妄　241
公共交通機関の利用　256
抗酸化食品　207
工程分析，ADL の　173
行動障害型前頭側頭型認知症
　（bvFTD）　282
行動・心理症状（BPSD）
　　　　　　　16, 20, **63**, 157
—— に対する音楽療法　158
—— のマネジメント手法　65
抗認知症薬　151
コーエン-マンスフィールド
　agitation 評価票（CMAI）
　　　　　　　　77, 103, 190
コーネル認知症抑うつ尺度（CSDD）
　　　　　　　　　　　　　94
語義失語　117, **203**

語義理解障害　115
国際生活機能分類（ICF）　285
個人属性　137
語性錯語　114
語性失語　201
コミュニケーション　**201**, 231
コミュニケーション能力の評価
　　　　　　　　　　　　　113
コリンエステラーゼ阻害作用　154
コリンエステラーゼ阻害薬　93, 151

さ

在宅介護　217
在宅支援　260
作業遂行障害　136
作業選択意思決定支援ソフト
　（ADOC）　29
作業療法介入　178
錯語　114

し

支援機器，生活行為の記憶補助のた
　めの　170
視覚機能　125
視覚教示　169
視覚構成障害　60
刺激属性　137
失語　201
失構音　114
実行機能　17
失語症　113
嫉妬妄想　74
失名詞失語　115, 201
自動車運転　229
自発話　113
社会経済的因子　6
社会参加　266
社会的環境　131
社会的認知障害　17
若年性認知症（EOD）　280
従事　136
集団介入　219
集団リハビリテーション　140
集中治療後症候群（PICS）　236
重度認知症　20
重度認知症者
—— の ADL 評価　56
—— へのリハビリテーション介入
　　　　　　　　　　　　　172
手段的日常生活活動（IADL）
　　　　　　　　　　　50, 167

300

術後せん妄 (POD)　236
術後認知機能障害 (POCD)　236
受動的音楽療法　183
純粋語唖　116
純粋語聾　116
焦燥性興奮　291
食行動　84
食欲低下，アルツハイマー型認知症者の　86
新オレンジプラン　50
人工骨頭置換術　108
進行性核上性麻痺 (PSP)　114, 202
進行性非流暢性失語 (PNFA)
　　　　114, **202**
── の言語機能　116
滲出型加齢黄斑変性　126
身体合併症　107
身体的フレイル　11
心的外傷後ストレス障害 (PTSD)
　　　　236
心不全　109
人物誤認　116, 205
人物誤認症候群　73
心理教育　219
心理状態，感覚器の機能低下による
　　　　128

す
遂行機能　167
睡眠-覚醒（休息-活動）リズム障害
　　　　193
睡眠障害　80
睡眠日誌　81
睡眠ポリグラフ　82
スキル構築，課題志向型運動練習による　169
スケジュール管理　170
ストレス刺激閾値漸減モデル
　　（PLST）　64, **131**
スヌーズレン　104

せ
生活機能障害　56
生活行為工程分析表 (PADA-D)
　　　　52, 168
生活行為障害　38
生活習慣因子　7
生活習慣病　157
生活障害　136
──，感覚器の機能低下による
　　　　128

生活リズムアプローチ　193
正常眼圧緑内障　126
精神科外来で出会う認知症症例
　　　　279
精神科急性期病棟で出会う認知症症例　285
精神科認知症治療病棟で出会う認知症症例　291
精神症候，QOL の領域　143
セリルチロシン　210
前言語的コミュニケーション　185
選択的セロトニン再取り込み阻害薬
　　（SSRI）　93, 157
前頭側頭型認知症 (FTD)　39, 205
── の言語機能　116
── の症例　266
前頭側頭葉変性症 (FTLD)　114
── の ADL 障害　52
── の言語機能　116
── の食行動　87
せん妄　236

そ
早期介入支援事業　268
早期離床　240
咀嚼　88

た
大豆製品　210
滞続言語　117
代替栄養　89
大腿骨頸部/転子部骨折　108
大脳皮質基底核変性症 (CBD)
　　　　114, 202
蛋白質・エネルギー欠乏（症）
　　（PEM）　118

ち
地域生活支援　273
知的活動　8
チャールソン併存疾患指数 (CCI)
　　　　107
中心暗点　127
中等度・重度認知症
── の ADL 障害に対する介入
　　　　172
── の ADL 評価　56
── の認知機能評価　44
中等度認知症　20
── の ADL 評価　56
── へのリハビリテーション介入
　　　　172

聴覚機能　127
聴覚刺激　169
長期増強 (LTP) 形成障害　156
超皮質性感覚失語 (TCSA)
　　　　115, **201**
治療的にデザインされた環境　131

て
低栄養　118, **210**
低活動型せん妄　241
手がかり　169
手続き記憶　173
テレビ徴候　74
伝音性難聴　127

と
同語反復　117
統語理解の障害　115
東大式観察評価スケール　138
疼痛　240
糖尿病　109
時計描画検査 (CDT)　41
ドコサヘキサエン酸 (DHA)　209
ドネペジル　153
取り繕い反応　115, 204

な・に
難聴　127
ニコチン性アセチルコリン受容体
　　　　154
日常生活活動 (ADL)
── に対する運動療法　158
── の工程分析　173
日常生活活動 (ADL) 介入
──，環境調整による　175
──，軽度認知障害・軽度認知症者への　167
──，中等度・重度認知症者への
　　　　172
日常生活活動 (ADL) 障害
──，重度段階における　21
──，前頭側頭葉変性症の　52
──，レビー小体型認知症の　52
日常生活活動 (ADL) 評価　50
──，中等度・重度認知症者の　56
認知機能訓練　3
認知機能障害　59
認知機能と不安との関連　97
認知機能の動揺　38
認知機能評価
──，軽度認知障害・軽度認知症の
　　　　38

301

認知機能評価, 中等度・重度認知
　症の　44
認知刺激療法 (CST)　163
　——, 認知機能障害に対する　158
認知症ケアマッピング (DCM)
　　　　224
認知症初期集中支援チームで出会う
　認知症症例　273
認知症専門外来　279
認知症対応型共同生活介護　266
認知症態度尺度　224
認知症短期集中リハビリテーション
　　　　260
認知症知識尺度　224
認知症のための障害評価表 (DAD)
　　　　51, 57
認知症末期医療　25
認知症用愛媛式音楽療法評価表
　(D-EMS)　185
認知症リハビリテーション　2
認知的介入　161
認知的フレイル　11
認知トレーニング (CT)　164
認知リハビリテーション (CR)　164

の
脳血管性認知症 (VaD)　39
　—— の言語機能　115
　—— の食行動　86
能動的音楽療法　183

は
パーソンセンタードケア (PCC)
　　　　105, **223**
徘徊　102
排泄介助　291
白内障　126
パレイドリア・テスト　70
パロ, メンタルコミットロボット
　　　　233
反響言語　117

ひ
ヒーリング環境　131
非健忘型 MCI　14
皮質下血管性認知症 (SVD)　116

ビタミン B 群　209
ビタミン D　122, **208**
ビタミン E　207
ピッツバーグ睡眠質問票 (PSQI)
　　　　81
ビデオレター　188
非薬物療法　2, **158**
兵庫脳研版日常生活活動評価尺度
　(HADLS)　51, 57
標準意欲評価法　95
非流暢性発話　117, 202

ふ
不安　97
複雑性注意　16
復唱困難　115
服薬カレンダー　170
不顕性誤嚥　85
ブチリルコリンエステラーゼ阻害作用
　　　　154
物理的環境　131
不適応行動　131
振り返り徴候　204
フレイル　**11**, 119
ブローカ失語　202
プロソディ障害　114

へ・ほ
併存疾患　60
訪問作業療法　266
訪問リハビリテーションにおける認
　知症症例　266
保護因子　5
ホスピス　20
ホモシステイン　209

ま・み
幻の同居人　73
味覚障害　84
見守り　229
耳鳴り　128

め
メマンチン　155
面接　57

も
妄想　72

目標指向型アプローチ　35
目標設定　28
もの盗られ妄想　73
もの忘れ外来における認知症症例
　　　　254

や
薬物療法　2, **150**
やる気スコア　95

ゆ
夕暮れ症候群　204
有効視野 (UFOV)　213

よ
葉酸　209
余暇活動　7
抑うつ　236, 249

り
リバスチグミン　154
緑内障　126
臨床的認知症尺度　14, 281

る
類音的錯読　203
累積疾患評価尺度 (CIRS)　107

れ
レジスタンストレーニング　198
レビー小体型認知症 (DLB)
　　　　38, 205
　—— の ADL 障害　52
　—— の幻覚・妄想　69
　—— の言語機能　116
　—— の食行動　86
練習効果, 認知機能評価に対する
　　　　39

ろ
老研式活動能力指標　51
老人生活リズム観察インベントリー
　　　　81
老人性難聴　127
老年期うつ病評価尺度 (GDS)　94
老年症候群　11
ロゴペニック型進行性失語 (LPA)
　　　　115, **202**
ロボットセラピー　231